DE LA COXALGIE

DE SA NATURE

DE SON TRAITEMENT

Ouvrages de Ferdinand MARTIN
qui se trouvent à la même librairie.

Mémoire sur l'étiologie du pied bot (avec atlas). 1839.

Essai sur les appareils prothétiques des membres inférieurs (28 planches). Encouragement de l'Académie des sciences (concours de médecine et de chirurgie, 1849).

Du relachement pathologique des symphyses du bassin a la suite de l'accouchement. 1850 (Extrait des *Mémoires de la Société de chirurgie*).

Recherches sur les causes des déplacements du tibia sur le fémur dans les arthropathies du genou. 1852 (Extrait des *Bulletins de la Société médico-pratique*).

Mémoire sur une nouvelle méthode de traitement des fractures du col et du corps du fémur (Couronné par la Société centrale de médecine du Nord).

De l'influence de l'imagination de la mère sur le produit fœtal (Société médico-pratique).

En collaboration avec le docteur Arnal :

Mémoire sur l'amputation sus-malléolaire (Extrait des *Mémoires de l'Académie de médecine*).

Sous presse :

De la luxation congénitale du fémur, de sa nature, de son traitement.

Paris. — Imprimerie de E. Martinet, rue Mignon, 2.

DE LA

COXALGIE

DE SA NATURE

DE SON TRAITEMENT

PAR

Ferdinand MARTIN

Docteur en médecine,
Chirurgien-orthopédiste des maisons impériales d'éducation de la Légion d'honneur,
Chirurgien-mécanicien honoraire de l'hôtel impérial des Invalides,
Lauréat de l'Institut (Académie des sciences, *médecine et chirurgie*), 1835, 1839 et 1850,
Chevalier de la Légion d'honneur,
Président de la Société médico-pratique de Paris (1864),
Membre de la Société médicale du 2me arrondissement,
Lauréat et membre correspondant de la Société centrale de médecine du Nord, etc.

ET

Alfred COLLINEAU

Docteur en médecine,
Membre de la Société de médecine du département de la Seine,
Membre de la Société médico-pratique de Paris, etc.

OUVRAGE COURONNÉ PAR L'ACADÉMIE DES SCIENCES

(Concours des prix Montyon. — Médecine et chirurgie.)

Avec 30 gravures sur bois intercalées dans le texte.

PARIS

ADRIEN DELAHAYE, LIBRAIRE-ÉDITEUR

PLACE DE L'ÉCOLE-DE-MÉDECINE

1865

AVANT-PROPOS.

L'étude de la coxalgie remonte aux premiers âges de la médecine. Dans l'histoire des arthropathies, nulle question n'a suscité de plus opiniâtres recherches, nulle, à un plus haut point, n'a exercé la sagacité des observateurs. Sur ce sujet, la science possède des documents précieux et de savantes monographies. Cependant, malgré l'abondance des uns et l'importance des autres, il est un fait à constater, c'est qu'en ce moment l'attention semble se fixer derechef sur cette maladie dont la connaissance exacte appelle de nouveaux efforts.

A l'accueil empressé qu'ont reçu les plus récentes publications sur la coxalgie, à la rapidité avec laquelle elles se succèdent, on sent et les lacunes laissées par les travaux antérieurs et le besoin pressant qu'il y a de les combler.

La forme aussi dans laquelle ces écrits sont conçus, révèle les difficultés que comporte une pareille tâche.

Il appartient à la vérité de signaler en eux une communauté de tendances : leurs auteurs paraissent avoir eu pour principe de circonscrire de plus en plus le champ des investigations auxquelles ils se sont livrés. Ou bien ils se sont bornés à une exposition pure et simple de l'état de la science, ou bien leurs méditations se sont concentrées sur un côté très-restreint du problème.

A coup sûr, de semblables labeurs ne sauraient rester inféconds. Déjà ils ont porté leur fruit : ils ont frappé tous les esprits studieux. Mais après eux le fond de la question est resté le même ; et, malgré eux, subsistent les incertitudes du passé.

En abordant, pour notre part, une étude aussi complexe et aussi litigieuse que l'est celle de la coxalgie, nous avons adopté un plan différent. Prenant pour guide l'observation, nous avons suivi notre guide dans les dédales du sujet. Une fois obtenus, ces documents de première main acquis par l'examen direct nous ont mis en demeure de mieux saisir la portée des enseignements fournis par nos laborieux devanciers. Si, en mainte occasion, nous nous sommes cru en droit d'étayer nos conclusions sur l'autorité de ceux qui nous ont précédé, nous avons aussi regardé comme notre devoir de soumettre au contrôle d'une discussion préalable toute opinion étrangère, de laquelle nous allions solliciter l'appui. Et dans cette discussion des doctrines reçues jusqu'à ce jour, pour les admettre comme pour les repousser, c'est, nous le répétons, à l'observation directe que nous avons demandé nos meilleurs arguments.

De la sorte, une dissection attentive et patiente de l'articulation coxo-fémorale nous a donné lieu de mettre en relief plusieurs traits notoires de sa constitution anatomique que jusqu'ici les auteurs ont omis de signaler.

Une recherche basée sur les expériences des maîtres, et relative aux propriétés physiologiques des tissus qui concourent à la composition de l'article, nous a éclairé, à la fois sur le mécanisme normal de ses fonctions et sur la nature de ses aptitudes morbides.

Tel est l'objet de la première partie de ce livre.

Dans la seconde, étudiant sur le vivant les fonctions perverties de l'articulation coxo-fémorale, nous avons vu cette perversion affecter de prime abord deux modes diamétralement opposés. Érigeant alors en symptômes primordiaux ces troubles distincts apportés par le début même de l'affection à la fonctionnalité de l'organe, notre attention s'est concentrée sur l'*allongement* du membre et sur son *raccourcissement*. Nous nous sommes évertué à en démêler la véritable origine. Si la discussion a été longue, elle n'est pas restée stérile. D'abord, elle nous a mis à même, en passant en revue les assertions très-diverses portées par les auteurs sur cette matière, de rendre hommage à leurs œuvres. Ensuite, poursuivant la maladie dans son évolution, nous avons pu rattacher à l'un ou à l'autre de ces deux phénomènes sémiologiques dominants dans la coxalgie, les autres déterminations cliniques qu'elle présente; et constituer ainsi deux groupes symptomatiques nettement tranchés.

De là à une classification naturelle des coxalgies il n'y avait qu'un pas.

Cette classification, comme les considérations sur lesquelles elle était fondée, a trouvé sa consécration dans les investigations anatomo-pathologiques.

De toutes ces recherches sont nées des idées personnelles, et sur les modalités diverses dont l'affection est susceptible, et sur la valeur sémiotique de ses nombreuses manifestations. Ainsi, avons-nous vu s'accentuer fortement la part qui revient aux unes, dans l'intérêt qu'il convient de leur accorder; et s'atténuer considérablement celle qu'on a coutume de concéder aux autres.

Ainsi encore, les notions sur la nature même du mal, sur son diagnostic et sur son pronostic, nous ont-elles paru se préciser.

L'analyse, enfin, que nous venons d'indiquer, portée sur l'articulation coxo-fémorale saine et sur l'articulation coxo-fémorale malade, nous a mis en demeure de dégager les principes de la médication rationnelle grâce à laquelle les ravages de la coxalgie peuvent être avantageusement conjurés. Au chapitre du traitement nous avons discuté avec détails et formulé avec exactitude les indications thérapeutiques qui ressortissent aux divers désordres dont la description précédait.

Par-dessus tout, dans le cours de cet ouvrage, nous avons tenu à appuyer sur des faits cliniques les conclusions qui nous ont été dictées par l'expérimentation et par le raisonnement.

Mais, avant de livrer à la publicité une étude de fond sur une maladie dont la nature est aussi grave que l'histoire controversée, nous avons demandé pour nos opinions la sanction de l'Institut.

En décernant à notre travail un prix de 2500 francs (*Concours des prix Montyon, — médecine et chirurgie*), l'Académie des sciences a fortifié notre croyance d'avoir servi la vérité.

DE LA
COXALGIE
DE SA NATURE
DE SON TRAITEMENT

PREMIÈRE PARTIE

DE LA HANCHE

ANATOMIE. — PHYSIOLOGIE.

Longtemps décrite par les auteurs sous le nom *de maladie de la hanche*, c'est à la région de ce nom que l'affection qui va nous occuper fixe le siége de ses manifestations fondamentales.

A la vérité, les désordres qu'elle engendre sont de nature à compromettre dans leur harmonie les fonctions du membre pelvien tout entier. Le retentissement lointain de ces troubles appelle l'attention, va même parfois jusqu'à la concentrer d'une manière trop absolue hors du siége que nous venons d'assigner aux lésions anatomiques. Tel est cependant leur véritable théâtre.

Il n'est pas indispensable, pour appuyer sur une base solide les opinions qui seront développées dans le cours de ce travail, de faire précéder leur exposition de l'étude minutieuse et successive de chacune des parties qui constituent *la hanche.* C'est aux traités classiques d'anatomie descriptive et chirurgicale qu'il appartient de remplir un cadre didactique, et c'est à eux que nous renvoyons à cet égard. Mais pour la validité de nos démonstrations, il importe d'entrer dans plusieurs considérations anatomiques et physiologiques sur la région dont les altérations morbides doivent nous occuper. Il convient, pour l'intelligence des déductions qui vont suivre, d'accentuer plus vivement les traits de cette esquisse propres à guider l'esprit à travers le dédale des discussions.

Limitée d'arrière en avant, *en haut* par le bord externe de la gouttière sacrée, le contour de l'os iliaque, puis l'arcade curale ; *en bas*, par le pli de la fesse, puis par une ligne artificielle qui serait la continuation de ce pli et se dirigerait un peu au-dessous du grand trochanter, la hanche est au membre pelvien ce que l'épaule est au membre thoracique : elle en constitue la racine.

Malgré plusieurs saillies osseuses que l'on y constate au palper, cette vaste étendue offre une surface arrondie bombée et dont la saillie plus prononcée chez la femme que chez l'homme est variable encore suivant le degré individuel de l'embonpoint. Les parties molles sous-cutanées se divisent en trois groupes distincts : Régions secondaires dont l'importance chirurgicale est grande, et dont l'étude méritera de nous arrêter. Le squelette sur lequel repose ces couches diverses se compose de l'os des îles, et de deux articulations : l'articulation sacro-iliaque dont la description ne saurait nous occuper et l'articulation coxo-fémorale, siége précis de la coxalgie. L'histoire des éléments constitutifs de cette dernière articulation demandera de notre part un examen étendu.

CHAPITRE PREMIER.

DES PARTIES MOLLES DE LA HANCHE.

En trois régions secondaires : l'une antérieure *inguino-crurale*, l'autre postérieure *fessière;* la troisième interne *ischio-pubienne* se groupent les organes qui occupent la racine du membre pelvien.

§ I. — **Région inguino-crurale.**

Trois saillies musculaires dessinent sous les téguments les limites de la région inguino-crurale. Ces limites sont dues la première externe au tenseur du fascia lata; la seconde interne aux adducteurs; la troisième oblique de haut en bas et de dehors en dedans, allant se confondre, avec la précédente, au relief du couturier. La limite supérieure est déterminée par le pli de l'aine.

La peau recouverte de poils dans une étendue variable, criblée de follicules cébacés et glanduleux, est partout, excepté au niveau du pli inguinal, adhérente aux parties sous-jacentes.

M. Malgaigne a observé entre la direction des fibres du derme et celle de l'arcade crurale, un parallélisme remarquable. La conséquence de cette disposition est facile à saisir : les incisions pratiquées longitudinalement à la face antérieure et interne de la hanche resteront béantes sans que leurs lèvres aient tendance à s'accoler.

Au delà d'une couche de tissu cellulaire sous-cutané qui se décompose elle-même en deux feuillets, un superficiel cellulo-graisseux, un profond lamelleux, s'étend l'aponévrose fémorale. Remarquable par sa résistance et sa blancheur nacrée, elle ne l'est pas moins par les dédoublements, grâce auxquels elle embrasse muscles, nerfs et vaisseaux; et crée pour la migration des collections purulentes des canaux tout préparés.

Les plans musculaires de la région inguino-crurale au nombre de deux sont superposés.

Le plan superficiel comprend en dehors le tenseur du fascia lata et le couturier. Ces deux muscles interceptent un angle dont le sommet répond à leur insertion supérieure, commune, pour ainsi dire, à l'extrémité antérieure de la crête iliaque. En dedans, les muscles premier adducteur et droit interne complètent ce plan et font avec le couturier un angle ouvert en haut. Le sommet de l'angle répond à leur point d'intersection avec ce dernier muscle, et le sinus est fermé par l'arcade crurale. L'espace compris entre la base et le sommet de ce triangle mesure une étendue de 12 à 15 centimètres. Son aire reçoit les vaisseaux fémoraux qui la traversent; une couche épaisse de tissu adipeux et de nombreux ganglions lymphatiques la remplissent.

Le plan musculaire profond qui repose immédiatement sur le squelette de l'articulation coxo-fémorale se compose en dehors, du muscle psoas; en dedans, des adducteurs profonds et du pectiné. Or, l'aponévrose fémorale dont nous signalions tout à l'heure la résistance, partie du fascia lata, se porte de dehors en dedans, pour s'étendre sur toute la face antérieure de la cuisse. A la rencontre du bord externe du couturier, elle se dédouble en un feuillet superficiel qui tapisse la face superficielle du muscle, en un feuillet profond qui en tapisse la face profonde, et qui, rencontrant son congénère au bord interne du muscle constitue à celui-ci une gaîne complète. Dans un dédoublement analogue de l'aponévrose, le muscle psoas trouve une gaîne d'enveloppe qui fortifie singulièrement sa face profonde. D'un troisième dédoublement de même sorte naît, pour les vaisseaux fémoraux, une gaîne dont la disposition extrêmement curieuse prend dans l'histoire des étranglements herniaires une importance primordiale.

Pour bien saisir la disposition générale de l'aponévrose fémorale, il est nécessaire de décrire ses insertions supérieures, et il importe de bien connaître cette disposition, parce que c'est d'elle que dépend le mode de progression à la région crurale des abcès migrateurs venant du bassin.

L'aponévrose, avons-nous dit, se dédouble presque immédiatement en un feuillet superficiel et en un feuillet profond. Le plan superficiel contracte, par son attache supérieure, une adhérence extrêmement serrée avec le ligament de Fallope : il en résulte un plan fibreux dont la tension augmente dans l'abduction et dans l'extension du membre. Quant au plan profond, ses attaches se font d'une manière solide à l'arcade formée par la réunion du pubis à l'ilium; là, les fibres se confondent avec celles du fascia iliaque et du fascia pelvien. En bas, ces deux feuillets se prolongent sur la cuisse en constituant aux muscles et aux vaisseaux la gaîne protectrice dont nous avons parlé.

Envisagée dans son ensemble, l'aponévrose peut donc être considérée comme un entonnoir dont l'orifice béant reçoit normalement du bassin les vaisseaux et nerfs fémoraux, ainsi que le muscle psoas, et est très-favorablement disposée pour que les productions pathologiques qui procèdent de la cavité abdominale vers l'extérieur (viscères herniés, abcès, etc.) se glissent entre ses parois. Nous disons que le psoas est compris entre les deux feuillets de l'aponévrose; nous avons dit qu'il appartient au plan musculaire profond et que ce plan repose sur le squelette de l'articulation coxo-fémorale; nous aurons plus d'une fois l'occasion de revenir sur les conséquences de cette disposition au point de vue étiologique de la coxalgie; mais ce simple rapprochement que nous venons de faire aide à se rendre compte de la facilité avec laquelle tout abcès contenu dans les parois de l'aponévrose pourra se rapprocher de la capsule orbiculaire, jusqu'à contracter avec sa face externe des connexions immédiates.

L'artère fémorale et la veine qui traversent le triangle interne intercepté par l'arcade crurale et les muscles appartenant au plan superficiel de la région inguino-crurale ont, chacun le sait, une direction représentée par une ligne passant à 3 centimètres et demi en dehors de l'*épine* pubienne et à quatre travers de doigt au-dessus du tubercule osseux du troisième adducteur. Située à son origine sur un plan externe à celui qu'occupe la veine, l'artère fémorale ne décrit point de flexuosités. La veine comprise dans la même gaîne fibreuse ne tarde pas à s'enrouler autour de l'artère par une direction spiroïdale.

La branche collatérale la plus importante, émise par l'artère, est la fémorale profonde. M. Velpeau, M. Cruveilhier et d'autres anatomistes ont appelé l'attention sur le lieu variable de son origine. Normalement la fémorale profonde fournit : 1° la circonflexe interne, vaisseau articulaire par excellence ; 2° la circonflexe externe dont quelques rameaux sont parfois destinés à l'articulation ; 3° la grande musculaire, et 4° les trois perforantes. Du tronc crural commun partent encore la ligamenteuse abdominale et les deux honteuses externes dont nous n'avons pas autrement à nous occuper. Mais une autre artère destinée à la nutrition de l'articulation coxo-fémorale, l'obturatrice, pénètre avec la circonflexe interne par l'échancrure du bourrelet cotyloïdien. Elle naît le plus souvent de l'hypogastrique, quelquefois de l'iliaque externe, et reconnaît, dans certains cas rares, pour origine, le tronc même de la fémorale. Il est enfin une anomalie que nous ne pouvons passer sous silence, et qui, signalée par M. Velpeau (1), montre une fois de plus combien les déductions nosologiques qui ressortissent au système vasculaire d'un organe ou d'un appareil demandent de réserve : sur une préparation injectée par M. Manec et conservée au musée anatomique de l'amphithéâtre des hôpitaux de Clamart, l'artère fémorale manque complétement. Dans d'autres cas, on a vu ce tronc passer sur la face postérieure de l'articulation. Ces notions importeront lorsqu'il s'agira du traitement chirurgical des abcès.

(1) Velpeau, *Anatom. chirurg.*, t. II, p. 522.

Nous ne dirons qu'un mot des nerfs de la région. Au point de vue chirurgical, à celui surtout où nous nous plaçons, ils sont de médiocre importance.

En dehors, est le nerf inguino-cutané; en dedans, la branche crurale du génito-crural, tous deux destinés aux téguments. Puis le nerf obturateur qui s'épuise dans les adducteurs; le nerf crural, enfin, situé dans la gaîne du psoas en dehors de l'artère fémorale dont il est séparé par un feuillet fibreux. Les auteurs du siècle dernier lui faisaient jouer un grand rôle dans la production de la coxalgie qu'ils confondaient avec la sciatique, ou tout au moins qu'ils décrivaient sous ce nom.

La région inguino-crurale est riche en vaisseaux et ganglions lymphatiques : les premiers, pour la plupart, convergent vers le triangle interne que nous avons décrit, ou ils se jettent dans des ganglions nombreux desquels de nouveaux troncs émergent et se dirigent vers les ganglions iliaques et lombaires. Ces ganglions, volumineux, ovoïdes, se divisent en deux groupes. Les uns sont superficiels : de ceux-ci, les supérieurs transversaux reçoivent les vaisseaux de l'anus et des organes génitaux; les inférieurs longitudinaux reçoivent les vaisseaux du membre pelvien. Les autres sont profonds, situés dans la gaîne même des vaisseaux fémoraux dans l'entonnoir crural; et il est à remarquer qu'entre le groupe superficiel et le groupe profond, les communications sont nombreuses.

Il n'est pas rare dans la coxalgie de voir ces ganglions tuméfiés se dessiner sous la peau et affecter la forme de tumeurs mamelonnées et pâteuses. Leur fonte purulente surtout est à redouter.

Nous devrions maintenant, pour être complet, aborder, à l'exemple de M. Velpeau qui rattache cette étude à celle de la région inguino-crurale, nous devrions aborder, disons-nous, la description de la gaîne des vaisseaux fémoraux et celle de l'entonnoir crural; nous le ferions d'autant plus volontiers que le sujet comporte un intérêt pratique de premier ordre. A chaque pas, nous verrions des données anatomiques si habilement mises en relief par le maître que nous venons de citer, surgir les applications chirurgicales les plus ingénieuses; mais il faut le dire, c'est presque exclusivement à l'histoire de l'étranglement herniaire que se rapportent ces enseignements; tandis que notre étude anatomique de la hanche est entreprise purement et simplement au point de vue des déductions pathologiques relatives à la coxalgie. Disons pourtant, avant de passer outre, que l'ouverture de la gaîne des vaisseaux fémoraux, triangulaire, à bords fibreux mousses, à angles également fibreux et arrondis, interceptée par une couche celluleuse, donne passage de dehors en dedans à l'artère et à la veine fémorales, à de nombreux vaisseaux et ganglions lymphatiques.

Les parois de cette gaîne forment un canal triangulaire. C'est à travers les ouvertures vasculaires que présente la paroi antérieure, que les viscères herniés s'étranglent. Des deux autres parois, l'externe ne tardant pas à se confondre avec l'interne et l'antérieure, il s'ensuit que la gaîne prend bientôt la forme d'un canal aplati d'avant en arrière; mais dans la portion supérieure, cette gaîne est divisée par des cloisons fibreuses qu'isolent les organes contenus dans sa cavité. De là, trois loges : une externe artérielle, une moyenne veineuse, une interne contenant des vaisseaux, des ganglions lymphatiques et du tissu adipeux. C'est celle-ci qui constitue l'*infundibulum*, l'entonnoir crural proprement dit. De même que la cavité dont il n'est qu'une portion, l'*infundibulum* a une forme triangulaire pyramidale; son sommet répond au lieu d'embouchure de la veine saphène, sa base interceptée par le *septum crurale* répond à la cavité abdominale au niveau du ligament de Gimbernat.

On le voit, l'agencement des organes qui composent la région inguino-crurale, offre à la migration des fusées purulentes une facilité extrême.

Les collections purulentes de la région inguinale sont sous-cutanées, et alors ont une tendance marquée à s'étaler en dehors du côté du grand trochanter; ou bien sous-aponévrotiques, et alors bridées de toutes parts, peuvent progresser du côté de l'articulation en même temps que vers la superficie du membre.

Trop souvent elles viennent de l'abdomen, et se jettent dans cette ouverture béante de l'aponévrose si bien disposée pour les recevoir.

Ces abcès migrateurs, développés dans la gaîne du psoas iliaque, ou dont l'origine plus lointaine encore doit être cherchée jusque dans le corps des vertèbres, suivent le trajet du psoas, finissent par franchir l'arcade crurale, se logent entre les parois de l'aponévrose fémorale comme au fond d'un cul-de-sac, y demeurent stagnants jusqu'à ce que les tissus d'alentour subissent l'influence de leur voisinage, s'altèrent, et cessent d'être une barrière à leurs envahissements; c'est alors qu'on les voit gagner de proche en proche vers les parties centrales aussi bien que vers les parties périphériques, faire irruption dans la cavité articulaire, et constituer le principe des coxalgies les plus graves.

§ II. — Région fessière.

Arrondie volumineuse, la région fessière comprend l'ensemble des parties qui ont pour squelette la portion latérale du bassin. La région sacro-coccygienne constitue sa limite postérieure. La saillie du tenseur du fascia lata la sépare en avant de la région inguino-crurale.

Sous la peau lisse et souple dans toute son étendue, se trouve une couche épaisse de tissu lamelleux qui donne souvent naissance, au niveau de la tubérosité ischiatique et au point correspondant à la face externe du grand trochanter, à une bourse séreuse.

Il n'existe d'aponévrose proprement dite que dans la partie de cette région qui correspond au muscle grand fessier.

Dans ce point, l'aponévrose, ainsi que le fait remarquer M. le professeur Velpeau, se dédouble en avant pour former la gaîne du muscle tenseur du fascia lata, en arrière pour envelopper le grand fessier. Il résulte de cette disposition que le muscle grand fessier n'est soutenu que par deux couches à peine fibreuses, tandis que la plus grande partie du fessier moyen est engaînée dans une espèce de sac moitié fibreux, moitié osseux.

On comprend que les collections purulentes fusent avec une extrême facilité entre les couches cellulaires qui séparent ces deux muscles. Le petit fessier, le pyramidal, l'obturateur interne, l'obturateur externe, le carré fémoral et les deux jumeaux complètent le système musculaire de la région ; nous aurons occasion à propos des fonctions de l'articulation de la hanche de revenir sur le rôle qui est départi à chacun d'eux.

Les vaisseaux artériels et veineux qui se distribuent à la région fessière sont de médiocre importance.

Les nerfs fessier, petit sciatique et honteux externe l'animent; mais elle est traversée par le nerf grand sciatique dont l'état pathologique en a maintes fois imposé pour une coxalgie, et réciproquement.

§ III. — Région ischio-pubienne.

Nous n'en dirons qu'un mot. Bombée en avant, la région ischio-pubienne est limitée en dehors par l'épine pubienne; en dedans et en avant par la symphyse ; en dedans et en arrière par le relief de la branche ascendante de l'ischion. La peau y est lisse, doublée d'une couche cellulo-graisseuse ; couche dont l'épaisseur varie suivant le sexe et l'âge des sujets.

Les muscles adducteurs, le droit interne, le droit abdominal et le pyramidal de l'abdomen partent de cette région qui livre passage à des vaisseaux lymphatiques, contient plusieurs ganglions, et est alimentée par les honteuses externes.

Au point de vue où nous nous plaçons, elle n'offre qu'un intérêt très-secondaire.

CHAPITRE II

DU SQUELETTE DE LA HANCHE.

Recouvert dans toute son étendue par les parties molles dont l'ensemble constitue la saillie de la hanche, l'os coxal, mince et aplati dans les points correspondant à la région fessière, épais et volumineux dans ceux qui correspondent aux régions ischio-pubienne et inguino-crurale, présente au niveau de la crête iliaque, à celui surtout de l'articulation coxo-fémorale des saillies perceptibles à travers les téguments. Chez les sujets dont l'embonpoint n'est pas excessif, il est loisible de sentir, dans les mouvements imprimés à la cuisse, la tête du fémur rouler entre les bords de la cavité cotyloïde. On voit même, selon M. Richet (1), chez quelques individus la demi-circonférence antérieure du bourrelet cotyloïdien soulever les téguments, et se dessiner en relief au-dessous de l'arcade crurale.

Enfin l'os coxal, squelette de la hanche, est attaché au sacrum par les deux ligaments sacro-sciatiques, et par l'articulation sacro-iliaque sur laquelle nous n'avons pas à insister. Il présente une portion rétrécie, épaisse, au milieu de laquelle est creusée la cavité cotyloïde « qui est comme sa partie centrale » (Cruveilhier). C'est dans cette cavité qu'est reçue la tête du fémur; et c'est par l'intermédiaire de cette masse osseuse que la majeure

(1) Richet, *Traité d'anatomie médico-chirurg.*, p. 919.

partie du poids du tronc est transmise au membre inférieur.

§ I. — De l'articulation coxo-fémorale.

On appelle *noix* en mécanique une disposition en vertu de laquelle deux corps solides se meuvent l'un sur l'autre par le moyen de surfaces sphériques. La sphéricité des surfaces de glissement constitue aux deux corps en contact, au lieu d'un axe unique de révolution, autant d'axes qu'il y a de lignes droites à pouvoir passer par le centre. Ce mode d'agencement est le plus simple et le plus parfait moyen d'union entre deux corps à la mobilité réciproque desquels il s'agit de ménager une liberté complète.

Type des énarthroses au point de vue de l'arthrologie : à celui de la dynamique, l'articulation coxo-fémorale est une *noix*.

Quelque frappante que soit cette vérité, elle a trouvé des contradicteurs. A la fin du siècle dernier, un observateur doué pourtant d'un esprit profondément judicieux, Paletta (1), abusé sans doute par le mode vicieux de ses investigations, était arrivé à formuler cette conclusion : que le volume de la tête du fémur et la capacité de la cavité destinée à la recevoir étaient dans un désaccord profond, et que la tête de l'os était flottante dans la cavité (*in ampla cotylis cavitate*) où elle pouvait affecter les positions les plus diverses; mais Paletta appuyait son opinion sur cette circonstance dont les expériences si ingénieuses et si souvent répétées des frères Weber ont

(1) Paletta, *Exercitationes pathologicæ*, p. 65.

plus tard donné la clé, que si l'on perfore le fond de la cavité cotyloïde on trouve entre celle-ci et la tête fémorale un espace qui n'est point rempli. Tout le monde aujourd'hui sait à quoi s'en tenir sur la véritable raison de ce phénomène. La tête du fémur a été chassée de sa cavité parce que la pression atmosphérique ne contre-balance plus la pesanteur du membre ; ou, ce qui revient au même, parce que l'accès a été donné à l'air dans la cavité de l'article.

De son côté, M. J. Guérin (1), tout en apportant à l'opinion de Paletta de très-fortes restrictions, s'est efforcé de démontrer, par une série d'expériences, que certains mouvements du fémur déterminent dans la cavité cotyloïde la formation d'espaces vides.

M. Parise (2), qui admet les conclusions de M. Guérin, s'exprime ainsi qu'il suit, à l'endroit de leur explication : « La production de ces intervalles vides résulte, dit-il, » d'un léger défaut de symétrie entre la tête fémorale et » sa cavité de réception. La tête du fémur est à peu près » sphérique, ainsi que l'on peut s'en assurer par diverses » coupes, mais elle est un peu allongée et saillante vers » l'insertion du ligament rond.

» De là l'explication des vides qui tendent à se former » dans certains mouvements, et qui font descendre ou » monter le mercure dans le tube recourbé de M. Guérin. » Cet argument, nous l'avouons, ne suffit pas pour

(1) J. Guérin, *Mémoire sur l'intervention de la pression atmosphérique dans le mécanisme des exhalations séreuses* (*Gaz. méd.*, mai 1840).

(2) Parise, *Recherches historiques, physiologiques et pathologiques sur le mécanisme des luxations spontanées ou symptomatiques du fémur* (*Arch. gén. de méd*, numéro de mai 1842).

nous convaincre. Il y a plus, les expériences instituées à ce sujet par M. Parise nous semblent se prêter à une conclusion contraire.

Voici, dit M. Parise (1), ce que nous avons constamment observé :

« 1° Dans le mouvement de flexion sur le bassin, le » peloton adipeux fait une légère saillie ; il se déprime » dans l'extension.

» 2° Il fait saillie dans le mouvement d'abduction ; il » se déprime dans l'adduction.

» 3° Quelle que soit la position du membre, le paquet » adipeux devient saillant dans la rotation en dehors ; il » s'enfonce dans la rotation en dedans. » Puis il ajoute : « De ce qui précède, nous concluons que le tissu adipeux » articulaire de la hanche est destiné à remplir les vides » qui tendent à se former dans le cotyle pendant certains » mouvements. » Si, avec M. Parise, nous constatons sur l'articulation dénudée d'un cadavre le jeu encore régulier des fonctions du peloton adypeux qui occupe l'arrière fond du cotyle ; si nous adoptons cette conclusion (et nous le faisons sans difficulté), que le peloton dont il s'agit est là pour annuler la tendance à la production du vide qui serait inhérente à certains mouvements, nous ne saurions accepter la prémisse que l'auteur donne à son argumentation et qu'il formule ainsi :

« Comme ces mouvements (du peloton adipeux) cessent » quand on a perforé la cavité cotyloïde, ils résultent évi» demment de la formation d'espaces vides dans l'inté» rieur de l'article. »

(1) *Loc. cit.*

Autant vaudrait conclure de ce qu'après la même opération la tête du fémur cesse d'être maintenue dans l'article, qu'elle y était retenue préalablement par le vide, qu'elle y était aspirée, si l'on peut s'exprimer ainsi.

L'immobilité du peloton adipeux, après la perforation de la cavité cotyloïde, nous paraît dépendre de la même cause qui détermine alors la chute instantanée de la tête du fémur.

L'accomplissement de ses mouvements nous paraît dû, comme la suspension physiologique du fémur dans la cavité cotyloïde, avant la perforation de celle-ci, à la raison si habilement mise en relief par les frères Weber : à l'action de la pression atmosphérique sur la cavité cotyloïde. S'il ne peut venir désormais à l'esprit de personne d'expliquer la suspension physiologique du fémur dans le cotyle, par le fait d'un espace vide qui existerait au fond de la cavité, l'existence d'un pareil espace vide, quelque restreint qu'on le suppose, ne nous paraît nullement démontrée, chez le vivant, par les expériences entreprises sur le cadavre. Ces expériences, loin de nous porter à admettre une semblable disposition, nous engageraient plutôt à la rejeter.

Plus récemment, M. Richet (1) a dit qu'en regardant sur une pièce fraîchement préparée, par l'échancrure du sourcil cotyloïdien, on voit qu'il reste entre la tête et la partie la plus reculée de la cavité, un espace de quelques millimètres qu'on ne parvient jamais à faire disparaître, « quelque fortes que soient les pressions qu'on exerce

(1) Richet, *Traité d'anatomie médico-chirurgicale*, p. 923.

» soit latéralement sur le grand trochanter, soit de bas » en haut, sur l'extrémité inférieure de l'os. »

Qu'il nous soit permis d'en faire l'aveu, une fois le contact exactement établi entre les deux surfaces articulaires, nous avons peine à comprendre quelle distance on pourrait gagner au point de vue du rapprochement, par des pressions quelque énergiques qu'on les imagine ; mais nous ne saurions voir non plus dans la constatation de cet espace libre entre la tête fémorale et la paroi de l'arrière-fond de la cavité cotyloïde, le plus faible argument en faveur du prétendu vide que certains auteurs ont signalé en ce point.

Cet argument tombe, en effet, devant la précision de détails avec laquelle M. Richet a soin d'indiquer le moyen de s'assurer du fait anatomique qu'il expose. « Après » avoir désarticulé le fémur, il faut, dit-il, enlever le » peloton graisseux qui occupe le fond du cotyle, puis » rassembler de nouveau les surfaces articulaires. » C'est ainsi qu'on reconnaîtra l'espace libre dont nous avons parlé. Pour nous, nous serions tenté d'inférer des seules préparations qui sont nécessaires pour le rendre visible, que, dans l'état physiologique, cet espace vide de l'arrière-fond du cotyle n'existe pas ; mais les remarquables expériences des frères Weber et les savantes recherches de M. Longet fournissent, à notre manière de voir, un appui plus solide. Par deux expériences qui se confirment, les frères Weber (1) ont justifié l'exactitude de la définition dont ils avaient fait choix pour l'articulation coxo-fémorale.

(1) G. et E. Weber, *Traité de la mécanique des organes de la locomotion (encyclopédie anatomique*, t. II, p. 319.

La première expérience consiste dans des coupes qui ont permis de constater *de visu* une intimité de rapports parfaite entre les différents points de la surface cotyloïde, et les points correspondants de la surface fémorale (1). Pour la seconde, les deux anatomistes ont détaché sur un cadavre frais la tête du fémur de sa cavité articulaire. Après quoi, l'une et l'autre furent moulées en plâtre : « Le moule de la cavité représentait une demi-sphère » pleine, et celui de la tête une demi-sphère creuse qui, » après qu'on eut fait disparaître les inégalités de la cavité » cotyloïde et les petits enfoncements de la tête du fémur, » s'adaptaient si parfaitement l'une à l'autre qu'il suffisait » d'introduire un petit morceau de papier dans le creux » de la cavité cotyloïde artificielle pour empêcher sen- » siblement la tête artificielle d'y pénétrer. »

Il fallut faire disparaître les inégalités produites par la fossette cotyloïde. Or, ces inégalités représentent exactement le volume du ligament rond et du peloton adipeux qui l'environne.

Nous le démontrerons tout à l'heure.

Toujours est-il, que cette double expérience dont la valeur s'accroît de toute celle des expérimentateurs et de toutes les conditions d'exactitude dont ils avaient coutume de s'entourer, nous paraît établir d'une manière péremptoire l'égalité de volume de la tête du fémur et de la cavité cotyloïde ; la justesse, en un mot, des termes de leur comparaison lorsqu'ils ont assimilé à une *noix* l'articulation coxo-fémorale.

Cette assertion, du reste, se trouve confirmée dans les

(1) *Loc. cit.* Atlas, pl. IX, fig. 2.

travaux de M. Longet (1) de la manière la plus explicite : « L'articulation coxo-fémorale, dit le savant auteur du » traité de physiologie à bon droit devenu classique, l'articulation coxo-fémorale est une vraie noix. La tête du » fémur et la cavité cotyloïde à l'état frais se touchent » dans toute leur étendue, et appartiennent à une sphère » de même diamètre. Toutes ses parties sont disposées » pour qu'elle jouisse à la fois d'une grande solidité et » d'une grande mobilité. »

Eh bien ! si, au centre de cette jointure, il y avait place pour le vide, que deviendrait l'union de ces deux qualités : solidité et mobilité, son caractère distinctif ?

Surfaces articulaires. — De la cavité cotyloïde. — C'est au point de jonction des os *ilium*, *pubis* et *ischion*, que correspond le fond de la cavité cotyloïde. Centre commun des trois cartilages qui, durant le premier âge, attendent l'envahissement des dépôts osseux, il devient vers la sixième année de la vie le siége d'une triple traînée osseuse disposée en forme de Y et ressemblant à une étoile à trois branches.

C'est cette soudure qui rassemble en une pièce unique les éléments jusque là distincts de l'os iliaque.

Chose digne de remarque : tandis que née de ce point central, l'ossification va faire dans les parties circonvoisines de rapides progrès; tandis qu'à la richesse de son développement sera due une des parties les plus épaisses et les plus résistantes du squelette, l'activité de sa progression restera très-atténuée au lieu même où elle s'est

(1) Longet, *Traité de physiologie*, t. I, p. 71. — *Des mouvements de la locomotion.*

manifestée d'abord. L'observation de ce phénomène n'a point échappé à l'esprit attentif de M. Malgaigne. Aussi ce professeur en formule-t-il la conséquence en signalant la faiblesse extrême que conserve chez certains sujets le centre de la cavité.

Plus explicite encore, M. Richet (1) va jusqu'à dire de la paroi à laquelle répond le fond du cotyle, que chez certains sujets elle reste douée de flexibilité. Et la double conséquence que ce chirurgien tire de cette constatation consiste dans l'imminence de la propagation au sein de la cavité pelvienne, du travail phlegmasique consécutif à la désarticulation, et dans celle de la perforation de la cavité, lorsque l'articulation coxo-fémorale est affectée de coxalgie.

L'ossification du point central dont nous parlons, faible relativement à celle des parties périphériques, procède, à la vérité, avec une sorte d'apathie, et laisse la partie centrale d'un os aux proportions d'ailleurs massives, d'une gracilité véritablement disparate ; mais nous croyons que, séduits par l'antithèse, les auteurs ne sont point restés, dans leur appréciation de la faiblesse de cette partie centrale de l'os coxal, à l'abri de toute exagération. Il est, par malheur, incontestable que les altérations de la coxalgie peuvent aller jusqu'à envahir, perforer le fond du cotyle, et livrer aux fusées purulentes une funeste issue dans la cavité pelvienne. Nous rapporterons en temps et lieu des exemples remarquables de pareilles désorganisations ; mais il ne doit pas moins être avéré que cette lame osseuse, toute mince qu'elle paraît, offre en général une résistance

(1) Richet, *loc. cit.*, p. 922.

assez grande, pour opposer aux altérations et aux accidents une barrière longtemps difficile à franchir.

Envisagée dans son ensemble, la cavité cotyloïde représente un vaste segment de sphère dont l'ouverture mesure 5 à 6 centimètres dans tous les sens, et dont la profondeur varie entre 25 et 35 millimètres. Ses bords épais et résistants présentent des sinuosités très-appréciables sur les pièces sèches, et décomposables en trois saillies et trois échancrures dont M. Malgaigne a fixé avec une grande précision la situation réciproque. Des trois saillies, l'une supérieure occupe le même plan vertical que l'épine iliaque antérieure et inférieure, la saillie moyenne répond à l'éminence ilio-pectinée, et l'inférieure, à la colonne ascendante de l'ischion. Des trois échancrures, deux sont peu profondes : ce sont la postérieure (échancrure ilio-ischiatique de M. Malgaigne) comprise entre les saillies supérieure et inférieure, et l'échancrure supéro-antérieure (ilio-pectinée de M. Malgaigne) comprise entre les saillies supérieure et moyenne. La troisième échancrure enfin, beaucoup plus prononcée, antéro-inférieure (ischio-pectinée de M. Malgaigne), comprise entre les saillies moyenne et inférieure, constitue à proprement parler une interruption, un hiatus, sur la circonférence de l'orifice cotyloïdien, est destinée au passage des vaisseaux nourriciers du centre articulaire, et en porte le nom. Il résulte de cette disposition que le bord du cotyle (excepté à sa partie antéro-inférieure, où se remarque l'interruption que nous venons de signaler), fait sur la surface de l'os coxal une saillie très-prononcée qui lui a valu la désignation de sourcil cotyloïdien ; et que la profondeur de la cavité cotyloïde en est augmentée d'autant.

De cette portion antéro-inférieure (siége précis de l'échancrure cotyloïdienne) part une fossette qui, creusée sur la surface de la cavité articulaire, remonte jusqu'à la partie centrale de cette cavité où se trouve sa limite supérieure. Cette limite supérieure correspond exactement à la dépression dont est creusé le sommet de la tête fémorale. Nous verrons tout à l'heure, en étudiant les moyens d'union des surfaces articulaires, quelle déduction on doit tirer de cette précision constante de rapports ; nous nous bornons quant à présent à la signaler. Pour ne pas laisser croire à une interprétation inexacte de notre part, autant que pour prémunir contre elle, il nous reste encore à dire quelques mots importants au sujet du sourcil cotyloïdien. Les saillies et les échancrures, les sinuosités qu'avec M. Malgaigne nous y avons reconnues, sont manifestes, sans contredit, sur les pièces sèches. Il est même à remarquer que les points déprimés correspondent à ceux qui se sont ossifiés le plus tardivement ; mais, comme si la nature avait pris soin de remédier à cette inégalité, ces sinuosités sont singulièrement atténuées, dans l'état physiologique, par le bourrelet fibreux qui adhère à tout le pourtour du sourcil cotyloïdien.

La multiplicité et l'importance des fonctions de ce bourrelet justifient la courte description que nous allons en donner.

Prismatique triangulaire, le bourrelet cotyloïdien s'insère au rebord osseux de la cavité par ses deux bords adhérents, et s'effile en s'amincissant, de sorte que son bord libre est aminci, aigu et comme tranchant.

Il est composé d'un tissu fibro-cartilagineux dont les fibres serrées entre elles, feutrées, se rencontrent sous un angle très-aigu pour se succéder sur toute la circonférence. Au niveau de l'échancrure cotyloïdienne, elles s'enroulent les unes sur les autres, se continuent d'un angle de l'échancrure à l'angle opposé, à la manière d'un pont qui convertit celle-ci en une sorte de canal, en même temps qu'il obvie à l'inconvénient d'une solution dans la continuité de la circonférence. C'est là son moindre avantage.

De toute l'étendue transversale du bourrelet s'accroit la profondeur de la cavité cotyloïde, et la solidité d'union des surfaces articulaires y trouve une condition favorable de plus.

Du mode de son implantation sur le sourcil osseux, résulte que le bord libre du bourrelet mesure une circonférence moins étendue que le bord osseux de la cavité qu'il prolonge ; cet appendice fibro-cartilagineux englobe donc à la manière d'un anneau la tête du fémur. Grâce à l'élasticité dont il est pourvu, il exerce sur cette tête une pression circulaire, et préserve le centre articulaire contre l'invasion de tout fluide. Le rôle du bord libre du bourrelet cotyloïdien est, selon les frères Weber (1), de *serrer de près* la tête du fémur. « Il s'oppose, disent-ils, » comme le ferait une soupape à ce que les liquides ou les » tissus membraneux extérieurs pénètrent dans la cavité » cotyloïde, et la pression de ces liquides, jointe à sa » propre élasticité, fait qu'il se maintient continuel- » lement en contact avec tout le pourtour de la tête du » fémur. »

Adoptant cette manière de voir, M. Longet s'exprime

(1) G. et E. Weber, *loc. cit.*, p. 321, §. 55.

presque dans les mêmes termes (1), et l'on peut dire que l'autorité de ce physiologiste la corrobore singulièrement. « Véritable continuation des parois de la cavité, » ce bourrelet cotyloïdien fait surtout l'office d'une sou- » pape. Il s'oppose pendant la vie à ce que les liquides » environnants s'introduisent dans l'intérieur de l'articu- » lation. C'est ce même bourrelet qui, lorsque l'articula- » tion est mise à nu, et la capsule ligamenteuse coupée, » s'oppose à la pénétration de l'air dans la cavité cotyloïde, » et permet d'apprécier exactement l'effet de la pression » atmosphérique sur cette articulation. »

Dans le traité classique d'anatomie descriptive de M. Cruveilhier (2), nous lisons : « Le bourrelet cotyloïdien » présente, en outre, une disposition remarquable, savoir : » que le diamètre de sa circonférence libre est plus étroit » que le diamètre de la circonférence adhérente, disposi- » tion qui tend à retenir et à emprisonner, en quelque » sorte, la tête du fémur dans la cavité cotyloïde. »

M. Richet (3) enfin constate que le bourrelet, destiné par-dessus tout à s'appliquer sur la circonférence de la tête fémorale, « représente parfaitement, sous ce » dernier rapport, ces bandelettes de caoutchouc qu'on » place sur les bords des appareils inflexibles dans les- » quels on veut faire le vide : des ventouses de Junod, par » exemple. »

Nous avons accumulé ici les citations, parce qu'il s'agit d'une considération de la plus haute importance.

(1) Longet, *Traité de physiologie*, t. I, p. 71.

(2) Cruveilhier, *Traité d'anatomie descriptive*, t. I, p. 520.

(3) Richet, *loc. cit.*, p. 924.

Nous mettrons en relief les conséquences capitales pour l'histoire de la coxalgie qui ressortissent aux données anatomiques et physiologiques que nous venons d'exposer touchant le bourrelet cotyloïdien. Qu'il nous suffise, pour le moment, d'établir que ce prolongement circulaire fibro-cartilagineux de la cavité emprisonne la tête du fémur contre laquelle il exerce une pression; et que, remplissant les conditions d'une soupape, il s'oppose à ce titre à la pénétration dans l'interstice articulaire, non-seulement des dépôts pseudo-membraneux, mais aussi des fluides quelle que soit leur nature. Et faisons remarquer que c'est sous l'abri d'autorités nombreuses autant qu'imposantes, que nous produisons cette assertion.

De la tête du fémur. — Sphéroïde presque complet, la tête du fémur regarde en haut, en dedans et en avant; cette direction de la tête fémorale tient au degré d'obliquité de la colonne osseuse effilée qui la supporte.

Ce n'est point ici le lieu de discuter les conclusions des curieuses recherches de M. Chassaignac (1) sur les différences individuelles qu'on observe dans l'obliquité de direction du col fémoral. Disons seulement que d'après M. Chassaignac, le degré de l'obliquité oscillerait entre le zéro et 90 degrés. M. Rodet (2) assigne aux limites extrêmes des proportions plus resteintes; et suivant M. Richet (3) qui paraît se ranger aux conclusions de ce dernier auteur, la direction ordinaire du col se trou-

(1) Chassaignac, *De la fracture du col du fémur*, Th. inaug. Paris, 1835.

(2) Rodet, Thèses de Paris, 1844.

(3) Richet, *loc. cit.*, p. 925.

verait dans la moyenne entre la verticale et l'horizontale.

Toujours est-il que le col du fémur étranglé à sa partie moyenne aplati d'avant en arrière offre deux faces, l'une antérieure qui semble faire suite au corps de l'os, l'autre postérieure qui se termine par l'empreinte digitale du grand trochanter.

Quant à la tête, elle est, nous l'avons dit, arrondie, sphéroïdale. Les expériences des frères Weber ont démontré qu'elle représente un segment de sphère sensiblement égal à celui que représente elle-même la cavité cotyloïde. Lisse dans tous les autres points de son étendue, elle est à sa partie centrale creusée par une dépression rugueuse circulaire qui fournit au ligament intra capsulaire les attaches fémorales. Nous avons fait remarquer que le niveau de cette dépression et celui qu'atteint l'extrémité supérieure de la fossette cotyloïdienne, se correspondent exactement.

La tête du fémur si souvent envahie par les tubercules ne diffère point, pour la structure, des extrémités osseuses en général. Encore complétement cartilagineuse au moment de la naissance, elle se transforme, avec les développements de l'âge, en un tissu spongieux aréolaire que recouvre une couche peu épaisse de tissu compacte.

Telles sont, au moins dans leurs caractères fondamentaux, les deux surfaces osseuses dont l'union constitue l'articulation de la hanche. Ici, comme dans les autres diarthroses, les surfaces articulaires sont encroûtées de cartilages ; ici, plus que dans toute autre jointure, l'extension des mouvements, et la rudesse des chocs nécessitait la présence de *cartilages* épais et résistants.

Érigé par Brodie (1), avec un talent d'exposition digne d'une cause plus juste, en point de départ des désordres les plus graves qu'il soit donné d'observer dans la coxalgie, le tissu cartilagineux qui recouvre la surface du cotyle, et celle de la tête fémorale, n'est point doué d'une vitalité qui lui soit propre. Comme dans le reste de l'économie, il se compose de lames organisées, mais dont la structure très-rudimentaire ne peut suffire qu'à une vie purement passive et parasitaire. Dépourvus, en effet, de toute existence propre, les cartilages ne jouissent d'aucune sensibilité, et s'ils deviennent le siége d'altérations, celles-ci ne peuvent être que secondaires, et consécutives aux envahissements des désorganisations osseuses. Dans l'espèce, ce que les caractères anatomiques des cartilages ont de remarquable, c'est d'abord, au point de vue de l'intimité des connexions que présentent les surfaces, et de la solidité de leur emboîtement, que le cartilage fémoral est d'une épaisseur beaucoup plus grande au centre qu'à la périphérie. Le cartilage cotyloïdien offre une disposition inverse. Double condition qui rapproche la tête du fémur d'une part, le cotyle de l'autre, de la sphéricité complète. En second lieu, les cartilages, par l'agencement des lames qui les composent, jouent, relativement à la liberté des mouvements dont ils assurent la souplesse, et à l'innocuité des chocs dont ils adoucissent la violence, un rôle qu'on connaît, et sur le mécanisme duquel les frères Weber ont fortement appelé l'attention.

Il faut noter enfin qu'au niveau de la fossette qui con–

(1) Brodie, *Traité des maladies des articulations*. Traduction du docteur Léon Marchant. Paris, 1819. Ch. IV, p. 76 à 158.

stitue l'arrière-fond de la cavité cotyloïde, le cartilage d'encroûtement cesse d'exister. Il devait en être ainsi, cette portion du cotyle étant destinée à tout autre chose qu'à prendre part aux glissements réciproques des surfaces.

Pour ne pas nous départir de l'ordre méthodique que jusqu'à présent nous avons suivi, nous devrions, progressant du centre vers la périphérie, aborder immédiatement la description de la synoviale articulaire. Imbus des doctrines de l'immortel Bichat, sur la constitution des séreuses, et les considérant comme des *sacs sans ouvertures* dont seraient recouverts les organes destinés à se mouvoir les uns par rapport aux autres, c'est ainsi que les auteurs les plus recommandables ont longtemps procédé ; mais les remarquables recherches de M. le professeur Velpeau (1) sont venues ébranler les idées reçues à cet égard. Au lieu de membranes séreuses distinctes continues et isolables, tapissant les cavités closes, M. Velpeau a démontré qu'il existe sur les parois de ces cavités, des *surfaces* séreuses, mais non des *sacs* membraneux ; que, dans les cavités articulaires, ces *surfaces* séreuses ne se continuent pas sur toute l'étendue des parties articulaires ; mais que, dans les points même où leurs caractères parvenus à leur *summum* de développement rendent leur constatation facile, elles gardent beaucoup des caractères anatomiques propres aux organes qu'elles tapissent.

Nous aurons à revenir sur ces considérations. Le peu que nous en disons maintenant est destiné à faire com-

(1) Velpeau, *Recherches anatomiques, physiologiques et pathologiques sur les cavités closes* (*Annales de la chirurgie*, t. II. p. 151).

prendre pourquoi l'étude des moyens d'union doit ici précéder celle des moyens de glissement.

Moyens d'union. — Le principal moyen d'union entre la tête du fémur et l'os coxal consiste dans la capsule fibreuse décrite sous le nom de ligament capsulaire ou orbiculaire. Il en est un second, mais accessoire et d'une puissance restreinte : le ligament rond dont nous allons parler tout d'abord.

Du ligament rond. — Agent protecteur pour les vaisseaux articulaires qui dans sa profondeur suivent la direction de son axe, autant que partie constituante de l'appareil ligamenteux qui retient en contact les surfaces articulaires, le ligament rond (*ligamentum térès* des anciens auteurs) s'insère d'une part à l'échancrure de la cavité cotyloïde ; de l'autre à la dépression que présente à cet effet la tête du fémur. Par son insertion inférieure, disent les frères Weber (1), « il s'attache à toute l'étendue » de l'échancrure, principalement à sa corne postérieure, » et bouche le trou formé par elle et son ligament, de » manière qu'on ne peut pas arriver par le trou dans » l'articulation, mais seulement dans la substance du » ligament....... »

C'est là un point important, puisque aux deux fonctions dévolues au ligament rond, nous devons en ajouter une troisième : d'être pour l'acetabulum un moyen d'occlusion.

Quant à leur insertion supérieure, fémorale, nous avons eu déjà l'occasion de signaler une intimité particulière de rapports entre la dépression de la tête du fémur,

(1) Weber, *loc. cit.*, p. 325.

et l'extrémité supérieure de la fossette cotyloïdienne. Ces deux parties se trouvent exactement sur un même plan transversal. Or, nous venons de dire que sur cette dépression fémorale, le ligament rond prend son attache supérieure. Il s'ensuit qu'il est en entier contenu dans la fossette cotyloïdienne dont la raison d'être se trouve du même coup expliquée.

Si l'on veut bien maintenant se donner la peine de comparer le volume du ligament rond à la capacité de l'arrière-fond destiné à le loger, on verra que les dimensions de celle-ci excèdent à peine le volume de celui-là ; et que la différence est remplie par un peloton adipeux sur lequel l'attention a déjà été appelée. Ce peloton adipeux, grâce à la mobilité qui le caractérise, est susceptible, suivant les mouvements qu'on imprime à l'article, soit de faire saillie au dehors, soit de se déprimer dans le sens de la cavité; or, c'est la constatation de pareils déplacements qu'on a voulu prendre pour base de la théorie du vide dans le centre articulaire. Nous l'avons dit, et nous le répétons, cet argument nous paraît précisément militer en faveur de l'opinion inverse.

Qu'on remarque combien de précautions la nature a accumulées en ce point de l'organisme pour que le ligament dont nous parlons échappe à tout tiraillement, à toute compression. Ce luxe de moyens eût-il été nécessaire pour remplir le but proposé : — Assurer la liberté de la circulation, — s'il n'avait été urgent, à la fois, de prévenir la formation d'espaces vides dans le centre de l'article? Le degré de profondeur, l'étendue en largeur et en longueur de la fossette cotyloïdienne répond à la première condition. Le ligament rond ainsi que les vaisseaux nourriciers qu'il contient sont logés là dans une cavité qui les met à l'abri de toute compression. Les mouvements de la cuisse peuvent s'accomplir dans tous les sens sans que le cours du sang puisse jamais être frappé d'obstruction. Mais n'est-il de toute évidence que le peloton adipeux dont nous avons parlé ne peut avoir qu'une fonction, celle de remplir exactement le reste de la cavité, et qu'il est pourvu de mobilité pour le plus parfait accomplissement de cette fonction; qu'il ne fait saillie dans ce mouvement de flexion, mais surtout d'adduction, qu'afin de ne pas devenir une cause de compression lui-même; qu'alors le ligament rond, tendu et appliqué plus exactement sur les parois de la cavité destinée à le contenir, chasse le peloton adipeux de sa situation normale; que celui-ci, au contraire, se déprime dans l'abduction, non point comme le veut M. Parise (1) « parce qu'il est attiré » dans l'intérieur de l'article par la formation d'espaces » vides, » mais tout simplement parce que dans l'abduction le ligament rond est dans le relâchement, et que le peloton adipeux qui lui est annexé reprend naturellement sa situation première.

Si les oscillations du peloton adipeux « résultaient de » la formation d'espaces vides dans l'article (2) » si des mouvements donnés du fémur étaient de nature à déterminer physiologiquement la production de ces espaces, qu'adviendrait-il de l'utilité de ce peloton?

Il fallait insister sur ce point, parce que d'une interprétation anatomique et physiologique forcée, les auteurs

(1) Parise, *loc. cit.*, p. 12.

(2) Parise, *loc. cit.*, p. 12.

ont déduit des conséquences pathologiques à l'origine vicieuse desquelles nous aurons lieu de remonter.

La véritable direction du ligament rond, longtemps elle-même méconnue, a été mise en lumière par Nægele. Il revient à cet observateur d'avoir montré que dans l'appréciation de cette direction on négligeait de tenir compte de l'inclinaison normale du bassin. Dans la station verticale l'inclinaison du bassin est de 60 degrés. Dans cette position, la direction du ligament rond, de son insertion inférieure cotyloïdienne à son insertion supérieure fémorale, est également verticale. Reprise par les frères Weber, cette vérité est rendue incontestable par leurs expériences sur le cadavre (1).

La conséquence à tirer de ce fait est celle-ci : Le sujet étant debout, la tête fémorale décrira dans l'adduction une courbe dirigée de dedans en dehors, qui augmentera l'état de tension du ligament. Arrivée à un certain degré, cette tension limitera l'étendue de la courbe, et consécutivement le mouvement d'adduction.

Dans cet acte, hâtons-nous de le reconnaître, le liga-

(1) « Voulant connaître la situation exacte du ligament rond, nous avons pris » des bassins de cadavres frais auxquels tenaient encore les jambes ; nous les » avons placés dans la situation droite en leur imprimant cette inclinaison (60°), » et nous les avons sciés dans le plan vertical passant par le milieu des têtes » des deux fémurs. Les coupes divisèrent le ligament dans le sens de sa longueur, » de manière que les deux moitiés de la tête du fémur tenaient encore à la » cavité cotyloïde par le moyen de ces fibres, alors même que la capsule avait » été détachée sur toute sa circonférence. Il résulte de là que le ligament rond » descend verticalement de la fossette de la tête du fémur à l'échancrure coty- » loïdienne, et qu'en conséquence, celle-ci, à laquelle il prend son insertion, » doit être située tout au bas du bord de la cavité cotyloïde. » (G. et E. Weber, *loc. cit.*, p. 326.)

ment rond n'est que l'auxiliaire d'agents plus énergiques, car sa résistance est faible ; et il ne saurait par lui-même, ni s'opposer à la sortie de la tête, quand la capsule est une fois rompue, ni surtout, comme le voulait Gerdy, chasser dans l'adduction forcée la tête fémorale hors de la cavité cotyloïde.

Nous dirons plus : loin de favoriser la luxation par adduction forcée du membre, le ligament rond ne peut qu'être un obstacle à la lésion. Puisque dans l'adduction la tête du fémur est portée en dehors, c'est une luxation en dehors qui résultera de l'exagération du mouvement ; mais puisque la direction du ligament est verticale, sa tension sera portée à l'excès par l'adduction forcée du membre ; le ligament ne peut donc, en pareil cas, que s'opposer, dans la mesure de sa solidité, à la disjonction des surfaces articulaires.

Du ligament capsulaire. — Le véritable moyen d'union entre les surfaces articulaires de l'énarthrose coxo-fémorale consiste dans une membrane en forme de manchon orbiculaire qui s'attache au col fémoral d'une part, et de l'autre au pourtour de la cavité cotyloïde.

Les insertions, l'arrangement de la trame organique, la texture intime, les usages de ce ligament capsulaire offrent, au point de vue de la coxalgie, une importance capitale ; chacune de ces questions mérite de nous occuper tour à tour.

Les faisceaux fibreux dont l'union en une membrane, ordinairement continue, compose le ligament capsulaire, prennent leurs insertions fémorales sur le col du fémur : *en avant,* à une ligne ou mieux à un plan étendu du grand au petit trochanter, sur lequel on remarque des rugosités qui assurent aux points d'attache une solidité remarquable; *en arrière,* à la réunion des deux tiers internes avec le tiers externe du col (fig. 1). L'insertion iliaque a lieu à tout le pourtour de la cavité cotyloïde, sur une ligne circulaire, 1, extérieure au sourcil cotyloïdien, 2, qui se trouve ainsi embrassé par la capsule.

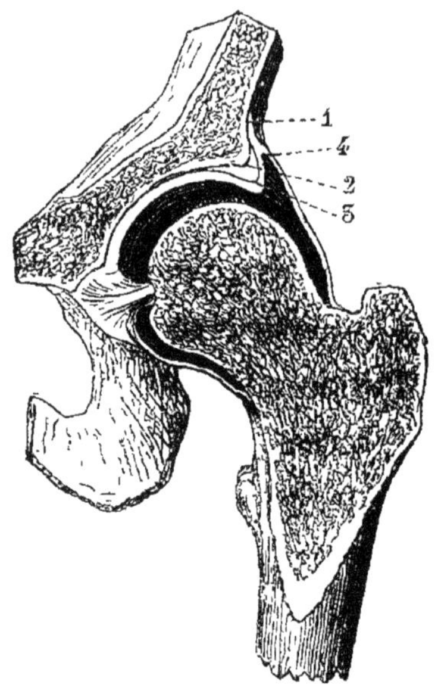

Fig. 1.

Nous pouvons tout de suite déduire de cette donnée anatomique précise une importante conséquence : nous avons dit, à propos du bourrelet cotyloïdien, 1, qu'il était exactement appliqué sur la tête du fémur, et qu'il interceptait l'interligne articulaire à la manière d'une soupape; nous disons maintenant que la capsule orbiculaire embrasse dans sa cavité non-seulement le bourrelet, mais le sourcil cotyloïdien au delà duquel elle s'insère. Que va-t-il résulter de cette disposition? Une sorte de cul-de-sac circulaire, 4. Et qu'arrivera-t-il si la capsule orbiculaire devient le siége d'un épanchement, de quelque nature qu'on le suppose? La pression du liquide accumulé dans le cul-de-sac s'exercera en dehors, sur la paroi fibreuse, et, en ce sens, son expansion trouvera un obstacle dans la résistance de cette paroi d'abord, mais surtout dans celle des plans musculaires ambiants.

Une égale pression se fera sentir de la périphérie vers le centre sur la face externe du bourrelet cotyloïdien. En raison directe de l'abondance de l'épanchement, croîtra la pression que supporte ce collier fibro-cartilagineux; et, pour user de l'expression pittoresque employée par les frères Weber, en raison directe encore de l'abondance du liquide, le bourrelet *serrera de plus près* le pourtour de la tête fémorale. Partant, il fermera d'une manière d'autant plus absolue l'accès de l'interligne articulaire. En temps et en lieu, nous reviendrons sur ce fait. Bornons-nous ici à le constater.

Si l'on entreprend de se rendre compte des conditions anatomiques qui régissent l'intrication des fibres dans le tissu du ligament, dès les premiers pas de cette recherche, une remarque frappe l'esprit. Pour conserver une continuité de parois qui légitime la dénomination de capsule orbiculaire qu'il a reçue, ce ligament est bien loin pourtant de posséder sur toute son étendue une égale force de résistance. Chose curieuse, l'épaisseur, la densité de sa trame en certains de ses points sert à mettre en relief la laxité qu'elle présente en certains autres. Chose plus curieuse peut-être, ces points résistants de la capsule correspondent à ceux par lesquels l'article est le plus exposé aux violences extérieures. Par contre, la situation des points faibles est constante, et les frères Weber ont consacré un paragraphe de leur remarquable étude (1) à la détermination précise de ces espaces. Il convient ici d'en dire quelques mots.

Au nombre de trois, les points faibles de la membrane capsulaire sont tous situés au côté inférieur de celle-ci, et dans le voisinage de la cavité cotyloïde.

D'arrière en avant, le premier occupe sur le plan postérieur un espace compris entre le bord de la cavité cotyloïde et la gouttière de l'ischion destinée au glissement du muscle obturateur interne ; le second correspond à l'échancrure du rebord cotyloïdien ; le troisième, situé sur un plan plus antérieur, séparé du précédent par un faisceau assez fort de fibres longitudinales, est doublé de la bourse séreuse qui appartient au muscle psoas. Or, il n'est pas très-rare de trouver à ce niveau une interruption complète dans la continuité de la membrane fibreuse ; un hiatus véritable dans l'étendue duquel sa paroi n'est pas constituée par autre chose que par la paroi même de la bourse séreuse qui, le plus ordinairement, lui est simplement accolée. Les dangers d'une semblable anomalie se décèlent d'eux-mêmes : la capsule est ouverte aux épanchements purulents qui se sont collectionnés dans le psoas, ou qui, reconnaissant une origine encore plus distante, ont fusé le long de la gaîne de ce muscle. Mais, sans faire intervenir un vice de conformation anatomique, niera-t-on que la membrane capsulaire n'oppose en ce point, chez tous les sujets indifféremment, qu'un bien faible

(1) G. et E. Weber, *loc. cit.*, § 58. *Des parties minces de la membrane capsulaire.*

rempart à la perpétration de pareils désordres? Nous avons déjà constaté, en décrivant les parties molles de la hanche, la voie toute frayée que trouvent au sortir de l'abdomen les fusées purulentes, pour se rapprocher de l'articulation coxo-fémorale. Signaler maintenant la laxité et la faiblesse normales, la discontinuité exceptionnelle que présente au point même le plus rapproché de cette voie, la trame du ligament capsulaire, c'est rapprocher deux conditions anatomiques qui rendent imminente l'apparition des lésions articulaires, toutes les fois qu'un abcès intra-abdominal se prépare à suivre cette direction. Disons-le tout de suite : indépendamment de circonstances d'ordre différent qu'on retrouve presque toujours en pareil cas, et dont le concours aggrave singulièrement les éventualités morbides, on peut inscrire au pronostic le plus fâcheux les coxalgies dont les lésions reconnaissent une semblable origine.

De ce qui précède, ce qu'il importe de ne point oublier, c'est que la membrane capsulaire présente constamment des parties minces où son tissu est lâche et ténu ; et qu'un travail phlegmasique qui viendrait à naître à la surface externe de la membrane, ne saurait trouver dans ces parties faibles qu'un obstacle facile à franchir.

Occupons-nous maintenant des bandelettes fibreuses, épaisses et serrées dont l'union donne à la capsule orbiculaire la résistance très-grande qui lui est indispensable. D'une manière générale, il faut noter : 1° que l'aspect brillant et nacré qu'offrent les ligaments de certaines articulations fait place ici à une teinte terne et jaunâtre ; 2° que les faisceaux fibreux ont une direction sensiblement parallèle ; 3° que tout en faisant corps les unes avec les autres, ces bandelettes cependant se distinguent entre elles par l'inégalité de leur épaisseur.

Pour se rendre un compte exact du mode d'action de ces différents faisceaux, il est non-seulement indispensable de les étudier successivement à la face antérieure et à la face postérieure de la capsule, il faut encore rechercher quelles modifications les attitudes diverses de la cuisse impriment à la direction et à la distension de leurs fibres.

1° *Face antérieure de la capsule* (fig. 2). — Un faisceau

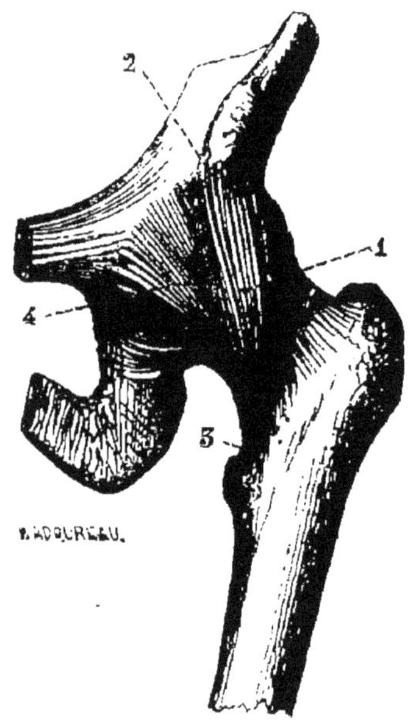

Fig. 2.

ligamenteux d'une résistance et d'une épaisseur remarquables s'étend diagonalement sur la face antérieure de la capsule à laquelle il paraît en quelque sorte surajouté. C'est le faisceau de Bertin, 1. Il prend son insertion supérieure, 2, au-dessous de l'épine iliaque antéro-inférieure ; et s'attache en bas aux aspérités de la ligne rugueuse intertrochantérienne, qui avoisinent le petit trochanter, 3. Son aspect est rubaniforme, mais en plongeant dans l'eau bouillante une articulation fraîchement préparée, on juge de l'épaisseur par laquelle il se distingue des parties du manchon qui lui confinent en dehors et surtout en dedans. A son bord interne correspond le point faible, 4, de la capsule sur lequel Lenoir a appelé l'attention.

Lorsque le fémur est dans l'*extension* (fig. 2), les fibres qui composent le ligament de Bertin sont tendues. Elles se portent obliquement de haut en bas et de dehors en dedans, par rapport à l'axe du col fémoral. Elles brident la tête de l'os, dont la convexité détermine la saillie de leur partie moyenne.

L'obliquité de leur trajet, la diversité des plans occupés par leur insertion supérieure, par leur insertion inférieure et par leur partie moyenne, impriment à leur direction générale celle d'un commencement de spire. Plus l'extension est portée à son extrême limite, mieux on voit s'accentuer la torsion que subit alors le ligament.

Qu'on porte maintenant le fémur dans la *demi-flexion* (fig. 3), on voit se produire dans l'état du ligament de Bertin les changements suivants :

1° Leur tension fait place à une complète laxité.

2° Le petit trochanter étant porté en avant, tandis que l'épine iliaque antéro-inférieure reste fixe, et de plus le relief de la tête fémorale étant moins sensible, les extrémités supérieure et inférieure du ligament tendent à se placer sur le même plan que leur partie moyenne (fig. 3). Il suit de là que la torsion des fibres ligamenteuses n'existe plus. Elles cessent d'affecter une direction spiroïdale.

3° Si l'on combine à la demi-flexion un léger degré d'abduction, les phénomènes ci-dessus indiqués s'accusent davantage, et le trajet décrit par les faisceaux ligamenteux tend à devenir parallèle à la direction de l'axe du col fémoral.

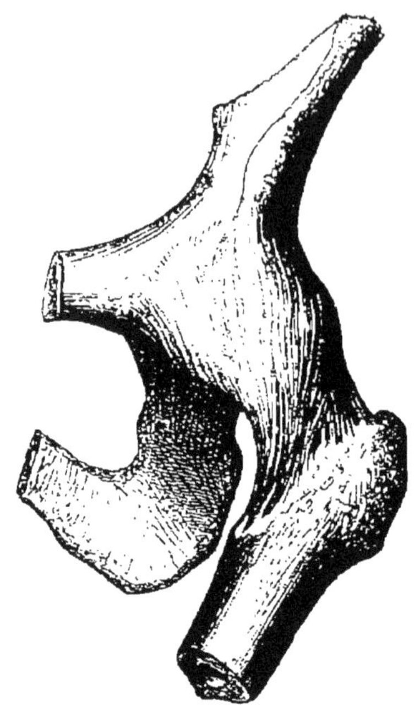

Fig. 3.

Enfin, en portant jusqu'à la rendre *complète*, la *flexion* du fémur (fig. 4), on provoque dans les fibres du ligament de Bertin une tension extrême. Elles sont, comme dans l'extension, fortement tordues sur elles-mêmes; mais on remarque que dans l'extension et dans la flexion, cette torsion se produit en sens inverse. Dans ce dernier cas, leur direction devient oblique en haut et en dehors, par rapport à l'axe du col fémoral.

2° *Face postérieure de la capsule.* — Les faisceaux ligamenteux qui constituent en arrière la capsule sont loin d'acquérir l'épaisseur et la résistance qui caractérisent le

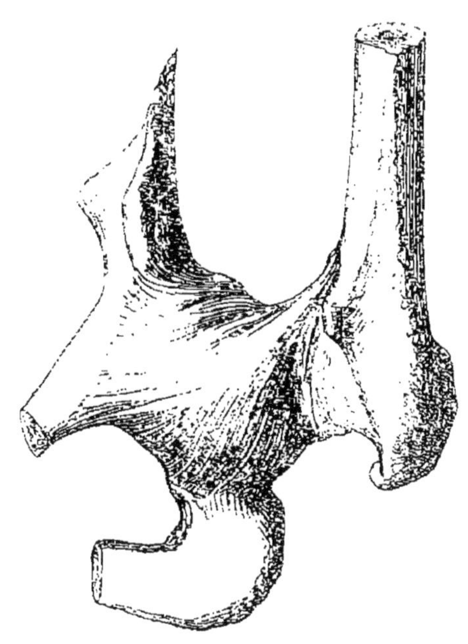

Fig. 4.

faisceau de Bertin, mais chez les sujets vigoureux leur trame est encore notablement serrée (fig. 5).

Au lieu de se diriger, comme les fibres de la face antérieure, du pourtour, 1, 2, de la cavité cotyloïde vers la crête intertrochantérienne, 3, 4, elles affectent une direction générale qui les porte vers l'empreinte digitale, 5, du grand trochanter. C'est là qu'elles s'insèrent inférieurement. Aussi laissent-elles à la face postérieure du col fémoral, à la réunion du tiers externe avec le tiers moyen de cette portion rétrécie de l'extrémité osseuse, un espace béant, 6, intercepté seulement par des fibres rares, ténues, qui s'insèrent directement au col fémoral. Elles livrent passage en ce point à la synoviale, que l'on voit souvent faire hernie à travers leurs interstices.

Dans l'*extension* les fibres de la face postérieure sont tendues et fortement fléchies sur elles-mêmes.

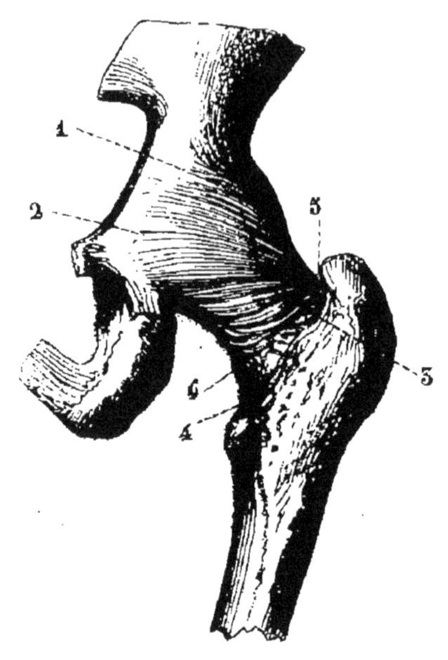

Fig. 5.

Cette torsion est surtout accusée dans les faisceaux inférieurs dont la densité l'emporte sur celle des faisceaux qui se rapprochent de la face supérieure. La direction générale des fibres ligamenteuses de la face postérieure de la capsule est oblique de haut en bas et de dedans en dehors. Affectant une disposition palmée, elles convergent pour la plupart vers l'empreinte digitale, comme vers le sommet d'un triangle, et brident étroitement en arrière et en haut le col du fémur.

Que maintenant on porte le fémur dans la *demi-flexion* (fig. 6), de manière que le bord supérieur, 1, 2, du grand trochanter, et les parties correspondantes se présentent de face, on voit se produire à la fois, dans l'état des fibres ligamenteuses postérieures, les modifications suivantes :

1° L'extension fait place à une complète laxité.

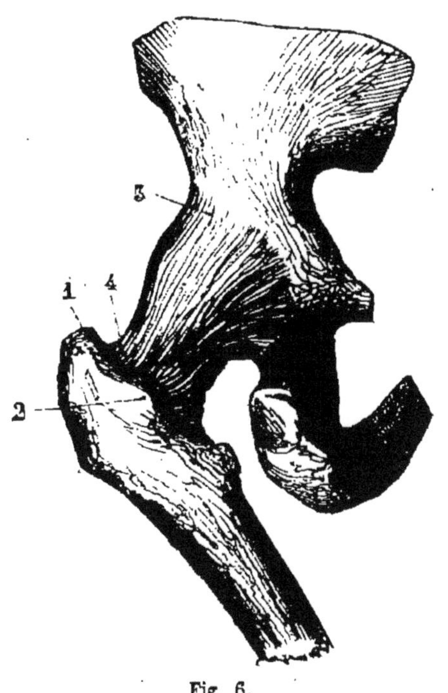

Fig. 6.

2° Au lieu d'être tordues sur elles-mêmes au voisinage de leur insertion fémorale, et d'affecter une disposition palmée, elles deviennent sensiblement rectilignes et parallèles. Elles offrent, en se confondant avec les fibres directement étendues de la partie supérieure du pourtour du cotyle, 3, à la base, 4, du grand trochanter, la disposition d'un rectangle.

3° La direction de ces fibres tend à devenir parallèle à celle de l'axe du col fémoral. Enfin, en portant jusqu'à la rendre *complète* la *flexion* du fémur (fig. 7), on provoque dans les fibres de la face postérieure une tension extrême. Elles sont, comme dans l'extension, fortement tordues sur elles-mêmes; mais cette torsion se produit

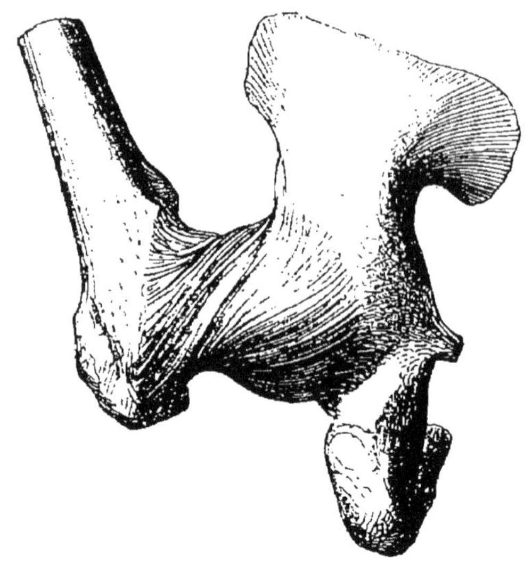

Fig. 7.

en sens inverse. Dans la flexion, la direction des fibres devient oblique en bas et en dehors, par rapport à l'axe du col fémoral.

On sera frappé de l'analogie qui existe entre les modifications que font subir aux faisceaux fibreux de la face antérieure et de la face postérieure à la capsule orbiculaire, les diverses attitudes imprimées à la cuisse. Dans l'extension, ces faisceaux fibreux sont tendus et dirigés obliquement par rapport au col du fémur, contournés sur eux-mêmes à la manière d'une spire. La flexion modérée les met dans le relâchement, rapproche leur direction générale du parallélisme avec celle que présente l'axe du col fémoral ; en un mot, fait cesser leur disposition spiroïdale.

La flexion complète leur rend les attributs qu'ils offraient dans l'extension. Fortement tendus et tordus sur eux-mêmes, obliques, mais en sens inverse, par rapport à l'axe du col fémoral, ils brident puissamment cette portion de l'extrémité osseuse, et limitent bientôt d'une manière absolue cette attitude forcée du membre.

Nous avons vù que les fibres de la face postérieure se confondent en haut avec un faisceau supérieur, directement étendu du pourtour du cotyle au bord correspondant du grand trochanter; par l'intermédiaire de ce faisceau, les fibres postérieures entrent en continuité avec celles de la face antérieure de la capsule. De la même façon, en bas, ou si l'on aime mieux, sur le bord interne de l'articulation, la capsule est renforcée d'un faisceau assez serré de fibres qui, d'abord parallèles à l'axe du col fémoral, naissent de la partie du rebord cotyloïdien à laquelle confine le bord inférieur de la branche supérieure du pubis; puis les fibres s'épanouissent pour se confondre, en avant, avec celles du ligament de Bertin, en arrière, avec celles de la face postérieure. Il résulte de cette disposition, qu'inférieurement la capsule orbiculaire est pourvue d'une assez grande laxité, qu'elle forme poche autour des parties osseuses sans y adhérer intimement.

Lorsque nous arriverons à l'étude des mouvements de l'articulation coxo-fémorale, nous verrons que les détails anatomiques avec lesquels nous avons décrit son appareil ligamenteux n'avaient rien de superflu; mais notre interprétation physiologique du rôle que joue cet appareil dans l'accomplissement des mouvements, risquerait d'être inexacte, si nous n'envisagions préalablement dans leur texture intime, dans leurs propriétés de tissu, les membraues qui retiennent en contact les surfaces articulaires.

Avant de nous livrer à cette dernière étude, disons que la face superficielle de la capsule orbiculaire, entourée des plans musculaires profonds, en est séparée par une couche de tissu cellulaire dont on l'isole dans les dissections, en même temps que des parties charnues; que sa face profonde se conforme à la loi qui régit la constitution anatomique des cavités closes : qu'elle est doublée d'une surface séreuse.

Disons qu'entre cette séreuse et la membrane capsulaire, l'union est tellement intime que les auteurs classiques considèrent celle-ci comme la charpente de celle-là, et qu'entre elles deux persistent de nombreux caractères de communauté ; puis abordons, sans plus de retard, la description, longtemps controversée, de la synoviale articulaire dont la surface séreuse qui double la capsule, constitue, à proprement parler, l'élément fondamental.

§ II. — De la synoviale articulaire.

Parmi les notions anatomiques qui ont beaucoup coûté à acquérir, celles qui ont trait à l'histoire du système séreux sont loin de tenir le dernier rang. Elles ont nécessité des recherches laborieuses et répétées. S'il était curieux, en effet, de rencontrer constamment dans l'économie les surfaces organiques destinées à glisser les unes sur les autres, recouvertes d'un tissu doué de caractères spéciaux ; s'il était intéressant de constater que la gravité des altérations morbides de ce tissu égalait l'importance de ses fonctions physiologiques, il était difficile de déterminer les règles de sa production, les caractères de sa texture, les limites de son étendue. Justement préoccupés de ces questions, les maîtres ont tour à tour fourni à la science des réponses opposées.

Nous l'avons déjà dit : durant de longues années, Bichat eut le privilége de rallier à sa théorie l'opinion générale, et après l'illustre auteur des *Recherches sur la vie et la mort*, on prit coutume de considérer comme des sacs sans ouverture, comme des membranes distinctes, continues, isolables, les séreuses qui tapissent les parois des cavités closes.

Mais, par ses remarquables travaux sur l'anatomie, la physiologie et la pathologie de ces cavités, c'est M. le professeur Velpeau qui devait, aidé des recherches micrographiques de l'époque, livrer aux anatomistes la véritable solution du problème. Avec lui, les caractères anatomiques des séreuses, comme la nature de leurs altérations, trouvent une interprétation aussi simple que satisfaisante. C'est qu'à un fait d'observation rigoureuse se rattachent toutes ses recherches ; toutes ses déductions à un principe unique. « Une étude attentive, dit M. Velpeau (1), de ces » cavités décrites jusqu'ici sous le nom de *membranes* » *séreuses* ou *synoviales*, m'a démontré que ce ne sont ni » des sacs, ni de *véritables membranes*, comme on le croit » généralement depuis Bichat. Les recherches multiples » auxquelles je me suis livré ne laissent dans mon esprit » aucun doute à ce sujet. Aux divers âges de la vie intra- » utérine, sur le cadavre de jeunes sujets, sur des adultes, » des vieillards, j'ai toujours trouvé à la place de *sacs* ou

(1) Velpeau, *Recherches anatomiques, physiologiques et pathologiques sur les cavités closes* (*Annales de chirurgie*, t. II, p. 551).

» de *membranes* fermées, de simples *surfaces* formant des » cavités sans ouverture. » Ce fait est capital, car il ressort de lui que ces surfaces suivront, dans le degré de leur développement, le degré de la vitalité, celui de l'étendue des fonctions dans les organes qu'elles tapissent; qu'elles feront corps avec eux, qu'elles jouiront des mêmes aptitudes pathologiques; et que, par contre, celles de ces aptitudes qui sont propres aux séreuses ne tarderont pas à rejaillir sur les organes avec lesquels elles ont une si intime communauté.

On sait aujourd'hui que le tissu séreux à son état de parfait développement se décompose en trois feuillets : un feuillet superficiel, un feuillet intermédiaire, un feuillet profond en connexion avec la surface de l'organe que la séreuse tapisse.

Le feuillet superficiel, vernis protecteur d'une frappante analogie avec l'épiderme, est un *épithélium pavimenteux*.

Le feuillet intermédiaire n'est autre qu'une couche très-ténue de tissu cellulaire qui n'offre point de traces de vascularité.

Le feuillet profond — partie fondamentale de la séreuse — est constitué par un *réseau très-fin, très-délié mais très-riche à la fois, de vaisseaux artériels et veineux.*

Or, il résulte des recherches de M. Velpeau (1) que ces trois feuillets, dont l'union se constate dans toute l'étendue des séreuses splanchniques, se trouvent aussi dans la constitution des synoviales articulaires, avec cette différence très-remarquable que ces éléments constitutifs

(1) Velpeau, *loc. cit.*

des séreuses complètes ne persistent point dans toute l'étendue de la cavité articulaire sur les parois de laquelle règne la synoviale. C'est ainsi qu'après avoir reconnu sur la surface profonde des tissus ligamenteux de l'articulation les trois feuillets de la séreuse, on ne retrouve plus sur celle des cartilages, ni le feuillet profond vasculaire (élément histologique essentiel du tissu qui nous occupe) ni son feuillet moyen. Seul, le feuillet superficiel, épithélial (élément histologique, accessoire, parasitaire), se prolonge sur la surface du cartilage dont la vitalité est passive comme la sienne. Seul, ce feuillet épithélial pavimenteux se continue sur toute la surface du centre articulaire. « C'est donc lui seul, comme l'a dit si judi- » cieusement M. Richet (1), qu'il faut regarder comme » une membrane continue tapissant toute la face interne » de la cavité close. »

N'omettons pas de dire encore (ceci indique avec une précision plus grande les limites auxquelles s'arrête la synoviale) qu'on voit dans les injections fines, les bords des cartilages occupés par des anses anastomotiques, dont l'aspect est comparable à celui des cercles anastomotiques de la cornée, et dont la direction ne tarde pas à devenir rétrograde.

Ainsi se touve infirmée l'opinion de Bichat, puisque l'élément histologique essentiel de la séreuse ne se continue pas avec lui-même sur toute la surface de la cavité close, et qu'on ne peut, à bon droit, considérer cette membrane comme un sac sans ouverture. Ainsi se trouve expliquée l'erreur des frères Weber (2), qui consiste,

(1) Richet, *loc. cit.*, p. 31.
(2) G. et E. Weber, *loc. cit.*, § 56.

pour la synoviale de la hanche, dans la distinction d'une portion capsulaire et d'une portion cartilagineuse : celle-ci très-vasculaire, celle-là complétement dépourvue de vaisseaux. Mais du même coup sont controuvées de la manière la plus absolue, l'assertion de Gerdy, qui faisait passer entre le cartilage et la tête de l'os la membrane synoviale dont, à la vérité, les investigations les plus scrupuleuses ne sauraient en ce lieu déceler une trace même fugitive; l'assertion par trop éclectique de Blandin, qui dédoublait la synoviale en deux feuillets au niveau du rebord du cartilage, et faisait passer l'un des deux feuillets sur sa face libre, l'autre sur sa face adhérente.

Maintenant que nous avons déterminé dans quels points de la cavité articulaire on aurait tort de chercher la synoviale, parce qu'à proprement parler elle ne s'y rencontre point, étudions cette séreuse dans les points où elle existe avec ses caractères de parfait développement; c'est-à-dire sur la face profonde de l'appareil ligamenteux, et tâchons de saisir ses rapports d'intimité avec le tissu dont elle procède. Nous avons dit ce qu'il advient des séreuses articulaires au niveau des surfaces cartilagineuses. Ces données nous fournissent à l'instant même une application, en permettant de prendre pour point de départ de la synoviale de la hanche, le rebord même des cartilages de cette articulation. Partie de ce point, la surface synoviale tapisse toute la face profonde de la capsule orbiculaire.

Bien distancée, au point de vue de l'épaisseur, par les synoviales de l'épaule et du genou, où le développemen du tissu séreux est en rapport avec l'étendue, avec la multiplicité, avec la hardiesse, en un mot, des mouvements qui s'y passent, la séreuse acquiert pourtant à la hanche des proportions suffisantes pour rendre incontestable son identité, en tant que membrane, et pour seconder d'une manière efficace les plus larges mouvements de l'articulation.

Quelque lisse que soit, grâce à cette surface synoviale, la face profonde du ligament orbiculaire, on commettrait une grave erreur si on se la figurait plane et dépourvue d'anfractuosités. Ce n'est pas cependant que l'articulation de la hanche soit, comme celle du genou, le réceptacle de ces vastes feuillets synoviaux que Clopton Havers considérait comme des glandes.

Les anfractuosités dont nous parlons dépendent de ce que la synoviale se prolonge en quelque sorte par une série de replis oblongs, replis qui s'engagent dans l'interstice des faisceaux fibreux de la capsule. Chacun de ces nombreux replis peut être comparé à un petit *diverticulum* qui empiète sur l'épaisseur du ligament. « Ils » s'ouvrent, disent les frères Weber (1), en beaucoup » d'endroits de la synoviale, font saillie en dehors entre » les fibres de la membrane capsulaire..... » De telle sorte que si l'on venait à racler avec un scalpel la face externe de celle-ci, on arriverait bientôt à emporter le fond de ces culs-de-sac, et à ouvrir la séreuse par un nombre égal de pertuis oblongs.

Cette disposition est en vérité fort curieuse. Elle a fixé, dans ces derniers temps, l'esprit chercheur de M. Gosselin qui lui a fait jouer le principal rôle dans le développement des ganglions ou kystes synoviaux. Il serait

(1) G. et E. Weber, *loc. cit.*, p. 322, § 56.

intéressant de savoir si ces prolongements villiformes dont le nombre additionné accroît sensiblement l'étendue de la surface séreuse, n'offriraient pas par leurs rapports avec la sécrétion de la synovie, une importance physiologique particulière ?

Ce qu'il y a d'incontestable, c'est que leur présence même démontre l'intimité qui existe entre la synoviale et la capsule. On peut dire qu'elles ne se bornent pas à s'appliquer l'une contre l'autre dans le contact le plus immédiat ; mais que, grâce à leur cohésion extrême, réciproquement elles se confondent par une intrication véritable. Avec quelle facilité ne conçoit-on pas maintenant comment des lésions nées dans des tissus extérieurs à l'articulation envahissent promptement la séreuse articulaire ?

En parlant des points faibles de la capsule, nous avons insisté sur cette cause permanente de dangers pour le centre de l'article. En décrivant les prolongements synoviaux, nous en avons tout à l'heure signalé une seconde.

Le regrettable Lenoir s'est chargé de nous faire connaître la troisième. Comme l'interruption qui a été mentionnée dans la capsule orbiculaire et qui met la synoviale en contact immédiat avec la paroi de la bourse séreuse du muscle psoas, cette troisième cause de dangers est une anomalie. Disons mieux : les deux anomalies n'en font qu'une à deux degrés différents. Il arrive en effet quelquefois que la grande bourse séreuse du muscle psoas est ouverte dans le centre articulaire et communique librement avec la synoviale de l'articulation. Elle en est, en un mot, un vaste appendice.

Notons enfin que la surface du ligament rond est enveloppée d'un repli de tissu séreux à défaut duquel ses glissements eussent été dépourvus de la facilité qui les caractérise; et qu'ici, la texture de la séreuse est remarquable par son extrême ténuité.

Afin de nous rendre compte maintenant de la solidarité qui, dans un même ordre de circonstances, engage les deux éléments dont se compose la membrane capsulaire, nous devons, pour l'élément séreux qui en assure la mobilité, comme pour l'élément fibreux qui en est la solide charpente, faire intervenir l'anatomie de texture. Nous ne pouvons entrer dans une analyse micrographique approfondie; malgré tout l'intérêt qui s'y attacherait, l'étendue qu'elle comporte s'oppose à ce qu'elle trouve ici sa place. Cependant il convient d'exposer les données histologiques qui assignent à priori en quelque sorte, aux divers tissus dont l'assemblage concourt à former la trame du ligament, une affinité dont ils ne sauraient se départir qu'à grand'peine dans les conditions de la vie.

Pour être brefs, et en même temps pour couvrir notre responsabilité d'une autorité plus compétente, prenons pour interprète M. Richet (1):

« Quand on descend, dit-il, dans les derniers éléments » de la structure microscopique des tendons, ligaments, » *capsules fibreuses*, membranes aponévrotiques, *mem-* » *branes séreuses*, on voit que tous ces tissus ont une » commune origine, et qu'ils se composent de filaments » cylindriques, longs et très-déliés, mous et hyalins, de » grosseur à peu près la même partout, à contours » lisses, nets, mais clairs, présentant un diamètre qui

(1) Richet, *Traité d'anatomie médico-chirurgicale*, p. 18.

» varie de 0,0003 à 0,0008 de ligne, et possédant une » élasticité assez prononcée. Réunis côte à côte et déposés » en faisceaux, ils forment les lamelles de *tissu cellulaire*, » les *ligaments*, les *tendons*, etc.; tandis que quand ils » s'entrecroisent suivant les directions les plus variées, » ils constituent des *membranes*. L'élément fondamental » du tissu *séreux*, ajoute le même auteur (1), n'est autre » que cette fibrille cylindrique hyaline très-déliée qui » forme la base du tissu *cellulaire*. »

Quant au tissu fibreux lui-même, « des fibres de tissu » cellulaire réunies en faisceaux serrés et reliés entre eux » par du tissu *glutineux* excessivement ténu, constituent » son essence (2). »

Qu'est-ce que ce tissu *glutineux* interposé aux faisceaux déliés des fibres? Du *tissu cellulaire* « *réduit à sa* » *plus simple expression* (1). »

Avec quel tissu, enfin, la capsule est-elle en connexion immédiate par sa face externe? Avec une couche de tissu cellulaire, dit *sous-aponévrotique* ou *profond*, lequel, plus lâche, moins résistant, moins chargé de graisse que les couches sous-cutanées de tissu lamelleux, se répand entre les gaînes musculaires, où il devient le siége d'élection d'une phlegmasie redoutable : le phlegmon profond. Et comme il n'existe nullement, suivant la judicieuse remarque de M. Richet, de larges communications entre la couche sous-cutanée et la couche sous-aponévrotique, les phénomènes inflammatoires qui s'allument

(1) Richet, *loc. cit.*, p. 23.

(2) Id., *ibid.*, p. 43.

(3) Id., *ibid.*, p. 22.

dans celle-ci, y restent concentrés sans pouvoir progresser vers la superficie.

On le voit, le ligament orbiculaire de l'articulation coxo-fémorale est plongé dans une atmosphère cellulaire qui l'enveloppe, qui le pénètre, et dont son tissu propre n'est lui-même qu'un dérivé.

Est-il besoin d'insister davantage pour faire admettre que, parmi les éléments divers qui le constituent, l'organe dont nous parlons, n'en possède pas un dont la texture distincte tranche nettement sur celle des autres ; pas un seul qui soit apte, comme on le voit pour beaucoup d'organes, à s'opposer, ainsi qu'une barrière, à l'envahissement des influences pathogéniques ? Niera-t-on qu'une lésion anatomique développée à la surface externe du ligament, dans la couche qui double cette surface et l'isole des plans musculaires, puisse se propager jusqu'à la surface profonde, pour ainsi dire comme à travers un tissu continu ? La lésion, sans contredit, devra conformer sa modalité au caractère propre à chaque couche membraneuse dont l'intrication ourdit la trame de la capsule. Aura-t-elle besoin de changer de nature ? Nous ne le croyons pas : elle n'a point à désorganiser des tissus dont la nature diffère. Aura-t-elle, dans sa progression de la périphérie vers le centre, de puissants obstacles à vaincre ? Nous avons répondu implicitement : non. Mais pour asseoir la conviction, faut-il des arguments plus directs ? L'anatomie est là qui va nous en fournir.

En proclamant que le tissu cellulaire était exclusivement un lacis vasculaire, Ruysch était tombé dans une exagération flagrante. Ce tissu contient moins de vaisseaux qui lui soient destinés, qu'il n'en accompagne, enveloppe et protége jusqu'aux organes d'ordre différent auxquels sont destinés ces agents de nutrition. Des dérivés du tissu cellulaire, celui qui s'écarte le plus, sous ce rapport, de la souche commune, est le tissu séreux. Si des injections pénétrantes suffisent à démontrer sur les mailles du tissu cellulaire un beau réseau de capillaires; si c'est à cette particularité de structure que le tissu cellulaire doit sa faiblesse de résistance aux phlegmasies suppuratives, le tissu séreux a aussi pour élément essentiel un lacis artériel et veineux fin et délié, serré et riche, autant que fin. Aussi, un travail inflammatoire vient-il à s'allumer en lui? ce travail devient, c'est M. Bouillaud qui le professe, le prototype de l'inflammation.

Si la vascularité des dérivés du tissu cellulaire atteint dans les séreuses sa suprême richesse, elle reste dans les tissus fibreux d'une grande pauvreté relative. Est-ce à dire pourtant, car on l'a prétendu, que le tissu fibreux soit dépourvu de vaisseaux? En vérité, cette opinion ne nous paraît pas soutenable. Ou le tissu fibreux (qu'on le prenne dans un tendon musculaire, dans la sclérotique et le périoste, ou mieux entre ces deux extrêmes, dans un ligament articulaire), ou le tissu fibreux, disons-nous, est un organe parasitaire qui, à l'instar des cartilages, se répare passivement parce qu'il ne jouit que d'une existence végétative, et alors il n'a pas besoin de vaisseaux nourriciers; ou il a une vie propre, et alors il a (en petit nombre peut-être), mais il a des vaisseaux qui lui sont propres. Or, avec les données anatomiques que nous possédons aujourd'hui, il ne viendra à l'esprit de personne de considérer le tissu fibreux comme réduit à un rôle physiologique parasitaire. Donc il lui faut des moyens de nutrition. Réduit à son expression la plus rudimentaire, ce système nourricier est constitué par des ramuscules très-déliés n'admettant, dans l'état physiologique, que la sérosité du sang. Celui-là, on ne peut faire moins que de l'admettre dans les tissus fibreux. Mais si beaucoup des organes que ce tissu compose (les tendons par exemple), ne paraissent pas recevoir de plus amples vaisseaux, d'autres — le périoste, la sclérotique — en sont abondamment pourvus. Ici le sang suit, dans un lacis artériel serré, un cours libre et rapide.

D'autres encore — les membranes capsulaires des grandes articulations — décèlent entre les faisceaux de leurs fibres des vaisseaux sanguins artériels et veineux. Agrandis dans certaines membranes articulaires où ils n'étaient pas apparents à l'état physiologique, par l'influence de phénomènes inflammatoires et par l'apport plus considérable du sang, ils se montrent alors flexueux et aplatis, et on les voit se glisser entre les fibrilles.

Plus richement douée, la capsule fibreuse de l'articulation de la hanche reçoit un certain nombre de vaisseaux dont l'évidence n'a nul besoin pour se trahir, du secours d'un état morbide. Si maintenant on n'a pas oublié que l'interstice des faisceaux qui la composent est occupé ici par du tissu glutineux, là par des prolongements de la synoviale ; si l'on se souvient que ce tissu glutineux n'est autre que du tissu cellulaire, et que celui-ci offre sur ses mailles un lacis vasculaire non équivoque ; si surtout on prend en considération la texture essentiellement vasculaire de la séreuse, on ne nous taxera point d'exagération, quand nous dirons que dans le corps même de la capsule fibreuse se rencontre une notable quantité de vaisseaux, parvient une notable quantité de sang.

Comment admettre maintenant que le faisceau fibreux qui reçoit un certain nombre de vaisseaux, qui est entouré d'une couche cellulaire et d'une couche séreuse où l'on en trouve un nombre considérable, qui ne diffère point, par sa nature, de ces deux derniers tissus éminemment enclins à l'inflammation, soit, lui, profondément réfractaire à l'influence phlegmasique?

Quoi qu'on ait dit, c'est donc à bon droit que la plupart des pathologistes considèrent les capsules fibreuses articulaires comme aptes à devenir le siége de maladies inflammatoires ; et la prétendue spécificité des lésions qu'elles présentent n'est rien moins que démontrée.

Parce que le tissu fibreux qui constitue les capsules articulaires offre aux désorganisations une résistance plus grande que les tissus qui l'entourent ; parce qu'il est moins riche en vaisseaux et par conséquent moins exposé à la congestion ; parce qu'il est plus serré et par conséquent moins facilement enclin à la suppuration, s'ensuit-il que lorsqu'une maladie, inflammatoire jusque-là, vient à l'intéresser, elle perde à l'instant son caractère phlegmasique ; et que si le tissu fibreux devient malade « *il* » *le soit à sa manière* », comme certains auteurs l'ont avancé? C'est là une opinion que nous ne saurions admettre. Du moment qu'un tissu reçoit des vaisseaux, ces vaisseaux peuvent devenir le siége d'une congestion inflammatoire. Or, nous avons démontré que ceux de la capsule coxo-fémorale sont de deux ordres : des vaisseaux blancs, charriant seulement la sérosité du sang, communs au tissu fibreux dans quelque point de l'organisme qu'on l'envisage, et pouvant, dans l'état pathologique, devenir apparents et flexueux; des vaisseaux capables de recevoir les globules sanguins, et qui se reconnaissent dans l'état physiologique le plus parfait de la capsule orbiculaire.

La sclérotique contient à l'état normal un riche système vasculaire. On ne niera pas qu'elle puisse s'enflammer, et qu'alors elle devienne le siége d'une vascularisation encore beaucoup plus serrée. La régression du travail inflammatoire (pourvu qu'elle ne soit pas tardive) entraîne avec elle cette vascularisation pathologique. La sclérotique est une membrane fibreuse : elle a subi les modifications suscitées par un travail phlegmasique, sauf la suppuration. De la même manière, la capsule orbiculaire de l'articulation coxale qui contient à l'état normal un système vasculaire non équivoque, peut s'enflammer et devenir le siége d'une vascularisation plus riche. La régression (pourvu qu'on sache la favoriser) du travail inflammatoire dont elle est le siége, entraîne avec elle cette vascularisation pathologique. La capsule orbiculaire est une membrane fibreuse : elle a subi, comme la sclérotique, les modifications suscitées par un travail phlegmasique, sauf la suppuration. Les phénomènes sont ici de la même nature que là. S'ils sont inflammatoires de l'aveu unanime dans la sclérotique, prendront-ils dans la capsule orbiculaire de l'articulation coxale un caractère différent? Procéderont-ils *à leur manière*, ainsi qu'on l'a prétendu? A la vérité, ils n'ont pas déterminé la suppuration; mais cela tient à ce qu'ils ont eu pour théâtre un tissu qui offre peu de prise à cette issue des phlegmasies. Et d'ailleurs, la tendance à la suppuration n'a-t-elle pas trouvé la même résistance dans la sclérotique? Cependant tout le monde y a constaté la nature phlegmasique de l'affection. Nous voilà alors dans cette alternative : ou de considérer la sclérotique comme une exception bien étrange dans le système fibreux, ou de reconnaître qu'à des degrés d'acuité en rapport avec ses fonctions et sa constitution locales, le tissu fibreux, en général, peut être le siége d'une phlegmasie. Eh bien! l'hésitation ne nous semble pas permise, et nous formulerons notre choix par la conclusion que voici : doublée à l'extérieur par une couche cellulaire, à l'intérieur par la synoviale, pénétrée par ces deux tissus qui font corps avec elle, traversée par un réseau vasculaire dont les sources diverses assurent la richesse, constituée par un dérivé du tissu cellulaire, la membrane capsulaire de l'articulation de la hanche est susceptible d'être le point de départ et le siége d'une maladie inflammatoire.

Une autre question non moins importante et non moins litigieuse est celle de savoir si le tissu fibreux est ou non privé de sensibilité.

Il est vrai de dire que les aponévroses et les tendons, comme les membranes capsulaires et les ligaments, dénudés dans une opération ou dans une vivisection, se montrent, lorsqu'on les excite par des agents, soit physiques, soit chimiques, tout à fait insensibles à cette sorte d'excitation.

Des expériences de cet ordre, entreprises par Haller sur la dure-mère cérébrale, l'avaient amené à conclure que les tissus fibreux n'étaient point doués de sensibilité.

De son côté, Bichat, poursuivant les investigations de Haller et donnant plus de latitude à ses recherches, sut discerner jusqu'où cette conclusion négative était conforme à la vérité, et à partir de quel point elle s'en écartait. « Les agents ordinaires qui mettent la sensibilité en jeu ne sauraient, dit Bichat (1), la développer dans le système fibreux *avant que l'organe ne soit dans un état inflammatoire.* »

Reconnaissant, avec Haller, l'exagération de certaines théories émises à l'endroit de la sensibilité du périoste, de la dure-mère, etc., à l'état physiologique, il déclare ces idées manifestement contraires à l'observation, « mais, » ajoute-t-il, si les organes fibreux sont exposés à une » extension violente et subite, alors la sensibilité s'y ma- » nifeste au plus haut point. Ce fait est surtout remar- » quable dans les ligaments, les capsules fibreuses, les » aponévroses, etc. » Donnant, à l'appui de cette dernière assertion, les résultats d'une vivisection pratiquée sur un chien : « Distendez, dit Bichat (2), les mêmes » ligaments (restés l'instant d'auparavant insensibles aux » agents chimiques ou mécaniques) en imprimant un mou- » vement de torsion à l'articulation, l'animal à l'instant se » débat, s'agite, crie, etc. »

A son tour, M. Richet (3) a répété les expériences de Bichat, et les résultats qu'il a obtenus « le portent à croire » que ce grand physiologiste a été induit en erreur. » Selon M. Richet, si l'on se borne à tordre les tendons « sans tirailler le périoste », l'animal ne manifeste par aucun mouvement qu'il en éprouve une impression, et

(1) Bichat, *Anatomie générale*, édition annotée par Béclard. Paris, 1821, t. III, p. 217.

(2) Bichat, *loc. cit.*, p. 218.

(3) Richet, *Annales de chirurgie*, t. XI.

cet auteur attribue aux tractions exercées sur le périoste qui se continue avec les ligaments aux points de leurs insertions, les douleurs suscitées par les mouvements de torsion que Bichat imprimait à l'articulation dans l'expérience ci-dessus. Il nous paraît difficile cependant que le périoste ait été aucunement intéressé dans l'expérience de Bichat. « Les aponévroses, dit-il (1), les tendons même » mis à découvert et tirés en sens opposé produisent le » même phénomène, » et il ajoute : « j'ai fréquemment » répété ces expériences qui prouvent incontestablement » ce que j'ai avancé, savoir, qu'incapable d'être mise en » jeu par les moyens ordinaires, la sensibilité animale du » système fibreux se prononce fortement dans les distensions dont il est le siége. »

Ainsi, c'est la *distension* qui éveille la sensibilité du tissu fibreux, et c'est l'*état inflammatoire* qui l'exagère, voilà bien l'opinion de Bichat.

D'une manière exclusive, Haller, son école, ceux qui s'y rangent, ont dit : les ligaments sont absolument insensibles, ceci s'accorde du reste avec leurs fonctions. « Ce » mode d'être excité, oppose Bichat (la distension), est » analogue aux fonctions qu'il (le système fibreux) remplit. » Il est digne de remarque en vérité de voir un même argument tiré de l'ordre physiologique, militer ici pour la négative qui rejette, là pour l'affirmative qui admet selon le génie de l'observateur.

Il a paru singulier que Bichat, après avoir déclaré les ligaments insensibles aux agents physiques et chimiques, leur conservât pour « la torsion seulement » une sensibilité

(1) Bichat, *loc. cit.*, p. 218.

toute spéciale. D'abord ce n'est pas la *torsion seulement* qui, d'après Bichat, est propre à éveiller la sensibilité des ligaments, membranes et tendons. C'est aussi, c'est surtout (ceci ressort de la synthèse de ses expériences dont nous avons rapporté l'expression textuelle), *c'est surtout la distension :* chose différente. Ensuite cette singularité d'opinion dont nous parlions, nous semble s'effacer devant l'explication si simple qu'il lui trouve. « Écarté, dit-il (1), » par sa position profonde de toute excitation extérieure » qui puisse agir sur lui chimiquement ou mécaniquement, » le système fibreux n'a pas besoin, comme le système » cutané par exemple, d'une sensibilité qui en transmette » l'impression. »

Pour nous, cette interprétation est marquée au coin de la vérité ; et il nous paraît dans l'ordre naturel que les ligaments, les capsules fibreuses, etc., exposés sans cesse à de brusques et violentes distensions, soient doués d'une sensibilité suffisante pour avertir l'animal des limites que l'étendue de ses mouvements ne saurait franchir sans compromettre l'intégrité des centres articulaires mis en jeu.

Les fonctions d'autre part du système fibreux sont complexes, dissemblables à elles-mêmes dans l'économie ; leur vitalité est en rapport avec leurs fonctions, l'amplitude de leurs propriétés doit donc suivre celle de leur vitalité même. Une appréciation rigoureusement exacte pour un tendon musculaire, cesse de l'être pour le périoste. Les appréciations rigoureusement exactes pour un tendon et le périoste, ne le sont plus pour un ligament articulaire,

(1) Bichat, *loc. cit.*, p. 218.

et là encore la nuance sera facile à saisir, suivant qu'il s'agira des moyens d'union appartenant à une articulation petite et serrée, ou bien de l'appareil ligamenteux d'une articulation à mouvements étendus. N'avons-nous pas vu le degré de la vascularité varier dans des circonstances analogues? Pour restreindre notre argumentation au sujet qui nous intéresse spécialement, n'avons-nous pas vu le système nourricier de la capsule orbiculaire de la hanche l'emporter sur celui de beaucoup d'autres ligaments? Mais, d'autre part, n'avons-nous pas reconnu dans ceux-ci la présence de vaisseaux blancs, et ne devons-nous admettre pour l'accomplissement de la nutrition de ces ligaments l'intervention nécessaire de filets nerveux? S'il en est ainsi, nous ne pouvons refuser à la capsule orbiculaire, dont le système nourricier est plus développé, un système d'innervation en rapport avec l'activité plus grande de sa nutrition.

Disons-le, enfin, sous l'autorité imposante de MM. Flourens, d'une part, Papenheim et Bourgery, de l'autre, les travaux contemporains sont venus confirmer les conclusions de Bichat.

Dans les vivisections, suivant M. Flourens, le tissu fibreux mis à nu ne perçoit tout d'abord que d'une manière confuse les excitations qui lui viennent du dehors; mais, au bout de quelques heures, il devient le siége d'une congestion qui lui donne une teinte rosée très-vive. Dès lors, la sensibilité s'exalte au point que le tiraillement le plus modéré arrache des cris à l'animal.

En dernier lieu, les investigations d'un esprit tout différent, entreprises par plusieurs micrographes, celles de

MM. Papenheim et Bourgery (1) en particulier, ont signalé dans le tissu fibreux la présence de nerfs que, jusque-là, on n'y croyait point devoir rencontrer.

Les considérations qui précèdent nous rendent compte une fois de plus de la solidarité qui enchaîne, dans les états pathologiques, les ligaments fibreux articulaires et les couches organiques qui tapissent leurs surfaces. Les synoviales, les branches nerveuses destinées aux articulations, les parties molles extra-articulaires, le ligament fibreux enfin, tous ces organes subissant une commune influence, conspirent dans un but commun : exacerbation des douleurs, progrès de la lésion.

Envisagé une dernière fois sous son acception générale, le tissu fibreux est doué d'une bien curieuse propriété ; et il est si vrai de dire qu'il ne reste point réfractaire aux actions pathologiques, surtout quand leur nature est inflammatoire, que c'est consécutivement à l'inflammation qu'on voit cette propriété se manifester dans toute son amplitude : c'est la rétraction.

Dans les états morbides de la capsule orbiculaire coxo-fémorale, l'épaisseur des faisceaux de ses fibres constituent pour la rétraction une condition éminemment favorable. L'origine phlegmasique de la rétraction dans les fibres albuginées mise en lumière par les savantes recherches de Gerdy (2) ; ses conséquences sur la capsule coxo-fémorale et sur la position à laquelle elle réduit, dans la coxalgie, le membre tout entier ; les moyens de

(1) Papenheim et Bourgery, *Bulletin de l'Académie des sciences*, 1846.

(2) Gerdy, *Bulletin de l'Académie de médecine*, t. IX, p. 766, et t. XII, p. 600.

la prévenir ou de la combattre; tous ces faits, du ressort de la pathologie, nous occuperont longuement en leur lieu. Nous nous bornons à en signaler ici l'existence.

Il ne nous reste plus maintenant qu'à nous rendre compte du rôle de l'appareil ligamenteux dans l'accomplissement des mouvements articulaires.

Nous avons dit que les surfaces osseuses, en revêtant dans leur agencement la disposition de la *noix* mécanique, acquéraient l'une par rapport à l'autre les conditions les plus parfaites pour la mobilité.

Ces conditions pourtant seraient restées insuffisantes, si les glissements réciproques des surfaces n'avaient pu s'effectuer sans déterminer un frottement considérable; et ce frottement n'eût pas manqué de se produire si le poids du membre, reposant pendant les mouvements sur un point quelconque du centre articulaire, y avait déterminé une pression proportionnée à sa pesanteur énorme. Est-il besoin, après tant d'autres, de reproduire l'expérience, si souvent répétée, si démonstrative, dont la science est redevable aux frères Weber? Il suffira de reconnaître qu'à eux revient l'honneur d'avoir jeté une vive lumière sur une question enveloppée jusque-là d'une obscurité profonde. De l'expérience devenue classique à laquelle nous faisons allusion, ils ont déduit les conclusions suivantes: la tête fémorale n'est retenue, dans la cavité cotyloïde, ni par la contraction musculaire, ni par la résistance de la capsule articulaire, ni par l'emboîtement articulaire; aucune de ces puissances n'est destinée à remplir le but; le poids du membre est soutenu par la pression atmosphérique. Peut-on dire pourtant avec les frères Weber, et avec presque tous les anatomistes qui ont suivi, que le membre soit soutenu uniquement par la pression atmosphérique; et l'assertion suivante est-elle exempte de toute exagération? « L'articulation coxo-» fémorale, disent les frères Weber (1), jouit d'une mobi-» lité telle, que quand le membre se trouve suspendu au » tronc, il oscille comme un pendule parce que les deux » surfaces sphériques (qui, même pendant la suspension » de la jambe, s'appliquent si exactement l'une contre » l'autre, qu'il ne peut pénétrer entre elles ni air, ni » aucun autre fluide), *ont précisément l'étendue requise* » *pour que la pression atmosphérique en agissant sur le* » *membre, porte le fardeau de cette dernière, et par con-* » *séquent lui fasse équilibre.* » L'équilibre obtenu par par cette pression ne nous semble pas d'une *précision mathématique.* Voici le raisonnement sur lequel se fonde notre restriction. Si, chez un individu adulte et maigre, l'étendue des surfaces articulaires était *précisément* celle qui est requise pour que la pression atmosphérique fasse *équilibre* à la *pesanteur* du membre, que deviendrait cet équilibre de pression, lorsque le même adulte venant à prendre de l'embonpoint, la *pesanteur* du membre augmente notablement, tandis que l'*étendue* des surfaces articulaires est restée *stationnaire?*

On en conviendra : l'interprétation des frères Weber conserve quelque chose d'approximatif; et il y aurait intérêt à rechercher quelle est, de la tonicité musculaire, ou bien de l'incompressibilité de la synovie, la puissance qui vient en aide à la pression atmosphérique. Le point capital est de savoir que dans l'accomplissement de ses fonctions, le membre pelvien échappe aux lois de la pesan-

(1) G. et E. Weber, *loc. cit.*, p. 304.

teur, et trouve dans la force extrinsèque qui retient en contact les surfaces de son attache supérieure, une condition non moins favorable à la solidité qu'à la mobilité. Qu'on rapproche maintenant de cette notion physiologique celle que nous a fournie la description anatomique pure et simple des surfaces articulaires de la hanche : l'évidence de l'une confirmera la réalité de l'autre ; et par leur concours vers un but commun, ces circonstances d'ordre différent mettront hors de conteste la vérité que nous avons énoncée : c'est-à-dire l'exactitude du contact entre la tête du fémur et la cavité cotyloïde.

L'articulation coxo-fémorale permet au fémur de se mouvoir dans tous les sens ; mais loin d'être égale, l'étendue des mouvements rencontre ici des limites restreintes que là elle peut franchir sans difficulté. Pour la régularité de la marche, pour la solidité de la base de sustentation du corps, il devait en être ainsi.

Le défaut d'élasticité du ligament fibreux apporte à l'extension et à l'adduction une étroite limite.

A un degré même modéré, l'extension tend les fibres ligamenteuses antérieures et postérieures. Pour peu que l'on essaye de forcer encore cette attitude, le faisceau antérieur oblique en bas et en dedans, le faisceau postérieur oblique en bas et en dehors par rapport à l'axe du col fémoral sont tordus sur eux-mêmes et brident en même temps en avant et en arrière l'extrémité de l'os. La limite extrême de tension et de torsion des fibres ligamenteuses antérieures et postérieures sert à délimiter l'extension de la cuisse.

L'agent disposé par excellence pour empêcher l'extension de la cuisse de dépasser sensiblement la verticale, est le ligament de Bertin, parce que ce degré une fois obtenu dans l'extension, les fibres qui composent ce faisceau sont déjà dans un état de tension complète, et que leur direction sphéroïdale est alors nettement accentuée.

Dans l'accomplissement de la fonction dont il est particulièrement investi, le ligament de Bertin est puissamment secondé par le faisceau postérieur de la capsule qui, lui aussi, est dans un état de tension complète et de torsion très-notable, lorsque la cuisse est étendue; mais nous allons voir tout à l'heure que c'est surtout à l'exagération du mouvement d'adduction que s'opposent les fibres supéro-postérieures de la capsule orbiculaire.

Notons seulement que, dans l'extension de la cuisse, le sac entier de la membrane capsulaire subissant une tension en rapport avec l'étendue de ce mouvement, les deux surfaces articulaires s'appliquent l'une contre l'autre avec une force proportionnelle. Donc, plus l'articulation de la hanche s'étend, plus les deux surfaces articulaires s'appliquent rigoureusement l'une contre l'autre.

L'appareil ligamenteux de la hanche assigne à l'adduction des limites étroites, mais variables, suivant que ce mouvement coïncide avec l'extension ou avec la demi-flexion du membre.

Dans la station verticale, lorsqu'on cherche à rapprocher les jambes l'une de l'autre, on peut, suivant la judicieuse remarque des frères Weber, amener les genoux à se toucher; mais il est impossible de les presser l'un contre l'autre à moins de fléchir les deux cuisses préalablement. Deux puissances agissant suivant une direction opposée concourent à ce résultat, la première, moins énergique, a pour agent le ligament rond, qui dans l'adduction, est tendu, parce que la tête du fémur, au sommet de laquelle il s'insère, est portée en dehors, et que la distance interceptée par les deux insertions du ligament tend à s'accroître. Nous avons signalé, en décrivant ce ligament, les raisons pour lesquelles son rôle dans la délimitation des mouvements ne peut être qu'accessoire, nous n'avons pas à y revenir. Le rôle principal est rempli par la partie supéro-postérieure du ligament capsulaire, par celle qui, s'insérant à la partie supéro-postérieure du rebord cotyloïdien, gagne directement la base du grand trochanter. Dans l'adduction, en effet, l'extrémité inférieure du fémur étant portée vers la ligne médiane, l'extrémité supérieure de cet os est portée en dehors; et en même temps que la tête fémorale, glissant, comme nous le disions tout à l'heure, de dedans en dehors dans la cavité cotyloïde, tend le ligament rond, le grand trochanter suit une projection en dehors et en bas qui tend la portion du ligament capsulaire auquel il donne insertion. Mais à ce niveau, la capsule, forte, résistante, dépourvue de laxité, s'applique exactement sur les surfaces osseuses; donc elle sera très-promptement portée à son degré de distension extrême et bridera la tête fémorale dans sa projection en dehors. Cette action du ligament capsulaire s'accomplit avec toute sa plénitude lorsque le membre, étant préalablement dans l'extension, vient à se porter dans l'adduction. Elle s'oppose de la manière la plus absolue à ce que, dans ce dernier mouvement, l'extrémité inférieure du fémur dépasse la ligne médiane; mais lorsque le membre est préalablement demi-fléchi, c'est autrement que les choses se passent. Lorsque la demi-flexion se produit, le centre de gravitation du membre est le centre articulaire lui-même. Donc le grand trochanter est sur un point du rayon de la circonférence décrite par le fémur d'arrière en avant, vers la face antérieure du bassin. L'insertion trochantérienne des fibres dont nous parlons se trouve donc, dans cette position, rapprochée de l'insertion cotyloïdienne; et la membrane est dans le relâchement. Si alors le membre est porté dans l'adduction, les fibres ligamenteuses préalablement relâchées laisseront à ce mouvement une liberté beaucoup plus grande. C'est parce qu'elles ne sont point tendues, que l'adduction combinée avec la demi-flexion peut être portée jusqu'au delà de la ligne médiane.

Pour ce qui est enfin de l'abduction, nous avons dit en décrivant la capsule orbiculaire que cette membrane était à son côté interne d'une laxité particulière; qu'elle était faible et ne s'appliquait point exactement sur les surfaces osseuses qu'elle recouvre; c'était faire pressentir la liberté avec laquelle l'abduction pourrait s'accomplir, et l'étendue à laquelle pourrait parvenir ce mouvement. Ici, en effet, la tête fémorale glisse de haut en bas dans la cavité cotyloïde, et son segment inférieur est compris dans la poche que forme en ce point la capsule. Ici, le faisceau de Bertin est relâché. Ici, la portion supéro-postérieure de la capsule est dans le relâchement le plus complet. Aussi l'abduction s'accomplit-elle, de même que la flexion, avec une facilité extrême.

Nous avons dû jusqu'à présent, pour pénétrer avec détail dans l'exposé de leur mécanisme, envisager isolément les mouvements de l'articulation coxo-fémorale. Nous pourrions, avec les anatomistes, ajouter qu'indépen damment des mouvements que nous venons de décrire, on y constate des mouvements de circumduction et de rotation ; dire que la rotation se fait de dedans en dehors ou de dehors en dedans ; puis nous en tenir là. Nous nous exposerions ainsi, en laissant scindée la description de phénomènes physiologiques intimement unis, à tomber plus tard dans les inexactitudes de plus d'un chirurgien.

Dans le but de se rendre compte des modifications imprimées par la coxalgie à la direction, à la longueur du membre pelvien, on a étudié, successivement et séparément (comme nous venons de le faire pour le mécanisme des mouvements), le mécanisme des déformations dans les positions diverses. On n'a point généralement attaché une importance suffisante à la combinaison par laquelle, dans les conditions ordinaires de la vie, la rotation se lie à l'adduction et à l'abduction. Au point de vue pathologique on envisage à part la rotation. En signalant l'ingénieux stratagème employé par la nature pour rendre ici l'exécution de ce mouvement d'une aisance particulière, M. le professeur Cruveilhier avait fait pourtant ce qui était nécessaire pour éveiller l'attention sur ce point. « En général, dit M. Cruveilhier (1), aucun mouvement » ne paraît plus coûter à la nature que les mouvements » de rotation.... Pour obtenir la rotation dans l'articula- » tion de la hanche, il a suffi de couder le levier de telle » sorte que les mouvements en avant et en arrière de la » partie coudée déterminent des mouvements de rotation » du fémur sur son axe. » Cette remarque simple autant

(1) Cruveilhier, *Traité d'anatomie descriptive*, t. I, p. 527.

que précise montre la dépendance qui enchaîne à la rotation plusieurs mouvements de la cuisse.

Et, ajoute M. Cruveilhier, la rotation de dedans en dehors est le mouvement « le plus naturel » de l'articulation coxo-fémorale. Il n'est pas besoin d'insister pour faire comprendre que, dans la coxalgie, les altérations de nature à produire l'abduction permanente doivent nécessairement entraîner, à titre de conséquence, un degré de rotation en dehors plus ou moins prononcé.

Il ne nous reste plus que quelques mots à dire du mode de succession, dans l'ordre physiologique, des divers mouvements dont nous venons de constater la possibilité, et de mesurer l'étendue.

Grâce aux conditions nombreuses de mobilité que rassemble l'articulation coxo-fémorale, la liberté des fonctions du membre est assurée.

Pas de frottement pénible entre les surfaces articulaires, puisque leur étendue à l'une et à l'autre est considérable. Pas de rigidité musculaire, puisque le membre équilibré par la pression atmosphérique, peut obéir à l'impulsion de sa propre pesanteur, et osciller sans que des contractions très-énergiques soient indispensables. Pas de distension permanente des ligaments, ni de pression en un point des surfaces articulaires, puisque, tout énorme qu'il est, le poids du membre ne repose pas plus sur les surfaces de son articulation iliaque, qu'il n'est supporté par l'appareil ligamenteux de celle-ci. Telles sont les principales conditions de mobilité qui permettent au membre inférieur de suivre, dans la marche, le mouvement oscillatoire d'un pendule, et de renouveler sans peine cette oscillation antéro-postérieure. Avec la même rapidité, et sans plus d'efforts, se produiront les mouvements de circumduction qui impriment au pied et, par suite, à la progression, la direction déterminée.

Mais plus encore que leur liberté, la sécurité de ces mouvements divers paraît avoir appelé la sollicitude de la nature. N'avons-nous pas vu que l'extension rencontre une limite assez étroite pour que le membre ne puisse guère être porté en arrière, au delà du plan vertical ?

C'est qu'il fallait affermir la conservation de l'équilibre, et s'opposer à ce que la partie supérieure du tronc une fois portée en arrière pût se renverser, puis vînt à l'emporter par son poids, et à basculer de façon à déterminer une chute sur l'occiput.

De même, l'adduction ne devait point franchir des limites étroites; autrement le poids du corps aurait fait basculer le tronc de haut en bas, dans le sens latéral autour de la tête du fémur, et il en serait résulté une chute sur le côté.

Distinguons ici des conditions qui président dans la station verticale à la fermeté de la sustentation, la condition nouvelle de mobilité que le membre acquiert en se fléchissant pour répondre aux besoins de la locomotion.

Dans la station verticale, nous l'avons dit plus haut, la distension extrême des fibres capsulaires supéro-postérieures met obstacle à ce que l'adduction dépasse la ligne médiane. Alors le poids entier du tronc est soutenu par le membre qui s'appuie sur le sol; le mouvement de bascule dont nous parlions tout à l'heure n'est pas à redouter; l'effort est supporté par les muscles de ce côté; le ligament capsulaire y contribue puissamment par la tension de ses fibres supérieures; et le membre du côté opposé, fléchi, suspendu dans l'espace, équilibré, par la pression atmosphérique, peut se mouvoir en liberté. Nous avons vu que dans la flexion, l'adduction pouvait être portée au delà de la ligne médiane, parce que les fibres supérieures de la capsule ne sont plus susceptibles de distension. Quant à l'abduction, aucune bride ne l'arrête; aussi le membre fléchi pourra-t-il être porté soit en dedans, soit en dehors avec la même facilité. Mais il pourra également, et cela sans efforts, qu'on le remarque bien, garder sa rectitude de direction la plus parfaite. Pour comparer encore le mouvement dont il est animé à celui d'un pendule, l'aisance de cette oscillation dans le sens antéro-postérieur ne l'emportera pas sur sa précision. Cette régularité dans le mouvement, qui donne à la locomotion chez l'homme son caractère spécial, a pour garant l'action musculaire. Ce n'est pas que les muscles de la hanche soient obligés, pour maintenir le membre dans la direction voulue, de se tenir contractés. La nature a évité l'immense inconvénient de la rigidité musculaire pendant le moment où le membre doit jouir, au contraire, avec plénitude, de ses conditions de mobilité. Loin de faire intervenir dans ce temps de la locomotion, la contraction des muscles, la nature met successivement ces agents au repos, pour leur rendre au temps suivant, alors que le membre va de nouveau reposer sur le sol, leur aptitude à se contracter; mais dans l'état de repos, les muscles n'en continuent pas moins de presser l'une contre l'autre les surfaces articulaires. Cette persistance de l'action musculaire reconnaît deux causes: « la première, dit Gerdy (1), c'est l'élasticité

(1) Gerdy, *Physiologie médicale*, p. 404.

» qui agit autant qu'elle peut, quand rien ne s'y oppose ; » la seconde, c'est une contraction lente et continue, par» ticulière aux tissus vivants, mais commune à tous ces » tissus d'une manière variable... Cette contraction tou» jours active agit sans cesse dans les muscles en même » temps que leur élasticité pour les raccourcir. »

Cette contraction continue, dont parle Gerdy, a été appelée contractilité de tissu par Bichat : on la désigne généralement sous le nom de *tonicité musculaire.* Selon M. Longet, c'est la *tendance des muscles à se raccourcir.* C'est elle qui d'elle-même, sans efforts, sans l'intervention de la volonté, *règle* les mouvements de la locomotion.

Par-dessus tout, il importait, pour la régularité de la marche, d'éviter que le membre fléchi pût être porté involontairement dans l'adduction, parce qu'en dépassant la ligne médiane, il se serait croisé sur son congénère étendu, et qu'il aurait fallu, pour l'étendre à son tour, lui imprimer un mouvement d'abduction. En un mot, cette adduction involontaire serait à chaque pas, si elle était possible, le commencement d'un crochet décrit par le membre, et entraverait singulièrement la marche. Les précautions sont prises contre une semblable cause de perturbation.

Deux circonstances pourraient la favoriser : 1° la tonicité des muscles préposés à l'adduction, mais les adducteurs, par la direction de leurs fibres rapprochée de celle de l'axe du membre, sont très-désavantageusement disposés pour cela, il faut, pour qu'ils remplissent leurs fonctions, qu'ils se contractent énergiquement ; 2° la tonicité des muscles préposés à la rotation en dedans, parce que la rotation en dedans ne s'accomplirait point sans déterminer l'adduction : mais, chose remarquable, pas un des muscles qui s'attachent au fémur n'est rotateur dans ce sens ; les adducteurs, comme s'ils étaient destinés à se faire antagonisme à eux-mêmes pour mieux prévenir les inconvénients du mouvement vicieux que nous supposons, sont rotateurs en dehors. Or, la rotation en dehors entraîne dans le membre une tendance naturelle vers l'abduction. Il n'en est pas ainsi pour l'adduction et la rotation en dedans. Ici, l'intervention d'une contraction musculaire est indispensable. Ce mouvement est tenu de la manière la plus directe sous l'empire de la volonté.

La plupart des muscles de la hanche étant rotateurs en dehors, un léger degré d'abduction et de rotation externe place le membre dans sa position naturelle ; et cette tendance indépendante de la volonté n'est pas défectueuse, comme le serait la tendance opposée. Elle maintient dans des dimensions suffisantes, la largeur de la base de sustentation ; et si elle venait à s'exagérer, l'inconvénient serait faible, puisque l'écartement un peu plus considérable des deux jambes n'aurait d'autre résultat que d'augmenter la solidité de la station.

Il n'y avait donc qu'avantage à multiplier autour de l'attache supérieure du membre pelvien les agents de l'abduction et de la rotation en dehors ; et il y avait lieu de les mettre à contribution pour maintenir l'équilibre du membre en état de mobilité.

Or, nous avons dit que dans la flexion, les muscles rentraient successivement dans le repos ; que pendant leur repos ils conservaient, grâce à leur tonicité, une disposition à se raccourcir. Les nombreux rotateurs en dehors de la cuisse sont donc, en l'absence de toute contraction, autant de puissances qui empêchent le membre fléchi de se déjeter vers la ligne médiane; mais ces puissances, dans leur manifestation, n'ont pas, à proprement parler, d'antagonisme à combattre; elles n'ont donc nul besoin d'être énergiques. Sous peine de constituer elles-mêmes un obstacle, ou bien de dépasser le degré de virtualité qui leur est nécessaire, c'est passivement qu'elles doivent se déployer; c'est ce qui a lieu. Il suffit qu'elles soient, et le membre est maintenu pendant le temps de la locomotion où elles s'exercent, dans l'équilibre instable qui convient à la liberté de ses mouvements, autant qu'il importe à leur sécurité.

DEUXIÈME PARTIE

DE LA COXALGIE.

CHAPITRE PREMIER.

DÉFINITIONS.

Reconnue dès les temps les plus reculés, l'affection désignée communément aujourd'hui sous le nom de *coxalgie*, a reçu tour à tour dans la science les appellations les plus diverses.

Ἰσχιάδος χρόνιης pour Hippocrate, *morbus coxæ*, *morbus coxendicis* pour Galien et Paul d'Égine, *dislocatio hanchæ* pour Albucasis, elle est décrite par Jean de Vigo sous le nom de *dislocation de cause antécédente*, sous celui de *goutte sciatique* par Ambroise Paré, d'*arthritis ischiadici* par Morgagni, de *morbus coxarius*, puis de *coxitis*, par Dehaen, Paletta, etc.

Dupuytren l'appelle *luxation symptomatique*, Brodie, *affection scrofuleuse de la hanche* dans un cas, *ulcération des cartilages*, ou bien *inflammation de la synoviale*, dans les autres.

Wist intitule *de coxalgia*, la description qu'il en trace; Rust rejette cette dénomination et définit : *carie de la tête du fémur*, la maladie à laquelle il impose le nom de *coxarthrocace*.

Boyer (1) décrit sous celui de *luxations spontanées* ou *consécutives du fémur*, cette affection « dans laquelle, dit-» il, la tête du fémur est poussée peu à peu hors de la » cavité cotyloïde, monte sur la face externe de l'os des » iles, ou descend dans la fosse ovalaire. »

D'après M. Maisonneuve (2), on entend par le mot de *coxalgie* « une maladie qui a son siége dans l'articulation » coxo-fémorale et qui revêt les caractères tant anato-» miques que symptomatiques des affections articulaires » connues sous le nom de *tumeurs blanches* ou d'*arthro-» pathies*. »

Suivant M. Nélaton (3), « on désigne collectivement » sous le nom de *tumeur blanche* plusieurs maladies arti-» culaires qui diffèrent beaucoup par leur nature ; » et leur caractère de communauté le plus saillant, la conservation de la couleur blanche, n'est point lui-même, tant s'en faut, exempt d'inconstance. Quoi d'étonnant à ce qu'une maladie, à laquelle des dénominations aussi diverses ont été assignées, dont la nature a donné lieu à des interprétations aussi dissemblables, dont « la cause » prochaine (pour parler le langage de Rust) n'est clai-» rement indiquée nulle part », prête de nos jours encore aux définitions vagues, aux allégations hypothétiques, aux médications irrationnelles? Et si des individus qu'elle frappe, ceux qui ne succombent pas sont voués presque fatalement à une incurable infirmité, peut-être est-ce que les auteurs se sont montrés plus impatients de

(1) Boyer, *Traité des maladies chirurgicales*, t. IV, p. 306.
(2) Maisonneuve, *De la coxalgie*, thèse de concours, p. 1. Paris, 1844.
(3) Nélaton, *Traité de pathologie chirurgicale*, t. II, p. 188.

dogmatiser, que jaloux de suivre pas à pas les phénomènes dans leur apparition successive; peut-être est-ce que, séduits par les conclusions de théories aussi spécieuses qu'habilement exposées, ils ont trop aisément accepté sur certaines manifestations de la maladie, des explications qui se trouvent n'être point conformes à la réalité ?

Peut-être enfin, si les traités classiques se signalent sur cette question par de regrettables lacunes, si les monographies arborent les doctrines les plus disparates, si partout une décourageante léthalité assombrit le pronostic, est-ce parce que les solides jalons de l'observation clinique n'ont pas toujours été le seul guide des pathologistes ? Puissions-nous, faisant cesser les incertitudes des chirurgiens, fixer les errements de leur thérapeutique ! Nous croyons être en mesure, par les considérations qui vont suivre, d'éclairer plus d'un point litigieux du problème.

CHAPITRE II.

SYMPTOMATOLOGIE.

ARTICLE PREMIER.

PÉRIODE INITIALE.

Douleurs. — Habitude extérieure. — Claudication.

Sans préjuger aucunement touchant les divisions que nous aurons à établir, il convient d'appeler avant tout l'attention sur les obscurs préludes de la coxalgie. Leur caractère insidieux fait leur danger. « Incipit (morbus) a » dolore et universali lassitudine ; artus sensim emanatur » et articulus perit. Frequentius impuberes invadit qui » incedendo parum claudicant, sicut causa plerumque » ignota sit, vel levioris momenti esse videntur, quam » ut tanti periculi capax sit. »

« Le début de l'affection est la douleur, un sentiment » de fatigue générale. Le membre dépérit insensiblement, » et l'articulation finit par se détruire. C'est d'ordinaire » avant la puberté que les désordres se manifestent. La » claudication n'est que légère, si bien que la cause en » reste le plus souvent méconnue ; ou qu'on y attache une » trop minime importance pour la croire capable d'en- » gendrer des périls aussi menaçants. »

C'est en ces termes, qu'au siècle dernier, un esprit profondément observateur, trop superficiellement connu, et dont nous aurons plus d'une fois à signaler les judicieuses remarques, Paletta, décrivait le début de la maladie.

La douleur et la claudication ; un sentiment de fatigue, plutôt que de douleur proprement dite ; une paresse dans les mouvements du membre, plutôt qu'une claudication véritable, voilà, en effet, dans leur subtilité initiale, les troubles précurseurs de la coxalgie. La durée de cet état est d'une appréciation difficile ; d'abord il échappe à l'attention, et c'est par le souvenir que l'on constate le moment de son apparition, alors que déjà il s'est aggravé.

Toujours est-il que s'il n'est pas rare de voir le début de la claudication séparé, par un laps de temps plus ou moins prolongé, du début de la douleur, et réciproquement, c'est ordinairement du même coup que ces deux symptômes se présentent. Ils sont constants, sauf des exceptions d'une rareté extrême, et quels que soient les caractères génériques vers lesquels l'affection doive incliner plus tard.

Quelquefois, dès l'abord, d'une violence extrême, la douleur ordinairement se voile d'une obscurité, d'une fugacité, qui dissimulent pour un temps et son origine réelle et son siége précis. En disant qu'au début elle tient des douleurs rhumatismales, dont elle partage la forme erratique, Bérard définit son caractère équivoque.

Née de l'état pathologique dans lequel vient de tomber l'articulation de la hanche, destinée plus tard à s'y fixer sans retour, la douleur, par ses manifestations premières loin du lieu où il conviendrait de la découvrir et de la combattre, en a maintes fois imposé, en impose encore chaque jour, même aux observateurs les plus compétents.

Par un fait vers l'explication duquel les recherches se

sont opiniâtrément tournées, c'est au genou que ce symptôme revêt au début le *maximum* de son intensité. Il n'est pas très-rare de le voir se propager jusqu'à l'articulation tibio-tarsienne. Les observations de Paletta (1) en font foi.

Bien d'autres depuis sont venus en fournir des exemples. Enfin, pour excuser le diagnostic de sciatique nerveuse, sous lequel de nombreuses coxalgies ont été décrites, pour expliquer l'erreur de Morgagni, et de ceux qui l'ont suivi, sur la nature névropathique de la maladie, la douleur vague, obtuse, erratique, semble suivre en certains cas le trajet des nerfs.

Premier phénomène dans la maladie, première cause d'inexactitude dans le diagnostic, cette douleur du genou veut notre attention. Des interprétations si nombreuses et si dissemblables qu'on lui a trouvées, on a tiré sur la nature du mal des conséquences primordiales et propres quelquefois par leur esprit exclusif à fourvoyer le jugement. A défaut d'une explication précise qui ramène à son expression formelle la valeur de ce symptôme, il importe, en mettant en relief le côté hypothétique des idées émises à son égard, de prémunir contre des déductions hasardeuses, et de montrer au moins clairement ce qu'il n'est pas.

Inexpliquée par Paletta (2) qui se borne à la constater; reconnue par Bordie (3) qui en donne, page 107 de son

(1) Paletta, *Exercitationes pathologicæ.*

(2) Id., *ibid.: De ischiade*, p. 31.

(3) Brodie, *Traité des maladies des articulations*, traduction de M. Léon Marchant. Paris, 1819.

livre, une description exacte; indiquée par Rust (1), sous le nom de *gonalgie*, comme le caractère essentiel de la seconde période de l'affection, la douleur du genou est signalée par Boyer (2) comme « une circonstance qui a » fait commettre des méprises, en détournant l'attention » des praticiens, et les trompant sur le véritable siége » de la maladie. » Bérard (3) nous éclaire sur sa véritable origine, en rapportant l'observation d'une femme, « qui » jetait les hauts cris dès qu'on approchait la main du » genou, et chez laquelle on n'a trouvé cependant à l'au- » topsie aucune lésion, si ce n'est à la hanche. »

Enfin, considérés sous une acception plus générale, les envahissements de la douleur, dans une articulation plus éloignée du tronc que celle qui est réellement affectée, ont fixé d'une manière toute particulière les investigations de M. le docteur Bermond (4).

Prenant pour point de départ une division de la coxalgie, très-loin, croyons-nous, d'offrir les garanties d'une classification naturelle, M. Bermond assigne comme route suivie par la douleur, pour se transmettre de la hanche au genou : 1° le canal médullaire dans la coxalgie scrofuleuse ; 2° les tendons et les muscles dans la coxalgie rhumatismale ; 3° les filets nerveux dans les autres cas.

(1) Rust, *Arthrokakologie, oder Ueber die Verrenkungen durch innere Bedingung, und Ueber die Heilkraft, Wirkungs-und Anwendungsart des Feures bei diesen Krankheitsformen.* Vienne, 1817, in-4 de 195 pages avec 8 planches.

(2) Boyer, *Traité des maladies chirurgicales*, Paris, 1818, 2e édition, t. IV, p. 314.

(3) Bérard, *Dictionnaire* en 30 volumes, t. XV, p. 13.

(4). Voy. *Gazette médicale*, t. IX, p. 822.

Acquérant, suivant lui, les qualités d'un élément précis de diagnostic, la douleur, dans chacune de ces variétés de la maladie, se localise au trajet anatomique des parties qu'elle parcourt. Dans la première, « le patient, dit-il, ne » manque jamais de circonscrire toute la douleur aux » condyles du fémur, de même qu'il désigne exclusive- » ment la mortaise du cou-de-pied, si le genou est frappé » d'arthrocace. » De même dans la coxalgie rhumatismale, les malades indiqueraient « constamment avec la » précision d'un anatomiste », ou bien les tendons qui constituent la patte d'oie sur le tibia, ou bien la corde tendineuse du troisième adducteur. Le trajet enfin des filets nerveux exactement suivi par la douleur *dans les autres cas*, rattacherait alors, en toute évidence, la maladie à la classe des névroses.

De son côté, M. Richet (1), par des expériences tendant à établir une communication physiologique entre les extrémités supérieure et inférieure des os longs, a été conduit à admettre la première proposition de M. Bermond. Pour M. Richet, la douleur est transmise de la hanche au genou par le canal médullaire : « Il me semble, » dit-il, que l'on se rend très-bien compte du phéno- » mène, en songeant à la facile propagation de la maladie » d'une extrémité articulaire à l'autre ; et la meilleure » preuve que l'on puisse invoquer, c'est d'une part les » douleurs qui suivent le trajet de l'os, qui courent, selon » l'expression des malades, tout le long du membre ; et » d'autre part l'empâtement, la tuméfaction, que l'on » observe quelquefois autour de l'articulation, qui est le

(1) Richet, thèse inaugurale, p. 38.

» siége de la douleur. » Si l'hypothèse qu'adoptent en commun MM. Bermond et Richet, peut être dans un certain cas conforme à la vérité, elle ne saurait en traduire l'expression constante. Il n'est pas rare d'observer des faits qui en infirment la valeur. Pour n'en citer qu'un, nous rappellerons l'exemple d'une jeune fille à laquelle nous avons donné des soins conjointement avec les docteurs Goupil père et Gauchet. Affectée d'une ostéite suppurée de tout le corps du fémur, qui compliquait une coxalgie ayant produit la destruction de la tête fémorale, elle échappa d'une manière presque absolue au symptôme qui nous occupe. Or, on en conviendra, des lésions de pareille nature étaient éminemment favorables à sa production.

Pour ce qui est d'ailleurs de cette précision, avec laquelle, suivant M. Bermond, les malades sauraient indiquer le trajet des organes parcourus par la douleur, quelque nombreuses et quelque attentives observations que nous ayons faites, jamais, pour notre compte, nous n'avons rencontré cette lucidité curieuse chez des personnes étrangères à l'anatomie. Loin de là, nous avons vu des malades chez lesquels l'affection ne pouvait être rapportée qu'à une diathèse rhumatismale générale, accuser une douleur tantôt à la partie interne, tantôt à la partie externe du genou, et alternativement d'un côté ou de l'autre; ou même à la fois en dehors et en dedans; dans certains cas, sous la rotule. Bref, le plus ordinairement c'est sur les parties latérales du ligament rotulien que cette douleur se localise.

Envisageant la distribution du nerf obturateur au genou, en même temps qu'à la hanche, M. le professeur

Cruveilhier (1) pense que la douleur peut suivre ce trajet pour se propager d'une articulation à l'autre. Pour être parfaitement plausible, cette hypothèse toutefois manque de démonstration. Si le trajet du nerf obturateur peut servir de voie propagatrice à la douleur, quels sont les faits qui prouvent que la route par laquelle la sensation douloureuse parvient au genou, est celle-là et non une autre?

A cette question que pose Gerdy (2): « A quoi peut tenir » la souffrance d'une articulation inférieure à la jointure » malade? » ne convient-il pas mieux, imitant sa réserve, de répondre : « C'est un fait que nous ignorons complé» tement »; ou bien encore, de l'avouer avec M. Maisonneuve (3): « Ce phénomène n'est point expliqué d'une manière satisfaisante » ?

Appellons *sympathique* ce phénomène, nous fondant, après Gerdy, sur ce que « les parties intermédiaires ne » souffrent point, qu'il n'est pas possible de l'expliquer » par la continuité ni par la contiguïté des parties; et » qu'il n'est pas certain que cette douleur se manifeste » dans le fémur. » Mais par-dessus tout, après avoir reconnu l'existence de ce symptôme, gardons-nous, quelque acuité qu'il revête, quelque prédominance qu'il s'attribue sur les troubles concomitants, de le relier à des lésions dont la supposition serait gratuite, et de détourner notre observation du théâtre véritable des désordres. En lui concédant une importance qu'il n'emprunte qu'au silence

(1) Cruveilhier, *Anatomie descriptive*, t. IV, p. 840.

(2) Gerdy, l'*Expérience*, t. IV.

(3) Maisonneuve, thèse de concours, p. 102.

insidieux des autres phénomènes, gardons-nous de le faire sortir du rang secondaire qui lui convient.

Autrement importante à constater est une seconde manifestation de la douleur, qui a pour siége l'articulation coxo-fémorale elle-même. Celle-ci, peu marquée, dépourvue de continuité, incapable encore d'entraver la locomotion, se dissimulerait à l'observateur, si l'intérêt de sa constatation n'était de nature à en provoquer une recherche active. Les pressions sur le grand trochanter, les positions propres à distendre la capsule, parviennent à la réveiller.

« Cette douleur est si fugace, suivant M. Maisonneuve (1), » que les mouvements, même très-étendus et très- » variés, ne provoquent aucune plainte. Il faut, pour la » rendre manifeste, user de certaines précautions, em- » ployer certaines manœuvres. Celle qui a le plus souvent » réussi à M. Guersant, consiste à imprimer au membre » de légers mouvements de dehors en dedans, la cuisse » étant légèrement fléchie. Il arrive un moment où la » douleur se fait sentir plus vive, et arrache un cri à » l'enfant. C'est pour M. Guersant un signe diagnostique » d'une grande importance. »

Un vif intérêt s'attache à ce fait. Nous invoquerons en temps et lieu l'observation propre au chirurgien des enfants malades, à l'appui d'une opinion que nous aurons à développer. Bornons-nous à faire remarquer que dans ce mouvement de rotation de *dehors en dedans*, que M. Guersant conseille d'imprimer au fémur pour exciter la douleur, la disposition spiroïdale des faisceaux liga-

(1) Maisonneuve, *loc. cit.*, p. 103.

menteux antérieur et postérieur, se trouve exagérée. Pour le ligament de Bertin en particulier, l'insertion supérieure de ce faisceau fibreux restant fixe, son insertion inférieure étant portée en dedans et d'avant en arrière, l'espace compris entre elles deux tend à s'accroître, et le corps du faisceau s'enroule plus intimement sur l'extrémité fémorale ; en dernière analyse, il est plus fortement distendu.

La position qui distend le ligament est donc (ceci résulte de la manœuvre conseillée par M. Guersant), celle qui convient le mieux dès le début de la coxalgie, pour réveiller les douleurs dans l'article. Par contre, à la même période de la maladie, une position qui relâche les fibres ligamenteuses sera la plus propice à la sédation de la douleur.

Les considérations anatomiques dans lesquelles nous sommes entrés, nous ont permis d'établir que la flexion légère du fémur, jointe à un degré modéré de rotation en dehors, mettait les fibres du ligament orbiculaire dans le plus grand relâchement possible. On ne devra donc pas s'étonner que, dès le principe du mal, alors que la conscience de la douleur coxale est encore obscure pour le malade, et qu'instinctivement, sans s'en rendre compte, il cherche à s'en épargner les atteintes, une tendance à garder cette position se décèle dans son habitude extérieure.

Chose digne de remarque, avant qu'aucune douleur, soit au genou, soit à la hanche, ait encore éveillé l'attention, avant qu'aucune entrave se soit fait sentir dans la progression, lorsque aucune atteinte morbide ne paraît encore compromettre l'intégrité des fonctions du membre, il n'est pas rare d'observer que, dans la station verticale, le sujet, au lieu de tenir ses deux jambes sur le même plan, laisse l'une d'elles, celle que menace l'affec-

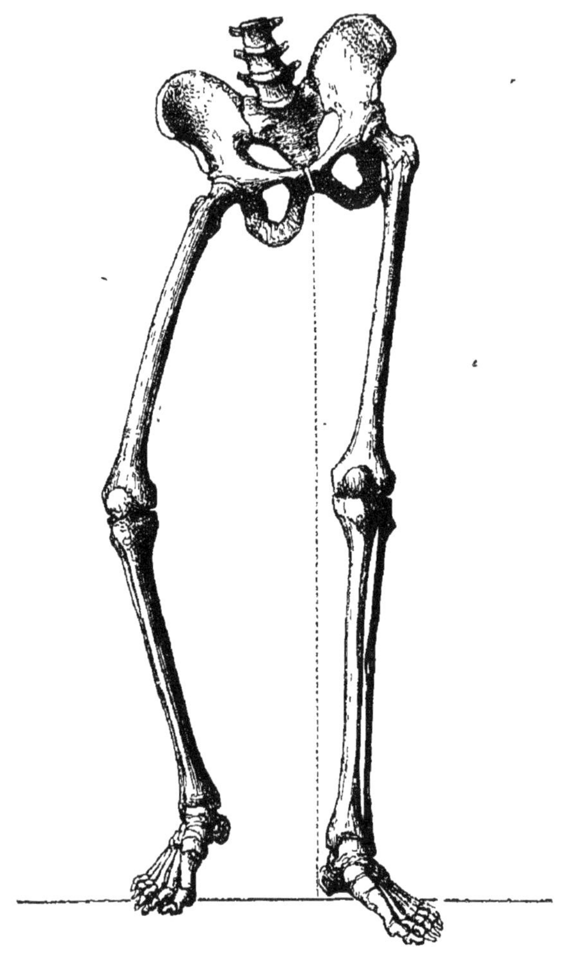

Fig. 8.

tion, sur un plan un peu antérieur. Le genou de ce côté fait un léger relief, l'extension de la jambe n'est pas parfaite, et la pointe du pied regarde un peu en dehors.

Qu'on examine alors attentivement le sujet en marche :

la progression se fait sans peine, le visage n'exprime pas la souffrance, mais l'agilité du membre paraît amoindrie. Il se repose sur son congénère d'une partie de l'effort, il se garde d'une extension complète, et la pointe du pied, conservant sa légère déviation externe, semble effleurer le sol (fig. 8). C'est là un élément précieux de diagnostic. Une pression méthodique sur le grand trochanter éveillera la douleur, demeurée jusqu'alors dans un état latent. Plus sûrement peut-être et plus manifestement, un mouvement de rotation, combiné à une demi-flexion de la cuisse, et imprimé au fémur de dehors en dedans, procurera le même éclaircissement.

Aussi bien, abandonnée à elle-même, la cause de cette roideur, qui n'entrave d'abord ni la marche, ni la course, ni le saut, prendra bientôt une consistance plus grande. A la rigidité, au sentiment de lassitude dont le malade ne tardera pas à se plaindre, coïncideront des douleurs plus vives, une restriction plus serrée des mouvements. Suivant la juste remarque de M. Maisonneuve (1), les mouvements d'extension surtout et ceux de latéralité sont bornés désormais, et la claudication en est la conséquence directe. Primitivement légère, la claudication se prononce en raison même des progrès de la douleur.

Indépendants, distincts un court espace de temps, ces deux symptômes initiaux de la coxalgie, *douleur*, *claudication*, dont l'invasion peut être simultanée ou successive, ne tardent pas, on le voit, à se trouver enchaînés l'un à l'autre par les liens les plus étroits. Ils sont loin encore de leur dernier terme. Les fonctions du membre jusqu'ici

(1) Maisonneuve, *loc. cit.*, p. 106.

ne sont pas abolies, elles sont seulement entravées; et pour leur malheur, les malades, capables encore de se mouvoir, ne peuvent se résoudre à l'immobilité. Chaque pas, chaque attitude nouvelle retentit sur la lésion qui commence, exaspère la douleur, et se traduit, en définitive, par une aggravation des phénomènes pathologiques.

L'acuité des douleurs augmente la nuit. Frappés de cette observation, plusieurs auteurs ont attribué à la coxalgie une origine syphilitique. Sans prétendre aucunement nier l'influence que la syphilis peut imprimer aux manifestations de la maladie, nous croyons qu'il y aurait abus à placer son développement sous la dépendance trop absolue de cette diathèse.

L'exacerbation nocturne des douleurs trouve d'ailleurs, en dehors de la syphilis, une explication d'une simplicité extrême. Pendant le jour, ou pour mieux dire pendant la veille, c'est avec un soin constant que le malade évite tout mouvement, toute attitude capable d'exciter ses souffrances. Pendant la nuit, au contraire, il imprime à son membre des mouvements brusques, ou des positions dont il se fût gardé s'il avait eu conscience de ses actes. De là des douleurs subites et térébrantes qui chaque nuit l'assaillent et troublent son repos.

Ces désordres, qui stigmatisent l'invasion de la coxalgie, sont-ils susceptibles de modifications particulières en rapport avec la cause qui engendre l'affection? En clinique sévère, est-il permis d'ériger en moyen précis de diagnostic les variétés par lesquelles leur modalité s'accommode aux circonstances individuelles? Peut-on, par exemple, prenant pour causes des degrés dans l'intensité de la douleur, les causes de la maladie elle-même, présenter, avec M. Maisonneuve (1), cette intensité comme très-violente et immédiate dans les coxalgies traumatiques; obtuse et lentement progressive dans les coxalgies de cause interne; difficilement appréciable, marquée, par ses exacerbations nocturnes du cachet syphilitique, lorsque l'affection spécifique préside au développement de la lésion articulaire?

Nous avons dit tout à l'heure que la diathèse syphilitique pouvant être le principe de la coxalgie, les symptômes de cette seconde maladie devaient en effet, en pareil cas, emprunter à l'état morbide primitif quelque chose de ses caractères spécifiques; mais nous répétons, qu'en dehors de toute influence de cette nature, les exacerbations nocturnes peuvent s'observer et s'expliquer.

Quant à l'excès de violence auquel se porterait la douleur dans les coxalgies traumatiques, comparé à l'obscurité dont elle se voilerait dans les coxalgies spontanées, nous ne saurions admettre à titre de caractère sémiologique cette opposition de faits.

Dans certaines coxalgies considérées comme de cause interne, nous avons été en demeure de constater une douleur excessive. Dans certains cas où une chute sur le genou, un choc sur le grand trochanter, une violence extérieure enfin, était justement invoquée comme point de départ de l'affection, nous avons vu la douleur manquer presque complétement; garder tout au moins des proportions si restreintes, que les manœuvres appropriées ne la réveillaient qu'à grand'peine.

Réglant enfin sur le même pas la marche progressive

(1) Maisonneuve, *loc. cit.*, p. 104.

de la maladie elle-même, et celle de la douleur, peut-on dire que les coxalgies, dont les altérations arrivent en quelques semaines à compromettre l'organisation de la hanche, s'accompagnent très-promptement de douleurs atroces; tandis que les douleurs restent très-atténuées tout le temps que dure la maladie, dans le cas où elle ne parcourt qu'avec une lenteur extrême les diverses phases de son évolution? Ou bien est-on en droit, dès que la douleur apparaît, de poser en principe qu'elle va s'accroître, et qu'elle atteindra le maximum de son intensité à la moitié de la durée totale de la maladie, à l'époque où la suppuration se forme; puis que, après la rupture de la capsule, ou l'écoulement du liquide purulent, son intensité décroîtra? Pour poser cette allégation en principe général, il faudrait d'abord démontrer que toute coxalgie est suppurée, qu'il se dépose toujours dans la capsule un liquide purulent. Or, l'étude du véritable mécanisme de la production et de la marche de la maladie nous démontrera précisément l'inexactitude de cette proposition. L'assertion dont elle est la base serait donc une hypothèse aussi fallacieuse que gratuite La vérité est que la douleur dans ses paroxysmes se modèle sur l'état inflammatoire dans les siens. Si (provisoirement tout au moins) on veut bien nous accorder que cet état phlegmasique commande le cortége symptomatique de l'affection : alors, depuis le début jusqu'au dernier jour, les recrudescences de la douleur, ou ses rémittences chez le même individu, suivront et signaleront les progrès de la lésion, ou ses tendances rétrocessives. Voilà la signification diagnostique fondamentale de la douleur.

Elle en a une autre qu'il importe aussi, au premier chef

de connaître, sur laquelle nous insisterons plus tard avec grand soin, et qui lui vient du caractère que lui imprime la texture propre aux tissus envahis présentement par l'inflammation. Nous verrons, lorsqu'il nous sera permis, sans anticiper sur l'ordre descriptif que nous nous imposons, d'aborder cette question avec développements, quel parti peut tirer du caractère que la douleur emprunte à la nature des tissus qu'elle torture, le diagnostic différentiel.

Nous avons entendu simplement, par les considérations qui précèdent, tracer le tableau des troubles par lesquels l'invasion du mal se trahit. Période initiale voilée d'incertitude et d'obscurité, dont les manifestations insidieuses et sourdes gardent un caractère trop vaguement défini, pour démasquer la physionomie particulière que dans ses progrès prendra l'affection ; période trop souvent méconnue et dont la notion précise, obtenue en temps opportun, offre une importance que mettra en lumière le chapitre du traitement.

Avant de passer outre, ajoutons au groupe de phénomènes que nous venons de former, un symptôme assez ordinaire, non pas constant, au début de la coxalgie. C'est d'une tuméfaction œdémateuse occupant le pourtour de l'articulation coxo-fémorale que nous voulons parler. Chez un malade, que nous avons observé avec le docteur Arnal, un œdème général avait envahi toute la longueur du membre. Dans un autre cas, avec MM. Nélaton et Vernois, nous avons vu une sorte de *phlegmatia alba dolens* régner sur toute la région fémorale, et respecter la partie inférieure du membre.

Cette tuméfaction que nous signalons, très-considérable, on le voit, chez certains malades, peut se fixer, contrairement à l'opinion de Boyer, au genou et à l'articulation tibio-tarsienne, en même temps qu'à la hanche, où elle atteint pourtant son maximum ; mais il n'est pas rare de la voir se restreindre à des proportions tellement atténuées, que sa réalité même reste d'une appréciation difficile.

ARTICLE II.

DIVISIONS DE LA MALADIE.

A l'ensemble des désordres que nous venons d'exposer, qui marquent le début de la maladie et sont communs à toute coxalgie, quelles que soient la nature de son point de départ et la texture du tissu primitivement envahi, succèdent des déviations dans la direction du membre. — La flexion permanente, avec abduction et rotation en dehors, ou bien avec adduction et rotation en dedans ; — des modifications sensibles de longueur ; — un allongement, un raccourcissement apparents ou réels ; — telles sont les conséquences premières de la position vicieuse à laquelle le membre pelvien est réduit. Dans l'opinion générale, la luxation du fémur en est le résultat définitif.

Élevant à la hauteur d'un caractère pathognomonique ce phénomène ultime, plusieurs auteurs ont tiré de sa constatation même, la dénomination de *luxation spontanée* qu'ils ont assignée à l'affection, et sous laquelle ils l'ont décrite.

Ayant reconnu chez certains sujets, une augmentation dans les dimensions du membre, chez certains autres un raccourcissement puis la luxation, ils ont conclu que toujours identique avec elle-même, l'évolution de la coxalgie comprenait deux périodes : celle d'allongement, celle de raccourcissement du membre, couronnées par un résultat unique, l'expulsion de la tête fémorale hors de sa cavité. Infirmée par les observations de Paletta, énergiquement combattue par Larrey, taxée d'inexactitude par M. le professeur Cruveilhier, une semblable manière de voir est à peu près délaissée de nos jours. « L'allongement du membre, » dit M. Cruveilhier (1), n'est pas un phénomène con- » stant. Dans un grand nombre de cas le raccourcisse- » ment survient d'emblée, et sans allongement préala- » ble. » Et il ajoute : « Ce fait est important à noter, » car il établit qu'il doit y avoir quelque différence » entre les cas de luxation spontanée avec allongement » préalable, et ceux de luxation spontanée sans allonge- » ment préalable. » Il n'est pas besoin d'insister ; cette atteinte, qui sape une de ses bases, fait chanceler la doctrine ci-dessus énoncée. Peu satisfaits de l'indécision dans laquelle, au lit du malade, elle laissait l'esprit, quelques chirurgiens ont cherché, dans l'analyse des lésions propres à chacun des organes qui entrent dans la composition de l'article, une classification naturelle de la maladie. C'est ainsi que Lloyd et Brodie, décrivant à part une coxalgie débutant par les os, une par les cartilages, une par la synoviale, une enfin par le tissu fibreux, auraient, sans contredit, jeté une vive lumière sur la question, s'ils avaient fourni à l'appui de leur système

(1) Cruveilhier, *Anatomie pathologique*. t. I, p. 448.

des éléments précis d'un diagnostic différentiel entre les formes nombreuses qu'ils assignaient au travail pathologique. Or, c'est précisément à cet égard que leurs travaux laissent le plus à désirer. D'ailleurs les opinions émises avec un talent véritable par Brodie sur l'ulcération des cartilages, sa nature et ses conséquences, sont elles-mêmes, de nos jours, controuvées de la manière la plus absolue.

Renchérissant encore sur cette théorie de divisions multiples, il s'est trouvé des auteurs pour envisager comme autant d'entités spéciales des coxalgies osseuse, cartilagineuse, synoviale, fibreuse, cellulaire, tendineuse, musculaire, etc. Proposition dénuée de tout caractère philosophique : nous la repoussons, et parce qu'elle n'est propre qu'à fourvoyer le diagnostic, et parce qu'elle jure avec l'observation.

Avec des vues bien autrement synthétiques, M. le professeur Nélaton, embrassant d'un même coup dans leur période initiale les maladies articulaires, les range dans deux classes distinctes.

Première classe: Affections qui débutent par les tissus osseux et cartilagineux intimement unis.

Deuxième classe: Affections qui débutent par les tissus fibreux et séreux liés par des connexions non moins étroites.

Cette classification nous paraît la plus naturelle. Elle sera d'un grand secours pour le praticien ; à une condition pourtant, c'est qu'il possédera des signes certains pour reconnaître laquelle de ces deux espèces se présente à lui dans un cas donné. Comme ses prédécesseurs, malheureusement, M. Nélaton est muet sur ce point.

Plus heureux que nos devanciers, nous croyons être en demeure d'indiquer avec précision à l'aide de quels signes il sera loisible de distinguer si une coxalgie affecte le tissu osseux, si c'est dans le tissu séro-fibreux qu'elle siége, si elle intéresse à la fois ces deux systèmes organiques.

Pour suivre un ordre méthodique, il nous faudrait, à l'exemple de M. Nélaton, diviser de prime abord les coxalgies en deux classes : la première affectant les tissus séreux et fibreux, et que, nous nommerions *capsulaire* ou *péri-articulaire;* la seconde affectant le tissu osseux, et que pour cette raison nous nommerions *osseuse* ou *intra-capsulaire*. Mais les symptômes de ces deux espèces de coxalgies sont confondus dans tous les auteurs ; épars, leurs faisceaux ne présentent aucune base pour notre classification. Nous serons donc forcés pour notre instruction de reprendre ces symptômes un à un, de les analyser avec soin, et quand, guidés par l'anatomie pathologique, nous aurons reconnu à quel genre de lésion ils se rapportent, de les grouper. Alors seulement verrons-nous se constituer chaque entité pathologique.

Aux préludes de la coxalgie succèdent, nous l'avons dit, la flexion permanente du membre et sa déviation, soit dans l'abduction et la rotation en dehors, soit dans l'adduction et la rotation en dedans.

Dans la première forme de l'affection, si l'on couche le malade sur un plan horizontal, on reconnaît que, malgré la flexion de la cuisse sur le bassin et du genou sur la cuisse, le membre *paraît plus long* que celui du côté sain.

Dans la seconde forme, celle dans laquelle le membre est tourné en dedans et est porté dans l'adduction, *il paraît plus court*.

Divisons donc provisoirement la coxalgie en deux ordres : dans le premier, comprenons les cas où le membre paraît plus long et est porté dans l'abduction.

Rangeons dans le second ceux dans lesquels le membre est porté dans l'adduction et paraît plus court.

ARTICLE III.

PREMIER ORDRE : DU MÉCANISME DE L'ALLONGEMENT DU MEMBRE, DE SON ABDUCTION ET DE SA ROTATION EN DEHORS.

Aux troubles fonctionnels qui viennent d'être décrits, succède, dans une longue série de cas, une position caractéristique du segment inférieur du tronc et du membre pelvien.

Le bassin alors s'incline sur le côté malade, paraît porté en arrière et contourné suivant l'axe du corps. Le membre inférieur obéit à une puissance qui le maintient dans l'abduction et dans la rotation externe. Enfin, bien que la claudication se manifeste toujours du côté malade, le membre de ce côté paraît allongé. On a attribué ces divers phénomènes de flexion de la cuisse sur le bassin et de la jambe sur la cuisse, d'allongement, d'abduction et de rotation du membre en dehors :

1° A l'accumulation d'un liquide dans la capsule articulaire;

2° Au relâchement du ligament rond, résultant d'une accumulation du liquide dans la capsule;

3° Au relâchement de la capsule articulaire qui, abreuvée d'une humidité abondante, n'oppose plus assez de résistance et donne lieu à l'allongement du membre;

4° A une humeur épaisse et concrète qui remplit la cavité et repousse la tête du fémur ;

5° Au gonflement du paquet synovial et au développement d'une production charnue dans l'intérieur de l'articulation ;

6° Au développement d'une tumeur résistante qui remplit le fond de la cavité cotyloïde, et en chasse la tête fémorale ;

7° A l'hypertrophie du fond de la cavité cotyloïde ;

8° Au rétrécissement de la cavité cotyloïde par hypertrophie de sa paroi ;

9° A l'ampleur de la cavité plus grande dès la naissance que dans l'état naturel ;

10° A la petitesse congénitale de la tête du fémur ;

11° A l'hypertrophie de la tête du fémur ;

12° Au gonflement des cartilages ;

13° A l'altération des surfaces articulaires ;

14° A quelque défaut dans le bord de la cavité ;

15° Au développement fongueux de la synoviale articulaire ;

16° A l'inclinaison du bassin occasionnée par une déviation latérale de la colonne vertébrale ;

17° Au décubitus longtemps prolongé ;

18° Au décubitus sur le côté malade ;

19° Au décubitus sur le côté sain ;

20° A la pesanteur du membre ;

21° A la paralysie des muscles et des tendons ;

22° A la contracture des muscles occasionnée par la douleur ;

23° A la douleur qui commande la position la moins douloureuse.

Il nous faut tour à tour discuter ces propositions ; essayer d'en apprécier la valeur, dégager ce qu'elles ont de conforme à la vérité de ce qu'elles nous paraissent offrir d'inadmissible ; par-dessus tout, il nous faut rechercher si elles démontrent la réalité de l'allongement du membre, ou bien si cet allongement se réduit à une insidieuse apparence.

1° *De l'accumulation d'un liquide dans la capsule articulaire comme cause de l'allongement du membre.*

Hippocrate (*Mochlique*, § 21), Galien, Paul d'Egine, Jehan de Vigo, Guy de Chauliac, Fabrice d'Acquapendente, etc., considéraient l'afflux d'un liquide dans la cavité de l'articulation coxo-fémorale comme la principale cause de l'excès de longueur que présente le membre.

Formulant cette hypothèse dans des termes plus précis, J. L. Petit donna plus de corps à cette doctrine, et entraîna de nombreuses adhésions.

Salzmann, Morgagni, Camper, Fricke, Ford, etc., se rangent à cette manière de voir.

Les auteurs modernes, Brodie, Lesauvage, A. Bérard, l'adoptèrent à leur tour ; enfin les expériences de Bonnet (de Lyon) sur les effets des injections forcées dans les centres articulaires, les recherches presque simultanées de M. Parise, et le remarquable mémoire, publié par cet auteur en 1842, sur le mécanisme des luxations spontanées ou symptomatiques du fémur, ont confirmé l'opinion sur la justesse de l'hypothèse lancée par J. L. Petit. Depuis lors, et malgré les chocs dont l'avaient ébranlée Sabatier, Larrey, Andry, Boyer, Bichat, cette théorie a reçu dans les traités classiques le plus favorable accueil ;

et si, de nos jours, les auteurs semblènt à l'envi en accepter les conséquences, on peut dire que les travaux de Bonnet, que ceux plus affirmatifs encore de M. Parise (1), ont exercé une pressante influence sur l'assentiment de nos contemporains.

Résumé substantiel et précis de nos connaissances actuelles sur la doctrine qu'il soutient, le travail de M. Parise s'appuie sur des expériences physiologiques, sur des documents empruntés aux descriptions des maîtres, sur une observation clinique qui lui est personnelle. Le véritable talent dont cet ouvrage donne la preuve, les lettres de naturalisation qu'il a trouvées dans la science, exigent de notre part une haute attention, ainsi qu'une complète impartialité.

S'attaquant dès l'abord à l'argumentation de Boyer, l'auteur exprime son opinion dans les termes les plus tranchés. Voici, telle qu'il la formule, son exposition de principes :

« En supposant, dit Boyer, que la synovie s'amasse » dans la jointure, elle sera plus propre à retenir l'os dans » la cavité cotyloïde qu'à l'en expulser. Si nous ne savions » combien d'erreurs passent inaperçues sous l'autorité » d'un grand nom, nous aurions lieu de nous étonner de » ce que celle-ci ait été si souvent reproduite, alors qu'une » expérience bien simple eût suffi pour la détruire.. » Cette expérience, suivant M. Parise, consiste à injecter un liquide dans la cavité articulaire.

(1) Parise, *Recherches historiques, physiologiques et pathologiques sur le mécanisme des luxations spontanées ou symptomatiques du fémur* (extrait des *Archives générales de médecine*, n° de mai 1842).

Analysons les recherches auxquelles il s'est livré, et rapprochant leurs résultats de ceux que des expériences de même ordre ont fournis à Bonnet, essayons d'en dégager la signification réelle.

« On peut injecter, dit M. Parise, l'articulation de la » hanche par une perforation pratiquée dans un point » quelconque de la cavité cotyloïde ou même du grand » trochanter, ce que nous avons fait plusieurs fois pour » démontrer que l'expulsion de la tête du fémur n'est pas » l'effet du choc du fluide injecté ; la perforation se ren- » dait obliquement à la face antérieure du col. L'injection » se répandant autour du col, et distendant la capsule, » pénètre quelquefois aussitôt dans le fond de la cavité » cotyloïde. »

Pourquoi quelquefois seulement, et non toujours, cette pénétration du liquide est-elle immédiate?

Pourquoi le résultat de la même expérience est-il si loin, selon les cas, de se montrer identique?

Cette inconstance dans les phénomènes a quelque chose qui étonne, et tendrait à infirmer la régularité des conditions à travers lesquelles l'expérimentation a été conduite, si l'auteur ne se chargeait lui-même d'en donner la raison, car il en fait l'aveu : « Si le fémur est dans une » abduction légère, le bourrelet cotyloïdien forme une » sorte de soupape que s'oppose à l'entrée du liquide dans » le cotyle et par conséquent à la séparation des surfaces » articulaires. » S'il en est ainsi, plus l'injection aura été abondante, plus le rôle de soupape que la pression fera jouer au bourrelet cotyloïdien sera énergique, et le bourrelet maintiendra les surfaces articulaires dans une connexion d'autant plus intime qu'il exercera sur la tête fémorale une pression plus énergique. L'expérience de M. Parise vient donc confirmer de la manière la plus directe l'opinion émise par Boyer sur les conséquences de l'accumulation de la synovie dans la jointure. L'action de l'épanchement et celle de la matière à injection sur le bourrelet cotyloïdien sont, on peut le dire, identiques, et leur intensité est en rapport avec l'abondance du liquide.

Après avoir ainsi spécifié, d'une part, les circonstances qui s'opposent à la pénétration du liquide dans l'interligne articulaire; après avoir, de l'autre, constaté que la séparation des surfaces articulaires était immédiate, *dans quelques cas*, M. Parise ajoute : « Cette séparation est » immédiate, quand on perfore le fond du cotyle, ou bien » quand on porte le fémur dans l'adduction. Dans le » premier cas, l'influence de la pression atmosphérique » étant annulée, le fémur peut obéir à la résultante des » pressions qui le sollicitent en dehors. Dans le second, » c'est encore le même phénomène, car dans le mouvement d'adduction, une portion du col s'enfonçant dans » le cotyle permet au fluide d'y pénétrer, ce qui neutra» lise la pression atmosphérique. »

Ce qu'avant tout nous ne saurions admettre, c'est que dans le premier et dans le second cas, l'effet cherché se produise en vertu du même phénomène. Comment accepter qu'une articulation coxo-fémorale, dont la cavité cotyloïde a le fond perforé, est dans des conditions d'expérimentation analogues à une autre articulation dont le cotyle est intact, mais dans laquelle la tête fémorale a suivi un mouvement d'adduction imprimé à la cuisse? Dans le premier cas, « *la pression atmosphérique étant annulée, le*

» *fémur peut obéir à la résultante des pressions* qui le » sollicitent en dehors. » Cette vérité nous paraît au-dessus de toute controverse ; mais elle entraîne, ce nous semble, un corollaire inévitable. En perforant la cavité cotyloïde, on a purement et simplement réalisé le premier temps de l'expérience tant de fois répétée des frères Weber. Comme eux, on a équilibré, annulé, ainsi que M. Parise le reconnaît, la pression atmosphérique qui maintenait le fémur dans ses rapports normaux ; comme eux, on a vu le fémur, cédant à son propre poids, quitter le fond du cotyle. Identité de conditions, identité de phénomènes ; espace libre compris entre les surfaces osseuses, pénétration de la matière à injection dans cet intervalle ; mais innocuité absolue de la part de l'injection, quant à la production de l'écartement des os. Dans le second cas, « *de ce qu'une portion du col s'enfonçant dans le cotyle permet au fluide d'y pénétrer* », par quel mécanisme ce fluide (dans une articulation dont le cotyle est intact) va-t-il, avant de *neutraliser la pression atmosphérique*, parvenir à s'interposer aux surfaces articulaires? Nous avons peine à le comprendre. Lorsque, en effet, le fémur est porté dans l'adduction, la tête de cet os décrit dans le cotyle un trajet qui la porte de dedans en dehors ; abaisse son côté externe, et lui fait dépasser le rebord libre du bourrelet ; élève son côté interne et le fait s'enfoncer vers le fond du cotyle, et place le côté interne du col au niveau d'un plan un peu supérieur à celui qu'occupe le point correspondant du bourrelet cotyloïdien. Nous avons vu que ce mouvement avait pour conséquence de tendre le ligament rond, de l'appliquer exactement dans l'arrière-fond de la cavité cotyloïde et de déprimer le peloton graisseux qui l'accompagne. Bref, dans l'adduction, les surfaces articulaires sont fortement pressées les unes contre les autres. Supposons maintenant un fluide épanché dans la capsule : à mesure que le côté interne du col s'élèvera en se portant vers le fond du cotyle, le fluide suivra le côté interne du col, et baignera la paroi correspondante à l'acétabulum ; mais, à mesure que, par un retour vers l'abduction, le côté interne de la tête fémorale s'abaissera vers le bord correspondant de la cavité cotyloïde, à mesure aussi le liquide chassé devant elle reprendra sa situation première dans la capsule.

Où trouver en tout ceci une seule condition capable de favoriser la pénétration du liquide entre les surfaces ? En résumé : 1° perforation de la cavité cotyloïde, séparation des surfaces articulaires, pénétration du fluide injecté dans l'interligne ; 2° abduction légère et rotation en dehors, puis injection dans la capsule ; impossibilité de la pénétration dans l'interligne par suite de l'obstacle qu'oppose le bourrelet cotyloïdien. Tel est le résultat des expériences de M. Parise.

Chose digne de remarque, après avoir mis en relief le disparate de ses résultats suivant la marche imprimée à l'expérience, l'auteur se borne à indiquer, comme « le plus simple », le procédé qui « consiste à perforer le fond » de la cavité cotyloïde », et toutes les conclusions qui suivent paraissent tirées des phénomènes obtenus par ce procédé ; de l'autre, il n'en est plus question.

Bonnet aussi a eu recours à ce procédé ; or voici en quels termes il en parle (1) : « L'os des iles peut être

(1) Bonnet, *loc. cit.*, p. 262.

» percé à travers le fond de la cavité cotyloïde, ou à travers l'éminence ilio-pectinée. Au fond de la cavité cotyloïde, l'épaisseur de l'os est trop peu considérable pour » que l'on puisse y fixer solidement la seringue à injec» tion, et l'on a de la peine à exécuter la manœuvre dans » l'excavation du bassin. » Gêne d'un côté, défaut de solidité de l'autre : conditions peu favorables pour l'exactitude d'une expérimentation !

Mais si l'on choisit l'éminence ilio-pectinée, et que, suivant la recommandation de Bonnet, on imprime au foret une direction oblique qui lui permette d'arriver sur le cartilage d'incrustation du fémur au niveau du tiers externe de la tête de l'os, voyons ce qui va se passer : « A mesure, dit Bonnet (1), que l'injection pénètre dans » l'articulation, on voit, si le sujet sur lequel on expéri» mente est couché sur le dos, le fémur se soulever, se » diriger dans le sens de la flexion, et arriver à faire ainsi, » avec la paroi antérieure de l'abdomen, un angle de » 60 degrés environ. Mais la cuisse n'exécute point seule» ment un mouvement de demi-flexion, elle se porte » constamment dans l'abduction et la rotation en de» hors. »

Puis il ajoute : « Une observation qu'il ne faut point » omettre, c'est que la position fixe que prend la cuisse » sur la hanche est constamment la même, quel que soit le » point par où le liquide ait pénétré, et quelle que soit la » situation du membre avant l'injection : que l'on place le » membre dans la flexion complète, dans l'extension ou » dans l'abduction forcée, on verra toujours, si le liquide

(1) Bonnet. *Traité des maladies des articulations*, t. II, p. 263 et 264.

» pénètre bien, la demi-flexion combinée avec l'abduc-
» tion, se substituer à toutes ces positions imprimées à la
» cuisse. »

Ainsi, dans l'esprit de Bonnet, il faut, pour que l'interposition d'un liquide entre la cavité cotyloïde et la tête du fémur se produise, que le liquide soit poussé directement contre la surface articulaire du fémur, c'est-à-dire soit introduit par un point de la cavité cotyloïde correspondant à sa surface diarthrodiale. Or nous objectons que ce procédé, en équilibrant la pression atmosphérique, grâce à laquelle l'os était maintenu dans ses rapports normaux, détermine sa chute ; et que la possibilité de la pénétration du liquide, au lieu d'être la cause de cette chute, en est l'effet.

Lorsque, au contraire, l'injection a été dirigée vers la capsule de façon à la distendre, nous voyons qu'elle a occupé tout l'espace qui lui était offert par la dilatation de ce manchon fibreux ; qu'elle a amené le fémur dans la position déterminée (abduction, rotation en dehors, demi-flexion), qui donne à la capsule sa plus grande capacité. Nous voyons encore qu'elle a déterminé la rupture de cette membrane ; mais nous trouvons enfin que la conséquence capitale à tirer de ce dernier fait, est que de deux obstacles à vaincre : la résistance des surfaces articulaires à l'écartement, ou celle du ligament orbiculaire à la déchirure, l'injection forcée renverse le plus faible. Cette voie, qui lui est naturellement ouverte, s'oppose à ce qu'elle s'en fraye une autre plus difficile. Son impuissance à pénétrer dans l'interligne et à luxer elle-même le fémur est donc implicitement démontrée. Encore une fois, dans les cas où cette interposition du liquide a été constatée, et où l'os a perdu ses connexions, c'est au procédé même qu'il faut s'en prendre. En permettant l'accès d'un fluide dans l'*acetabulum*, ce procédé a équilibré la pression de la colonne d'air, dont la base répond à l'ouverture du cotyle, et dont l'action retient le fémur dans sa cavité. Dans les cas contraires, le procédé auquel on a eu recours a permis au liquide injecté de s'interposer au col fémoral et à la face profonde de la capsule. L'action du liquide sur l'extrémité osseuse et sur le bourrelet cotyloïdien, est analogue à celle de l'atmosphère sur ces parties. Lorsque les frères Weber, respectant le fond de l'*acetabulum*, sectionnaient les attaches articulaires, ils constataient alors la conservation de l'intégrité dans les rapports des surfaces. Ils en démontraient la cause par la pression qu'exerçait l'air ambiant sur le col fémoral et sur le bourrelet cotyloïdien. De même, puisque l'injection forcée distend la capsule, la pression qui s'exerce en tous les sens à la fois, aura pour effet de maintenir les parties osseuses dans l'intimité de leur position réciproque. Donc les expériences de Bonnet, non moins que celles de M. Parise, loin d'infirmer l'assertion émise par Boyer, jettent une vive lumière sur son exactitude.

N'oublions pas, d'ailleurs, que nous sommes ici sur le terrain de la physiologie expérimentale, et, à l'instar de Bonnet, gardons-nous d'attribuer aux phénomènes artificiellement provoqués sur le cadavre, une part exagérée dans la solution du problème. Ils fournissent des matériaux nombreux pour remonter à la cause de l'allongement et à celle des positions déterminées que présente le membre dans la coxalgie ; mais l'accomplissement de ces effets morbides reconnaît une modalité différente. L'opportunité d'une grande réserve à cet égard ressort en effet de la remarque qui suit ; elle appartient au chirurgien de Lyon (1) : « On pourrait dilater la capsule, la rompre » même, sans produire aucun mouvement de la cuisse, » si celle-ci était conservée dans son intégrité. La force » d'impulsion du liquide injecté serait hors de proportion » avec la résistance à vaincre : il faut préalablement » diminuer le poids du membre inférieur, et, dans ce » but, amputer la cuisse à sa partie moyenne, et la » dépouiller d'une grande partie des chairs qui l'entou- » rent. »

Telle n'est pas la seule restriction apportée par Bonnet lui-même à la théorie qu'il développe ; nous reviendrons sur ce point. Bornons-nous, pour le moment, à constater combien distantes de l'ordre naturel sont les conditions nécessaires pour la production des phénomènes que nous venons de passer en revue ; mais profitons d'un document précieux, que nous fournissent les expériences de Bonnet, que confirment celles de M. Parise, et que ce dernier observateur formule ainsi :

« La capsule remplie par l'injection n'est pas unifor- » mément distendue. Sa plus grande circonférence, près » des attaches iliaques, a de 20 à 23 centimètres sur les » adultes. Plus en dehors, elle offre un rétrécissement » circulaire correspondant au faisceau fibreux décrit par » Weber. Dans ce point, la circonférence n'est que de » 15 centimètres et demi à 16 centimètres. Entre ce point » et le grand trochanter se voit un bombement circulaire » peu marqué en avant et en haut, mais très-saillant en » arrière et en bas. »

(1) Bonnet, *loc. cit.*, t. II, p. 262.

Il serait superflu d'insister pour faire comprendre par quels points de sa trame, la capsule dilatée menace de se rompre.

Abordons maintenant avec M. Parise les arguments tirés de la pathologie.

La deuxième objection faite à la théorie qu'il soutient ne peut, dit-il, l'arrêter longtemps. « La pression lente, » mais continue du liquide, incessamment sécrété dans » l'article, distendra la capsule, éloignera le fémur, » malgré les muscles nombreux qui l'environnent. »

Nous croyons au contraire devoir entrer ici dans quelques développements.

D'abord, si le centre articulaire est le siége d'une incessante hypersécrétion de liquide, c'est que la synoviale ou les os sont malades. Dans le premier cas, de quelle source précise partira l'épanchement ? De la paroi profonde de la capsule articulaire.

Quel espace occupera-t-il ? L'intervalle qui sépare le col fémoral ainsi que la face externe du bourrelet cotyloïdien, de la capsule déjà plus ou moins distendue. Quelle sera l'action de l'épanchement sur les parois de la cavité qu'il occupe ? Une pression exercée en tous les sens, et dont l'intensité sera en rapport avec l'abondance du liquide sécrété. Quelle conséquence aura cette pression sur le bourrelet cotyloïdien, sinon de l'appliquer plus intimement contre la tête du fémur ; sur les fibres boursouflées de la capsule, sinon de diminuer l'espace que mesurent leurs insertions opposées ; sur la tête du fémur, sinon de la presser fortement contre la cavité cotyloïde ; sur le membre tout entier enfin, sinon, comme l'a très-judicieusement constaté M. Parise lui-même (1), à titre de *premier* phénomène dans ses expériences sur le cadavre, « de fléchir le fémur sur le bassin, » à mesure que le liquide remplit la capsule, jusqu'à ce » que celle-ci étant fortement distendue, le fémur soit » invariablement ramené et fixé dans une position telle, » que son corps forme avec le plan du détroit supérieur » du bassin un angle aigu de 30 degrés environ ; et avec » le plan horizontal sur lequel le bassin est fixé, un angle » de 30 à 31 degrés. » Par contre, cette position demi-fléchie, accompagnée d'abduction légère et de rotation externe, que l'épanchement synovial vient d'imprimer au membre, M. Parise la considère comme un obstacle à la pénétration du liquide entre les surfaces articulaires, « parce que le bourrelet cotyloïdien forme une sorte de » soupape, qui s'oppose à l'entrée de celui-ci (le liquide) » dans le cotyle, et par conséquent à la séparation des » surfaces articulaires. »

Ce ne sera donc pas le liquide incessamment sécrété par la synoviale qui sera de nature à exercer sur les surfaces articulaires une pression lente, capable de les disjoindre. Nous venons même de montrer comment son action aura un résultat diamétralement inverse. De toute nécessité, il faudra, pour l'accomplissement du phénomène annoncé, que la sécrétion morbide, qui doit s'accumuler dans l'interligne, prenne sa source à la surface des cartilages d'encroûtement, ou bien au repli si mince, si atténué de la séreuse qui facilite le glissement du ligament rond et de son paquet adipeux. Or, nous le demandons : n'est-ce pas abuser de l'induction que de prétendre restreindre

(1) Parise, *loc. cit*, p. 25.

à ce repli séreux un état pathologique quel qu'il soit, mais susceptible de frapper la synoviale articulaire? Ou le repli dont nous parlons reste sain, et alors il ne peut être la source d'une hypersécrétion; ou la synoviale capsulaire ne manquera pas de participer à l'influence morbide. Dans cette dernière occurence, l'abondance de l'épanchement fourni par la synoviale si vasculaire qui tapisse la capsule, l'emportera tellement sur celle du liquide interposé aux surfaces articulaires, qu'il est à peine besoin de mettre en parallèle l'intensité comparative de leur pression en sens inverse.

Quant à faire le tort à M. Parise et à ses adhérents de l'opinion surannée qui considère comme un sac sans ouverture, comme une membrane distincte tapissant les cartilages diarthrodiaux, la surface séreuse de l'articulation, loin de nous cette désavantageuse insinuation; et cependant une pareille disposition anatomique nous paraîtrait seule capable d'expliquer la sécrétion d'une quantité notable de synovie dans l'interstice des cartilages.

Certes une altération d'une autre nature pourrait encore rendre compte de la présence d'une couche épaisse de liquide entre les surfaces de l'articulation. Ce liquide serait purulent et dû à une désorganisation avancée du tissu osseux lui-même; mais des désordres aussi profonds du squelette justifient surabondamment, sans l'intervention d'une puissance extrinsèque, la disjonction des surfaces articulaires plus ou moins déformées ou même partiellement détruites; et ce serait sortir de la question que d'insister.

Une autre assertion de M. Parise que nous ne saurions accepter, est celle-ci : par suite de la distension du ligament, le fémur, dit-il, s'éloignera de sa cavité. L'auteur se fonde sur ce que les ligaments les plus résistants peuvent s'allonger sous l'influence d'une hydarthrose, et il en donne plusieurs exemples: l'un, qui lui est personnel, est relatif à une hydarthrose double du genou; un autre, emprunté à Fabrice d'Acquapendente, est une hydarthrose du carpe. Mais de ces cas « et autres semblables » dans lesquels l'élongation du ligament avait permis un déplacement très-étendu des surfaces osseuses, il n'est pas permis de conclure que la disjonction des surfaces *dans l'articulation coxo-fémorale* soit la conséquence de la distension de son appareil ligamenteux. « Toute irritation primitive » ou consécutive de la synoviale amène, dit encore M. Pa- » rise, la sécrétion d'un fluide séreux ou purulent, dont » l'accumulation tend à écarter les os; c'est ce qu'on » voit tous les jours dans les articulations superficielles, » au genou par exemple. Pourquoi n'en serait-il pas de » même à la hanche? »

On ne peut comparer à des jointures dont les surfaces osseuses sont simplement appuyées les unes contre les autres, une jointure dont les surfaces arrondies, embrassées l'une par l'autre, se correspondent dans des proportions telles, qu'on a pu comparer leur disposition réciproque à celle d'une noix mécanique (1). Rattachée aux énarthroses par ses caractères génériques, l'articulation coxo-fémorale est, par la profondeur de sa cavité, une exception véritable, et dans le genre auquel elle appartient, et dans l'arthrologie tout entière.

Et puis, dans quelle autre jointure voit-on la pression

(1) F. Weber. — M. Longet, *loc. cit.*

atmosphérique sauvegarder entre les surfaces l'intégrité des rapports?

Dans l'espoir de donner à la théorie de J. L. Petit qu'il soutient, le caractère d'une vérité démontrée par des preuves matérielles, M. Parise cite plusieurs observations. Elles sont loin, à notre avis, de militer en faveur de sa manière de voir; mais c'est surtout en signalant la cinquième observation de Paletta (1) que M. Parise nous semble s'être écarté d'une rigoureuse interprétation. « Déjà Paletta, dit-il (2), avait observé un fait de ce genre. » Un villageois âgé de cinquante-quatre ans, entré à l'hô- » pital au mois d'avril 1789, avait été tourmenté les deux » hivers précédents de douleurs dans la cuisse et la han- » che. La douleur ayant augmenté peu à peu et étant » devenue très-violente par intervalles, la marche était » difficile.... Il mourut d'une inflammation gangréneuse, » suite de l'application du fer rouge sur le pied. Paletta » croyait avoir affaire à une névralgie sciatique. Voici ce » qu'il trouva : état sain du nerf et de son enveloppe; » infiltration séreuse du tissu cellulaire voisin; flaccidité » des muscles; une grande quantité de synovie jaunâtre » dans la jointure d'ailleurs saine. — Ces faits manquent » de détails importants; mais ils prouvent déjà que l'arti- » culation coxo-fémorale peut être le siége d'une collec- » tion liquide. »

Remarquons d'abord que si Paletta a cru avoir affaire à une névralgie, ou, dans une traduction plus littérale, à une hydropisie sciatique (*hydrope affectus esset nervus*), sa

(1) Paletta, *Exercitationes pathologicæ*, chap. V, p. 39. Milan, 1820.
(2) Parise, *loc. cit.*, p. 29.

foi dans l'essence nerveuse de l'affection était singulièrement chancelante, alors qu'il en écrivait l'observation, car il dit : « Et si hanc dolorem propterea quod lympha » stagnans erat, ad nervosum referendum esse censebit » fortasse aliquis ; et quamvis eundem conquievisse constet » remedio adversus nervosam affectionem probato ; atta- » men neque puram nervosam fuisse ischiadem illam » existimo, neque hujus modi auxilio penitus devictam. »

« Peut-être, eu égard à l'épanchement de liquide qu'on » rencontra, sera-t-on tenté de rapporter la douleur à une » cause nerveuse. Cependant, et malgré le soulagement » obtenu par un moyen qui s'adresse aux affections de ce » genre, je ne saurais, ni voir dans cette maladie une » sciatique purement nerveuse, ni croire qu'elle fût de » nature à céder aux agents appropriés à ce dernier cas. »

Ensuite, si M. Parise avait pris à la lecture de Paletta tout l'intérêt que nous y avons trouvé nous-mêmes, il eût été frappé d'un *détail important* donné par l'auteur, et se fût abstenu peut-être d'une citation plus propre à tourner contre lui, qu'à le servir.

Cette cinquième observation, Paletta la cite précisément pour démontrer qu'un épanchement abondant de synovie peut occuper le centre articulaire, sans entraîner, comme conséquence, la luxation du fémur.

Dans les lignes qui précèdent l'exposé du fait qu'il signale, l'auteur s'exprime à cet égard dans les termes les plus précis : « Sed non semper femoris caput coxario » morbo laborantibus excidit ; ideoque silentio premere » non possum quod in rustico post obitum dissecto ani- » madverti ; quia hæc affectio facile ad speciem traduci » potest, quæ ab nervi hydrope proficiscitur. »

« Mais chez les malades atteints du *morbus coxarius*, la » luxation du fémur n'est pas un fait constant; aussi ne » puis-je passer sous silence les remarques que j'ai faites » dans l'autopsie d'un paysan, parce que la disposition » particulière dont je parle (1) peut aisément amener une » confusion avec une espèce nosologique dont le point de » départ serait l'hydropisie du nerf. »

Un autre point qu'il n'importe pas moins de bien établir, est celui-ci : « In articulari cavo, dit Paletta, hærebat » synovia multa subflavi coloris. » Est-ce une preuve que l'auteur ait constaté la présence de l'épanchement entre les surfaces de glissement elles-mêmes? Nous ne le croyons pas.

On ne saurait restreindre les limites d'un centre articulaire à celles des surfaces du glissement; et si, à bon droit, on dit d'une plaie qu'elle est pénétrante du moment que l'appareil ligamenteux et synovial sont traversés, que l'instrument vulnérant ait été porté ou non dans l'interligne articulaire, on doit dire aussi d'un épanchement qu'il est compris dans la cavité de l'article (*in articulari cavo*), toutes les fois que la synoviale sert de parois à son foyer.

C'est ainsi, pour notre compte, que nous interprétons l'expression de Paletta. Chez son malade, l'épanchement occupait l'espace compris entre le col fémoral et le ligament orbiculaire. Non-seulement rien ne prouve qu'il se fût insinué entre les surfaces osseuses, mais la phrase immédiatement suivante de l'auteur nous confirme dans

(1) *Hæc affectio* : la disposition présente, celle dont on parle présentement. (Quicherat.)

l'opinion opposée : « Partes ossæ illœsæ, nulla inflam-
» matione, aut corruptione tentatæ. » « Les parties osseuses, » indemnes de lésion, n'avaient subi l'atteinte ni de l'in- » flammation ni de quelque altération que ce soit. » Comment suivre à présent M. Parise dans l'affirmation gratuite et invraisemblable que voici : « Il est à regretter » que la position du fémur n'ait pas été indiquée d'une » manière précise, car nous ne doutons pas que la tête ne » fût plus ou moins écartée du fond du cotyle. » Plusieurs motifs feraient incliner notre jugement vers une conclusion inverse : et la remarque dont Paletta fait précéder l'histoire du malade : et les différents traits que nous avons signalés dans l'esquisse qu'il en a tracée.

Avant d'arriver à l'observation qui fait la base du travail de M. Parise, nous devons à la vérité de reconnaître que M. le professeur Cruveilhier a couvert de son autorité imposante les conclusions qui émanent de ce fait particulier. Cette circonstance commande de notre part le plus sévère examen.

Il est à regretter que M. Cruveilhier ait consigné, sans les avoir répétées par lui-même, les expériences dont nous venons de discuter la signification. Un ouvrage de la valeur du sien eût mérité qu'avant de les donner comme preuve de l'allongement du membre dans la coxalgie, le savant professeur les eût analysées avec le soin qui lui est habituel.

La conviction de M. Cruveilhier est loin toutefois de nous paraître profonde. Nous le verrons tout à l'heure apporter, par une observation remarquable, un correctif à son affirmation première ; flotter, comme Bonnet, indécis entre deux avis opposés ; puis, malgré tout, cédant à l'impulsion de sa haute expérience clinique, incliner d'intuition, et sans parti pris, vers l'opinion opposée.

Mais recueillons les arguments qui portent tout d'abord M. Cruveilhier pour une théorie si fortement attaquée par Andry, par Boyer, par Larrey, par Bichat.

« L'accumulation d'un liquide dans la cavité synoviale, » dit M. Cruveilhier (1), peut être de la synovie, du sang, » du pus. C'était *à priori* que J. L. Petit considérait l'accumulation de la synovie comme cause de la luxation » spontanée. Boyer était donc en droit de dire que, la » présence de ce liquide n'ayant pas été constatée par » l'anatomie pathologique, on devait la considérer comme » une pure hypothèse.

» Aujourd'hui cette hypothèse est convertie en fait par » un certain nombre d'observations cadavériques, et surtout par le fait si intéressant et si complet de M. Parise, » qui établit qu'une accumulation de synovie dans la capsule fibreuse a pour conséquence immédiate l'expulsion » ou la tendance à l'expulsion de la tête du fémur hors » de la cavité cotyloïde.

» Comme complément de preuves, ajoute M. Cruveilhier, M. Parise a injecté un liquide dans l'articulation coxo-fémorale, et il a vu que le premier effet de » cette injection était l'expulsion de la tête du fémur hors » de la cavité cotyloïde. »

Le soin extrême avec lequel nous avons analysé les expériences de M. Parise nous dispense d'insister sur cette dernière assertion ; mais dans la bouche de M. Cruveilhier, elle n'est pas sans nous causer quelque surprise. De l'aveu

(1) M. Cruveilhier, *Anatomie pathologique générale*, t. I, p. 451.

même de M. Parise, on s'en souvient, l'expulsion du fémur provoquée par les injections forcées n'est *immédiate* que *dans quelques cas;* et d'une manière générale, le *premier* phénomène qu'il ait constaté a été la *flexion*, l'*abduction* et la *rotation en dehors* du fémur.

Recherchons maintenant si la très-complète et très-intéressante observation de M. Parise fournit la preuve matérielle tant de fois évoquée, si longtemps attendue, qui suspend l'opinion sur l'hypothèse de J. L. Petit.

OBSERVATION I.

Coxalgie droite. — Hydarthrose. — Luxation incomplète du fémur. Altération particulière de l'os iliaque (1).

Louis Louvet, âgé de douze ans, enfant naturel, n'avait que deux ans lorsque sa mère succomba à une maladie que, d'après les renseignements obtenus, nous croyons être une phthisie pulmonaire. Il a toujours été d'une constitution faible, chétive, scrofuleuse. Élevé à Sceaux, dans une blanchisserie, il a toujours habité des lieux humides. Cependant Louvet n'avait jamais eu de maladie sérieuse, lorsque, vers le mois de juillet 1837, il ressentit des douleurs sourdes dans le haut de la cuisse droite. D'abord peu vives, ces douleurs s'accrurent, s'étendirent au genou, en même temps qu'elles occupaient la hanche, l'aine et le devant de la cuisse.

Trois mois après le début de sa maladie, il ne marchait plus qu'avec beaucoup de difficulté, et sa jambe lui semblait plus longue que l'autre. On ne lui fit aucun trai-

(1) Parise, *Recherches historiques, physiologiques et pathologiques sur le mécanisme des luxations spontanées ou symptomatiques du fémur.* (Extrait des *Archives générales de médecine*, n° de mai 1842.)

tement. Au mois de juillet 1838 les douleurs devinrent plus violentes et le forcèrent à garder le lit. Un jour, il s'aperçut que sa jambe, bien loin d'être plus longue, était devenue plus courte que la gauche. Il nous a été impossible de savoir si ce raccourcissement est survenu brusquement par l'effet d'un mouvement exagéré, ou lentement, ce qui est plus probable.

Un mois environ après, le 31 août 1838, il fut apporté à l'hôpital des Enfants malades, salle Saint-Côme, n° 4, dans le service de M. Malgaigne. Examiné les jours suivants, il a présenté l'état que voici :

L'enfant est d'une constitution détériorée, il est maigre et pâle, sa peau est sèche et terreuse. Le sommet des poumons contient des tubercules ramollis. Le ventre est douloureux à la pression, rétracté ; la diarrhée persiste depuis plus de deux mois, l'appétit diminue, il a de la fièvre, peu de sommeil et des sueurs.

Il se plaint de douleurs dans la hanche droite et dans le genou du même côté ; il ne peut exécuter aucun mouvement de la cuisse sur le bassin ; ceux que l'on cherche à lui inprimer sont très-douloureux ; les mouvements de la jambe sur la cuisse sont faciles.

La hanche du côté droit offre des altérations remarquables, les fosses iliaques interne et externe sont le siége d'un gonflement uniforme, résistant, dépressible, sans fluctuation évidente. La fluctuation n'a pu être constatée, quoiqu'on l'ait cherchée à plusieurs reprises dans la fosse iliaque interne où l'on soupçonnait l'existence d'un abcès. En prenant la circonférence du bassin au moyen d'un lacs passant sur les grands trochanters, on trouve que la demi-circonférence droite a 5 centimètres et demi de plus que la gauche, ce qui dépend du gonflement des parties molles de la hanche et de la saillie du grand trochanter. Cette éminence paraît remontée, rapprochée de l'épine iliaque postérieure et supérieure, et éloignée d'autant de l'épine antérieure. La tête du fémur n'est pas distinctement sentie dans la fosse iliaque externe. Le fémur est légèrement tourné en dedans, ce que l'on reconnaît à la pointe du pied. Le pli de la fesse est remonté de près de 2 centimètres, il est plus éloigné de la ligne médiane que celui du côté sain de 5 millimètres.

Le malade étant horizontalement couché sur le dos, les épines iliaques antérieures sont à peu près sur le même plan, celle du côté droit un peu remontée. Dans cette position, les jambes étant rapprochées, celle du côté droit paraît à l'inspection un peu plus courte que l'autre; si l'on cherche à placer les deux jambes parallèlement à l'axe du corps, on ne peut y parvenir, car la jambe droite entraîne le bassin dans ses mouvements. Si, rapprochant les malléoles internes, on les porte alternativement à droite et à gauche, il est facile de s'assurer que les mouvements ne se passent pas dans les hanches, mais bien dans la région lombaire; que tout le bassin se meut d'une seule pièce avec les membres; et que conséquemment les rapports des malléoles ne changent pas. Tout cela dépend de ce que les mouvements d'adduction et d'abduction ne peuvent s'effectuer dans la jointure malade. La mensuration au moyen d'un lacs tendu entre l'épine iliaque antérieure et supérieure d'une part, et l'angle externe de la rotule, ou mieux le sommet de la malléole externe d'autre part, donne un raccourcissement de 3 centimètres; 72 centimètres pour le côté sain, 69 pour le côté malade. Mais en mesurant séparément le fémur et le tibia, on trouve que les os ont 1 centimètre chacun de moins que du côté gauche; ce qui fait 2 centimètres de raccourcissement dépendant de l'atrophie en longueur des os. Cependant, comme il y a un raccourcissement apparent à la vue, et que la mensuration donne 1 centimètre de raccourcissement, tandis qu'elle devrait donner un allongement notable dans cette position du membre (l'adduction), nous concluons qu'il y a raccourcissement réel, dépendant d'un changement de rapport des surfaces articulaires, et par conséquent luxation.

Du reste, le membre est atrophié dans sa masse, comme dans sa longueur; la flaccidité des chairs et la mensuration de sa circonférence l'indiquent assez. C'est au-dessus du genou que la différence est la plus grande : 28 centimètres pour le côté sain, 25 pour le côté malade. Au milieu de la cuisse et au mollet, il n'y a que 2 centimètres en moins.

Plusieurs vésicatoires et deux moxas ont été appliqués. Louvet n'avait éprouvé que peu de changement dans son état, lorsqu'il a été pris d'une varioloïde pustuleuse, à laquelle il a succombé le 25 novembre 1838.

Nécropsie. — Elle a été faite avec soin, et les pièces pathologiques présentées à la Société des internes, présidée par le professeur Sanson.

Les deux poumons sont adhérents aux côtes dans toute leur étendue; leurs bords postérieurs engoués et ramollis surnagent encore. Tous deux sont farcis de tubercules crus; le bord antérieur du poumon gauche forme une masse compacte épaisse, au milieu de laquelle on trouve des tubercules ramollis et quelques cavernes. Les centres nerveux, la moelle et l'encéphale sont sains ; il en est de même du cœur, du foie et du tube digestif, à l'exception du jéjunum qui offre quelques ulcérations.

Suivons maintenant pas à pas l'auteur dans la partie de sa description nécroscopique relative aux altérations de la hanche.

Hanche droite.— Avant de disséquer l'articulation, nous nous assurons par la mensuration que les dispositions précédemment indiquées persistent encore. Le tissu sous-cutané est infiltré d'une sérosité jaunâtre peu abondante. Les muscles de la hanche, séparés et coupés un à un, sont atrophiés et un peu décolorés. La capsule, facile à séparer des parties voisines, est intacte.

L'auteur entend par le qualificatif *intact*, indiquer que la capsule ne présentait aucune perforation, mais non qu'elle avait conservé ses conditions physiologiques, car un peu plus tard il va nous signaler des altérations portant sur sa consistance, sur son épaisseur, sur la couleur de sa face interne.

Elle est distendue par un liquide reconnaissable à la fluctuation. La tête du fémur luxée, forme un relief facile à circonscrire en haut et en arrière. On peut la réduire en fléchissant la cuisse, et en la posant dans la rotation en dehors; un mouvement inverse reproduit la luxation.

D'abord, il eût été plus exact de dire, dans le corps de l'observation, comme aux considérations générales qui suivent, que la tête du fémur était seulement subluxée.

Une luxation complète n'eût point été ainsi aisément réduite par un simple mouvement de flexion et de rotation externe. Ce fait est, du reste, établi par les détails ultérieurs; mais chose plus grave, la capsule est distendue par un liquide. Si c'est bien ce liquide qui, par son accumulation progressive, a eu la puissance de déplacer la tête fémorale, comment n'a-t-il pas celle de s'opposer au retour de l'os vers sa situation normale? Épanché et contenu dans la capsule qu'il distend, que devient-il? S'il convient d'invoquer ici, comme le fera plus loin M. Parise, pour l'édification de sa théorie, des phénomènes d'un ordre purement physique, ce liquide, tout au moins, va déplacer de nouveau le fémur. Eh bien non, l'auteur le dit positivement : c'est par un mouvement inverse à celui qui a servi à réduire, qu'on reproduit la luxation.

Le liquide contenu dans l'article environne le col du fémur et se trouve surtout amassé en avant et en bas.

C'est en effet vers les points les plus extensibles du centre articulaire que l'épanchement doit naturellement se porter. C'est là que de nouveau il se réfugie, à mesure qu'on opère la réduction.

La cavité cotyloïde en est remplie.

A mesure que la tête du fémur est éloignée de ses rapports normaux par le mouvement inverse à celui qu'on a tout à l'heure imprimé au membre pour réduire la luxation, on comprend que le liquide se porte dans l'espace laissé vide, et le comble.

La capsule, incisée en avant, laisse échapper une sérosité jaunâtre, contenant quelques flocons albumineux. La cavité cotyloïde n'offre pas d'altération ; elle ressemble à celle du côté sain; son cartilage est sain, le tissu adipeux, qui en occupe le fond, est plutôt atrophié que tuméfié.

Quelque ressemblance qu'on ait pu constater entre la cavité cotyloïde du côté malade et celle du côté sain, il eût été curieux de savoir d'une manière précise (une courte expérience comparative eût suffi) si la capacité des deux était exactement la même.

La capsule, un peu rouge à sa face interne, est plus molle et plus épaisse que celle du côté opposé. Le bourrelet cotyloïdien est aussi moins ferme, surtout en haut et en arrière, où s'applique la tête fémorale. Il est affaissé, et le doigt sent au-dessous la saillie osseuse du sourcil cotyloïdien. Le ligament rond est allongé, aplati, mais existe.

Ainsi, des lésions très-nettement caractérisées se rencontrent dans le système fibreux et fibro-cartilagineux de l'articulation : défaut général de résistance; déformation en un point déterminé du bourrelet fibreux; abolition consécutive des fonctions; excès d'amplitude du bord déprimé du cotyle.

La tête du fémur a le même volume que celle du côté opposé. Cependant elle est un peu déformée. Elle présente à son sommet une rainure dirigée d'avant en arrière, qui résulte de l'impression du sourcil cotyloïdien; car c'est par ce point que la tête luxée appuie sur l'échancrure postéro-supérieure.

On le voit, non-seulement la luxation est incomplète, mais jusqu'à présent elle est même assez peu avancée. Autre point important : c'est précisément en haut et en arrière, à l'endroit où le bourrelet cotyloïden est ramolli et déprimé, à celui aussi où le sourcil osseux échancré offre, dans l'état normal, une saillie moindre, que la tête de l'os tend à glisser hors de sa cavité naturelle. Nous reviendrons sur ces faits; nous nous bornons à en prendre acte.

Le ligament rond vient s'insérer au fond de cette rainure. Une autre dépression plus large, plus superficielle, règne sur la partie supérieure de la circonférence de la tête du fémur; elle paraît due à un amincissement du cartilage diarthrodial dans ce point. En comprimant fortement la tête vers son sommet, on sent qu'elle s'affaisse; ce qui fait présumer une altération intérieure démontrée par une coupe verticale qui passe en même temps par le grand trochanter. Cette coupe, comparée à une semblable pratiquée sur l'autre fémur, fait voir le col et le grand trochanter sains. La tête est altérée, sa coloration est plus foncée, ses cellules plus larges renferment un liquide noirâtre. Le scalpel y pénètre avec facilité; mais cette altération est bornée au sommet dans le point correspondant à la rainure dont nous venons de parler.

Le fémur droit avait 12 millimètres et le tibia 1 centimètre de moins en longueur que les mêmes os du côté gauche.

Pourquoi M. Parise n'a-t-il pas fait suivre ces coupes si intéressantes des extrémités fémorales, d'une coupe du bassin passant par l'échancrure postéro-supérieure de la cavité cotyloïde? Il eût été en mesure de fournir, sur le degré plus ou moins complet de l'état physiologique du tissu osseux en ce point, des documents dont la précision eût égalé l'importance.

Une pareille notion trouvait d'autant mieux sa place dans le corps de l'observation, que l'auteur décrit ensuite en ces termes, *une altération particulière de l'os iliaque :*

« Les fosses iliaque interne et iliaque externe sont remplies par un tissu de nouvelle formation développé entre » l'os et le périoste. La même altération s'étend à la face » interne du pubis et de l'ischion. Les muscles iliaques » et fessiers sont atrophiés, mais sains d'ailleurs. Ce tissu » est partout formé de fibres très-fines, parallèles entre » elles et perpendiculairement étendues de l'os au périoste. » Les plus longues occupent le milieu de la fosse iliaque » interne; elles ont près de 3 centimètres de longueur; » elles deviennent plus courtes à mesure que l'on s'approche de l'épiphyse marginale. Elles sont déliées, » rouges, molles et d'apparence musculaire; quelques-unes sont ossifiées en partie, d'autres le sont entièrement. L'os lui-même est altéré; sa forme n'est pas » changée, mais il est facile à briser : il est réduit à » deux lames minces, criblées de trous, donnant passage à des vaisseaux; ceux-ci se rendent à un tissu » mou, comme gélatineux, contenu entre les deux tables » osseuses. »

Ces altérations qui, pour le dire en passant, nous paraissent s'accompagner, sinon procéder de l'ostéite, auraient-elles, tout en atteignant un tel degré dans la majeure partie de l'os iliaque, respecté la paroi cotyloïdienne? Nous le saurions, si M. Parise s'était expliqué à cet égard d'une manière démonstrative; mais nous faisons grande difficulté de l'admettre. Cette immunité de la portion la plus épaisse, la plus vasculaire, la plus exposée aux actions pathologiques de l'os iliaque, eût constitué en tout état de cause une anomalie véritable.

L'auteur l'a bien senti, car il ajoute : « Quelle que soit » la nature de cette dernière altération, elle paraît avoir

» précédé l'altération articulaire. L'irritation de l'os s'étant » propagée à l'article, a déterminé l'afflux de la syno- » vie, etc. » Ainsi, dans l'esprit de celui qui a observé le malade, qui a eu sous les yeux les pièces anatomiques, c'est par contiguïté de tissu que, des deux maladies, celle de l'articulation s'est développée consécutivement à celle de l'os. Il nous semble difficile de n'en pas conclure que le tissu osseux, constituant les parois du cotyle, n'a pu ni échapper à l'influence morbide, ni par conséquent conserver intègre sa vitalité physiologique.

Nous avons spécifié les raisons qui s'opposent à ce que l'hydarthrose seule rende compte de la luxation dans le cas rapporté par M. Parise. Pas plus que lui, nous n'en accusons la carie de la tête fémorale, puisque, suivant sa judicieuse remarque, cette partie était entière; mais derechef nous mettrons à profit la belle observation qu'il nous a transmise, et grâce aux documents dont elle est riche, nous espérons mieux faire comprendre le mécanisme de la luxation dans une grande série de cas. Quant à la preuve matérielle, qui doit ériger en fait accompli l'hypothèse de J. L. Petit, nous croyons avoir démontré qu'elle ne s'y rencontre pas.

Il en est de même, à notre avis, du complément de preuves qu'on s'est flatté d'obtenir par les injections forcées. Que le savant émule de M. Parise, dans cet ordre d'expériences, Bonnet lui-même, soit ici notre interprète.

« Quelle que soit, dit Bonnet (1), l'opinion d'après » laquelle on attribue l'allongement à l'action d'un liquide

(1) Bonnet, *Traité des maladies des articulations*, t. II, p. 295 et suivantes.

» accumulé dans l'articulation coxo-fémorale, cette opi-
» nion ne peut être vraie qu'autant que les liquides sécré-
» tés s'interposent entre les os qu'ils sont supposés
» disjoindre. Cette opinion a été considérée comme
» inadmissible par Sabatier d'abord, et depuis par Boyer,
» Larrey, etc.

» La question en était à ce point d'incertitude, lorsqu'en
» 1840, je fis la série d'expériences que j'ai fait connaître
» pages 261 et suivantes, sur les effets physiques produits
» par les liquides poussés avec force dans la cavité coty-
» loïde..... Ces expériences sur le cadavre prouvent in-
» contestablement que les liquides, dans l'articulation
» coxo-fémorale, peuvent s'interposer entre l'acétabulum
» et le fémur, et les écarter l'un de l'autre (1); mais en
» est-il de même sur le vivant, quand la capsule graduel-
» lement distendue peut céder à l'effort des liquides? C'est
» ce dont il est permis de douter... L'écartement des os
» par un liquide n'est pas démontré sur le vivant, et s'ob-
» servât-il réellement, l'allongement pourrait-il en être la
» conséquence?... *A priori*, on peut dire que cet allon-
» gement doit être bien peu considérable, puisque l'épais-
» seur de la couche d'injection qui s'accumule entre les
» os (2) ne dépasse pas 4 à 5 millimètres dans sa partie
» la plus épaisse. En fait, cet allongement n'est jamais
» sensible à la mensuration... En résumé, les liquides se-
» crétés dans l'articulation coxo-fémorale peuvent s'inter-
» poser entre les os, comme l'avait pensé Jean-Louis

(1) Nous avons appelé l'attention sur la part qui revient à la neutralisation de la pression atmosphérique dans la production de ce phénomène.

(2) Sur le cadavre, par une injection poussée avec force, et lorsque le membre amputé est dépouillé de ses parties molles.

» Petit, mais l'écartement qu'ils peuvent produire est trop » peu considérable pour contribuer d'une manière évi- » dente à l'allongement du membre inférieur. »

On le voit, Bonnet, tout en admettant le principe sur lequel repose la théorie de J. L. Petit, en restreint étroitement la portée clinique. Il ne s'en tient pas là : « Si, » dit-il (t. II, p. 290), après avoir fait descendre idéale- » ment entre les cuisses une ligne qui tombe perpendicu- » lairement sur celle qui unit les deux épines iliaques, on » place la cuisse du côté sain, de telle manière qu'elle soit » à la même distance de cette ligne que celle du côté » malade, et qu'après avoir noté dans quel sens regarde » la face antérieure du bassin, on tâche que le plan anté- » rieur de ce membre sain soit placé par rapport à celui » du bassin, dans la même situation que le plan antérieur » du membre malade, quand on a établi cette identité de » position entre les deux cuisses, on trouve constamment » la même longueur à l'une et à l'autre. Évidemment, si » la longueur des deux membres est la même quand on » les a placés dans la même position, c'est que leur diffé- » rence de longueur dépendait de leur différence de posi- » tion ; et si, comme on l'a supposé, la tête du fémur était » séparée par une production quelconque de la cavité » cotyloïde, le membre serait plus long que celui du côté » sain, après même qu'on aurait placé celui-ci dans les » mêmes rapports que le membre malade ; c'est ce qui n'a » pas lieu, comme on vient de le voir. »

Ainsi, après avoir admis en principe la possibilité de l'accumulation d'un liquide entre les surfaces osseuses, Bonnet arrive non-seulement à lui contester la puissance de produire l'allongement du membre ; mais encore il se prend à douter de la réalité même du phénomène dont il s'est laborieusement évertué à fournir l'explication.

Voyons maintenant M. Cruveilhier, par une opération analogue de l'esprit, se dégager, en présence d'un fait clinique, de toute idée préconçue, et acquiescer à une conclusion qui atténue singulièrement son assertion première.

Voici l'instructive observation que nous devons au professeur de la Charité :

OBSERVATION II.

Mademoiselle Cousin (Augustine), âgée de vingt-cinq ans, est entrée dans mon service à l'hôpital de la Charité, salle Saint-Joseph, n° 20, le 8 mai 1848, pour une douleur très-vive à l'articulation coxo-fémorale gauche. Cette douleur qui datait de quinze jours environ lui arrachait des cris le jour et la nuit. La pression exercée sur le pourtour de l'articulation, et principalement à la région antérieure, au niveau du pectiné et du psoas iliaque, à la région trochantérienne, est excessivement douloureuse. La malade reste immobile dans l'attitude demi-fléchie, couchée sur le côté droit (côté sain), qui fournit un point d'appui au membre inférieur gauche dans toute sa longueur.

Pendant un mois, les douleurs sont atroces et résistent aux évacuations sanguines générales et locales, aux cataplasmes émollients, puis aux vésicatoires volants, et sont à peine momentanément atténuées par l'opium à l'intérieur, et par l'hydrochlorate de morphine d'après la méthode endermique. Au bout de six semaines environ, la douleur articulaire ayant un peu diminué, la malade éprouvant à un haut degré le malaise qui résulte de la même position longtemps continuée, me demande la permission de se faire porter sur un fauteuil, ce que j'accorde bien volontiers.

Jusqu'à la fin du mois de mai, l'état avait été satisfaisant; mais à compter de cette époque, la malade fut prise de toux avec fièvre vive, dévoiement, dépérissement et douleurs abdominales. Je reconnus l'existence de tubercules pulmonaires, et je soupçonnai une péritonite granuleuse ou tuberculeuse; en même temps les douleurs de l'articulation diminuèrent peu à peu; instinctivement la malade finit par se placer en supination, les deux membres inférieurs étendus situés l'un à côté de l'autre. Il me fut alors possible de comparer ces deux membres qui ne présentent aucune différence ni sous le rapport de la longueur ni sous celui de la direction.

Cette malade ayant succombé à la manière des phthisies aiguës, le 19 juillet, nous avons trouvé les poumons farcis de tubercules, le péritoine parsemé d'une innombrable quantité de granulations.

Voici ce que nous a présenté l'articulation. Les deux membres inférieurs avaient exactement la même longueur et la même direction. En voulant soulever les muscles qui recouvrent la région intérieure de l'articulation, l'élève chargé de ce soin ouvre la capsule fibreuse, probablement distendue, proéminente, et il s'en échappe une matière blanc-jaunâtre de consistance crémeuse, granuleuse, caséiforme; le doigt, introduit dans la perforation, et promené dans la cavité de cette capsule, reconnaît qu'elle a acquis une grande capacité, surtout à sa partie interne, où elle présente une sorte d'ampoule considérable. Je ne m'éloigne pas beaucoup de la vérité, en disant que la capsule avait une capacité double de celle qu'elle présente dans l'état ordinaire. Le ligament rond, réduit à un très-petit volume, lacéré et comme érodé, est rouge à sa surface; il est devenu tellement fragile qu'il a suffi d'une traction légère pour le rompre, je crois que le poids du membre aurait été suffisant pour opérer cette rupture.

La surface interne de la capsule fibreuse paraît dépourvue de membrane synoviale; elle est en effet rugueuse et comme hérissée de petits prolongements fibreux qui dénotent qu'elle était le siége d'une espèce d'usure; et je suis persuadé qu'à la longue elle aurait été perforée. La cavité cotyloïde et la tête du fémur sont en grande partie dépouillées de cartilages, dont il n'existe que quelques vestiges; mais d'ailleurs le tissu osseux est parfaitement sain.

Quelles réflexions suggère à M. Cruveilhier cette observation curieuse? Avant toute autre, celle-ci : « Ce fait, » dit-il, établit qu'une quantité considérable de liquide ou » de matière pultacée peut exister dans l'articulation » coxo-fémorale, sans qu'il y ait écartement notable du » fémur et de la cavité cotyloïde. »

Qui ne sera frappé de la communauté de principes arborés soudain, presque dans les mêmes termes, par Bonnet et par M. Cruveilhier! Et que nous sommes loin de voir l'anatomie pathologique élever à la hauteur d'une vérité démontrée, la théorie développée par M. Parise, quelque soin extrême, quelque talent incontestable dont cet auteur ait fait preuve d'ailleurs dans son argumentation !

« Il serait possible, à la rigueur, ajoute M. Cruveilhier, » que dans la première période de la maladie, pendant » tout le temps que la malade est restée dans l'attitude » demi-fléchie, il y ait eu allongement du membre ; et » que cet allongement ait cessé lorsque la résistance de la » capsule fibreuse à la distension a été surmontée par la » présence du liquide. »

Nous ferons remarquer que, malgré la présence du liquide entre les surfaces articulaires ; malgré la destruction presque complète du ligament rond qui atteste encore mieux la présence de ce produit morbide ; malgré la présence d'un liquide dans l'intérieur de la capsule, on n'a remarqué aucun allongement du membre, ni pendant la vie ni après la mort.

Qu'à une période quelconque de la maladie cet allongement ait existé, c'est là, on en conviendra, un fait invraisemblable ; et à ceux qui invoquent comme cause de l'allongement la présence d'un liquide dans la capsule articulaire, il serait difficile, en vérité, d'opposer un exemple plus concluant.

La remarquable thèse de M. Maisonneuve nous fournit encore une preuve saisissante de l'impuissance de l'épanchement à produire la luxation du fémur. Il nous indique en même temps vers quel point du centre articulaire le liquide pathologique a une propension naturelle à élire son siége.

Voici cette observation que nous empruntons au travail de M. Maisonneuve et que l'auteur devait lui-même à M. le professeur Nathalis Guillot.

OBSERVATION III (1).

Une jeune fille de dix-huit ans est apportée sur un brancard à l'hôpital Saint-Antoine en mai 1824. Elle est souffrante depuis quelques jours seulement ; elle a été très-fatiguée par les travaux d'un déménagement, elle dit avoir fait une chute sur les fesses et sur le côté dans un escalier ; mais ces documents sont fort incertains à cause de l'agitation de la malade.

Elle est réglée, et ses règles coulent encore, mais faiblement ; sa constitution est satisfaisante, sa santé a toujours été parfaite.

Elle accuse une douleur très-vive dans le membre inférieur droit. Cette douleur a débuté la veille au soir ; elle a commencé par le milieu de la cuisse, elle s'étend à tout le membre, et n'est point sensiblement augmentée par la pression. Cependant cette douleur arrache des cris à la malade, et elle a déliré toute la nuit.

Le volume de la cuisse n'est pas augmenté, les circonférences des deux membres sont égales, la longueur des membres inférieurs est la même. On prend ces mesures avec un fil, en partant de l'épine antérieure de l'os iliaque.

Le membre est dans l'extension, la direction du pied est variable. Les flexions et le soulèvement du membre

(1) Maisonneuve, *De la coxalgie*, p. 33 et suivantes.

sont possibles; mais tous les mouvements accroissent la douleur et sont accompagnés de cris.

Il n'existe aucune douleur dans la région des articulations coxo-fémorales et tibiales; la malade indique la cuisse comme étant la partie douloureuse.

Ce qui résulte de l'examen, c'est l'absence de toute déformation, de tout allongement du membre. On ne peut constater pour phénomène local que la douleur dans la continuité de la cuisse gauche. Nulle tuméfaction, nulle difficulté de mouvement, nulle douleur ne peut être appréciée dans les articulations supérieures ou inférieures du membre.

La langue est sèche et rouge, la soif vive; il y a eu et il y a encore quelques vomissements : le ventre est indolore, la constipation existe depuis quelques jours.

La respiration est accélérée mais normale; du reste le pouls est très-accéléré. La peau est brûlante et couverte de sueur, il y a cependant de temps à autre des frissons prolongés, accompagnés de claquements de dents, et suivis d'une émission peu abondante d'urine.

L'intelligence est troublée, l'agitation de la malade est très-grande, et l'interrogation accroît encore cette agitation ; cependant les réponses sont suffisantes pour le médecin.

On pratique une large saignée, on couvre le membre de sangsues (soixante), et l'on donne un lavement de sulfate de quinine à la malade. On pense à une fièvre intermittente et à un phlegmon profond du membre.

Dans la journée, tous les phénomènes s'accroissent encore, le pouls est si rapide, qu'on ne peut le compter ; le délire est continuel, cependant le membre est toujours mobile et étendu sur le lit. On fait crier la malade en pressant la cuisse à la région moyenne, mais on ne détermine plus aucun cri en soulevant le membre et en le fléchissant; il n'y a, du reste, aucune tuméfaction.

Le soir, nouvelle saignée, nouvelle application de vingt sangsues; rien ne s'améliore, le délire continue, la nuit est mauvaise et le lendemain matin l'état général est évidemment aggravé. L'état du membre est le même.

Dans cette occurrence, M. Beauchêne voit la malade et pense à un phlegmon profond de la cuisse; on exclut toute idée d'une lésion des surfaces articulaires.

Quatre larges incisions successives sont faites longitudinalement à la cuisse jusqu'à l'os. On ne trouve pas de pus et la malade ne paraît pas soulagée. Le délire continue et elle meurt dans la nuit.

Sur le cadavre, on mesure les membres inférieurs, qui sont égaux, la circonférence de la cuisse droite est plus grande que pendant la vie, cela tient au gonflement des parties, consécutif aux incisions. Le membre est mobile et dans l'extension.

L'encéphale, les organes respiratoires et digestifs n'offraient aucune lésion à remarquer.

On dissèque le membre malade, on ne trouve aucune collection purulente intermusculaire.

Les articulations tibiales sont saines; l'articulation coxo-fémorale offre les seuls désordres qui puissent être appréciés :

1° Distension de la capsule articulaire par une notable quantité de pus concret, feuilleté, et appliqué par couches superposées sur les surfaces osseuses et synoviales.

2° Rougeur très-inégale de la membrane synoviale, sur laquelle se dessinent des taches colorées irrégulières, et des arborisations nombreuses. Ces colorations manquent du côté des surfaces osseuses, on les trouve surtout sur la circonférence de la membrane synoviale qui recouvre la capsule fibreuse.

3° Le ligament interarticulaire est en partie détruit; par-dessus, on trouve, au milieu de l'amas purulent qui entoure ce ligament, un détritus grisâtre, inodore, analogue au bourbillon d'un anthrax. Cette sorte de détritus paraît être la portion détruite, deux tiers au moins, de l'épaisseur du ligament.

4° Les bourrelets graisseux du fond de la cavité cotyloïde sont mêlés à du pus, et à une sorte de vague détritus grisâtre.

Malgré ces lésions, les surfaces articulaires ne sont pas très-écartées les unes des autres; l'accumulation des matières purulentes s'est faite principalement dans les parties les plus éloignées du fond de l'articulation.

Le tissu des os et les cartilages n'ont subi aucune altération.

Le parallèle des deux observations qui précèdent est remarquable à plus d'un titre : on y voit la même maladie entraîner la mort en revêtant ici une forme lente chronique, là une forme tellement aiguë que la violence de la réaction générale a pu masquer le diagnostic.

On y voit dans les deux cas un épanchement considérable occuper la capsule articulaire au point de la distendre à un degré extrême; mais, ni dans le premier, ni dans le second cas, on n'a constaté de variations dans la longueur du membre pelvien; et l'examen nécroscopique, tout en décelant l'abondance du liquide épanché, n'a pas permis de constater entre les surfaces osseuses articulaires un écartement assez considérable pour qu'on pût en conclure que la luxation fût imminente.

Si une grande quantité de liquide a pu s'accumuler avec une rapidité extrême comme dans le second cas; si, comme dans le premier, ce liquide a pu séjourner longtemps dans le centre de l'articulation coxo-fémorale sans que, ici ou là, la plus légère modification dans la longueur du membre ait été appréciable dans l'investigation clinique, sans que des recherches cadavériques aient montré dans le déplacement du fémur une complication prochainement redoutable, que reste-t-il de l'influence imputée à la présence du liquide dans l'article pour la perpétration de semblables désordres? — Il faut chercher ailleurs la cause de l'allongement du membre.

Il est donc permis de dire avec Boyer (1): « Supposons » qu'une cause quelconque produise un afflux d'humeur » synoviale qui s'épanche dans l'article, elle se portera » vers un des points qui présente le moins de résistance » dans la cavité; or, on sait que le ligament orbiculaire se » fixe à la base du col du fémur, et non à la circonférence » de la tête; c'est donc entre la face interne du ligament » et le col du fémur que se portera la synovie, et non entre » la cavité cotyloïde et la tête du fémur; l'expérience

(1) Boyer, *Dictionnaire des sciences médicales*, t. XXXIII.

» vient à l'appui de ce raisonnement et ne permet pas de » douter que la théorie de J. L. Petit ne soit purement » gratuite. »

Bref, ce qu'au siècle passé avançait Paletta (1), il y a tout lieu de le répéter aujourd'hui : « Existimarunt ple- » rique... synoviam coacervatam, sicque cavum aceta- » buli vel coarctare, vel opplere posse ut caput femoris » ex sinu suo tandem extrudatur; sed dissectiones, quas » perfeci, non infrequentes, nihil hujus modi ostende- » runt, imo longe diversa obtulere... Nobis, ut fateamur » quod res est, aliisque nunquam contigit tantam sy- » noviæ copiam in coxæ articulo reperire, quanta ex- » pellendo femori sufficiat; et si quidpiam purulenti, aut » sanguinei humoris excipias, vix in articulo aliud con- » spicies quam gravissimam organicarum partium læ- » sionem. »

« La plupart des auteurs ont estimé que la synovie » pouvait, par son accumulation, réduire la capacité de » l'*acetabulum*, ou même remplir complétement sa cavité, » de façon à chasser de sa boîte la tête du fémur; mais les » dissections soigneuses et réitérées auxquelles je me » suis appliqué ne m'ont rien fait voir d'analogue. Je » dirai même qu'elles m'ont décélé des faits singulière- » ment différents. — Pour dire les choses telles qu'elles » sont : ni à nous, ni à personne, il n'a été donné de ren- » contrer dans l'articulation de la hanche une telle abon- » dance de synovie, qu'elle pût suffire à luxer le fémur; » et, sauf quelque épanchement de pus ou de matière » sanguinolente, vous ne constaterez alors guère autre

(1) Paletta, *loc. cit.*, p. 38 et 55.

» chose dans l'article qu'une très-profonde altération
» des tissus. »

Les développements dans lesquels nous venons d'entrer étaient indispensables, puisqu'il s'agissait de restreindre à sa plus juste valeur l'appréciation d'une influence qu'on admet généralement, et de laquelle il nous semble qu'on s'exagère la portée. Les esprits attentifs trouveront d'ailleurs comme nous, dans les documents qui précèdent, un autre avantage. Les enseignements que ces notions renferment, et les conséquences qui en découlent auront, dans la réfutation que nous allons entreprendre des autres causes d'allongement invoquées par les auteurs, de fréquentes applications.

2° Dans l'énumération que nous avons faite des motifs allégués pour expliquer l'allongement, celui qui tient le second rang, le *relâchement du ligament rond, résultant d'une accumulation de liquide*, nous en fournit dès l'abord un exemple.

Dans l'intéressante observation rapportée par M. le professeur Cruveilhier, dans celle non moins instructive que M. le professeur Nathalis Guillot a communiquée à M. Maisonneuve, n'avons-nous pas vu que ce ligament était, ici presque complétement détruit, là réduit au tiers au moins de son volume, sans que dans l'un ni dans l'autre cas, le membre se soit sensiblement écarté de ses dimensions normales.

C'est donc simplement à titre de supposition que Galien, puis Morgagni (1) invoquent tour à tour pareille altération pour rendre compte de l'allongement.

(1) Morgagni, *Epist.* 56, § 2.

3° Fabrice d'Acquapendente, Salzmann, Platner, Morgagni signalent le *défaut de résistance de la capsule, relâchée par l'humidité qui l'abreuve.*

En disant que la coxalgie, qui siége dans les parties périarticulaires, détermine l'allongement du membre par le relâchement auquel elle amène ces parties, Fricke (de Hambourg) partage la même opinion.

Nous montrerons plus tard (précisément en nous appuyant sur l'exemple rapporté par Fricke) que l'état pathologique des tissus périarticulaires, au lieu de produire le relâchement des fibres de la capsule, détermine leur raccourcissement.

4° Vient maintenant la *présence d'une humeur épaisse et concrète* signalée par Albucasis et Fabrice d'Acquapendente, comme *remplissant la cavité et repoussant la tête de l'os.*

L'observation de M. Cruveilhier et celle de M. Maisonneuve nous montrent précisément, la première « une » certaine quantité de matière caséiforme » ;... la seconde « un amas purulent analogue au bourbillon d'un an» thrax », sans allongement appréciable du membre pelvien.

5° *Tuméfaction du paquet synovial : répulsion de la tête fémorale en bas et en dehors, allongement.* — Asclépiade le Bithynien, — Valsava, — Morgagni, — Shwenke, — Gorter Tschep, — Monro, — Paletta, — Dehaen, — et après eux, Boyer.

Qu'on veuille bien se souvenir, d'une part, que le sourcil de la cavité cotyloïde répond à un plan à peine inférieur de 2 ou 3 millimètres par rapport au point le plus élevé de la cavité cotyloïde; de l'autre, que dans la coxalgie le talon du côté malade dépasse en bas celui du côté sain de 5 ou 6 centimètres, et l'on sera édifié sur l'insuffisance de la cause d'allongement invoquée par ces auteurs.

6° *Développement d'une tumeur résistante dans le fond de la cavité cotyloïde ; réplétion du cotyle. Expulsion de la tête du fémur.* — Gorter, — Andry, — Morgagni.

Cette tumeur, sans doute, serait une exostose. Pour réduire cette hypothèse, il suffit, avec M. le professeur Nélaton, d'objecter qu'aucune pièce anatomique n'est venue lui donner sa consécration.

7° *Hypertrophie du fond de la cavité cotyloïde.* — Autre supposition analogue à la précédente et à laquelle se livre M. Cruveilhier. Sur un cadavre qui présentait tous les signes d'une luxation du fémur en haut et en dehors, ce professeur a trouvé la cavité cotyloïde effacée par l'hypertrophie du fond qui était de niveau avec la circonférence. « Le fond de la cavité cotyloïde avait, dit-il, 3 centimè-» tres (un pouce) d'épaisseur ; son tissu était compacte, la » tête du fémur déplacée, était déformée de manière à » présenter une surface alternativement concave et con-» vexe. Il est bon de remarquer, ajoute M. Cruveilhier, » que ce cas ne doit pas être confondu avec l'oblitération » de la cavité cotyloïde par atrophie, qui est la consé-» quence de toute luxation du fémur. » Mais avant tout, il se demande si l'on doit considérer comme primitive, ou comme consécutive à l'affection articulaire, l'hypertrophie du fond du cotyle observée dans ce cas. Nous n'y saurions trouver la preuve que l'hypertrophie ait été la cause de l'allongement. Ce qui nous paraît le plus vraisemblable, c'est que la tête du fémur ayant quitté depuis longtemps la cavité cotyloïde, celle-ci s'est oblitérée du fond vers la superficie, comme toute cavité rendue inutile par l'abandon de l'organe qu'elle est destinée à recevoir. Les faits nous montreront d'ailleurs que ces phénomènes d'hypertrophie du fond de la cavité cotyloïde se manifestent longtemps après que la tête fémorale a abandonné le cotyle. C'est alors qu'on voit cette cavité s'oblitérer du fond vers la superficie, ou une partie de son rebord s'affaisser vers le centre.

8° *Hypertrophie des parois de la cavité cotyloïde.*

Implicitement nous venons de repousser cette nouvelle conséquence du même principe. L'hypertrophie de la cavité est toujours, nous le répétons, consécutive à une luxation du fémur, et il n'existe aucun fait anatomique qui milite en faveur de son développement à cette période de la coxalgie pendant laquelle le membre paraît présenter un excès de longueur.

9° et 10°. *Excès de l'ampleur de la cavité dès la naissance; gracilité congénitale de la tête du fémur.* — Salzmann (1).

Avancée à tout hasard, sans preuves à l'appui, comme cause de l'allongement, cette disposition réciproque mériterait peut-être d'être prise en considération au chapitre des luxations congénitales; mais sa place n'est point dans l'étude d'une maladie dont les prodromes peuvent se faire attendre quinze, vingt, trente ans et plus.

11° En 1817, le professeur Rust publia, à Vienne, un travail (2) dans lequel il commence par « faire remarquer

(1) Salzmann, *Dissertatio de luxatione ossi femoris*, ch. III, § 2.

(2) Rust, *Arthrokakologie, oder Ueber die Verrenkungen durch innere Bedingung, und Ueber die Heilkraft, Wirkungs- und Anwendungsart des Feures bei diesen Krankheitsformen.* Vienne, 1817.

» que la cause prochaine de la coxalgie n'est encore in-
» diquée clairement nulle part ; et que les sentiments des
» écrivains sur l'essence de la maladie sont tellement
» contradictoires, qu'on n'en peut rien conclure au sujet
» de sa véritable nature. » Non-seulement l'auteur repousse les « sentiments » des observateurs; mais il rejette ce que leurs observations ont de plus matériellement probant : les pièces anatomo-pathologiques conservées dans les musées. Édifiant alors sur ses remarques personnelles une théorie conçue dans un esprit à part, le professeur de Vienne assigne à la coxalgie une évolution toujours identique avec elle-même, et dont les phases se succéderaient dans l'ordre que voici :

1° Inflammation du périoste interne (*tela medullaris* de Blumenbach) avec tendance à l'exulcération ;

2° Dégénérescence en une carie profonde et centrale ;

3° Extension de la carie à la périphérie ;

4° Destruction des tissus articulaires;

5° Altération de la texture des parties molles et dures environnantes ;

6° Désordres articulaires signalés à tort comme l'origine du mal, et qui en sont seulement les symptômes ;

7° Gonflement de la tête de l'os ;

8° Exarticulation.

Ainsi le *processus* morbide s'établirait du centre à la circonférence, et la tuméfaction de la tête fémorale (siége précis de l'affection) serait le symptôme préalable, la cause déterminante de l'allongement du membre et du déplacement de tête de l'os.

Eh bien ! il faut le dire, si les observations de ses devanciers n'avaient point trouvé grâce devant l'esprit exclusif de Rust, ses doctrines purement spéculatives n'ont pu tenir en face des observations de ceux qui l'ont suivi.

MM. Cruveilhier et Nélaton déclarent ne connaître aucun fait qui vienne à l'appui d'une semblable opinion.

M. Maisonneuve va plus loin (1) : « Les seuls cas, dit-» il, de tuméfaction de la tête fémorale que je connaisse » n'ont aucun rapport avec ce que décrit Rust. » (Voyez les numéros 571, 573, 574, 575 du musée Dupuytren.)

Enfin Bérard (2) rapporte l'observation qui suit ; elle est bien de nature à infirmer la théorie de l'auteur autrichien.

OBSERVATION IV.

Coxalgie. — Gonflement de la tête du fémur.

Le fils de Condorcet succomba à une carie de la colonne vertébrale à l'âge de vingt et un ans. Il avait éprouvé quelques années auparavant tous les symptômes de la coxalgie au premier degré, du côté droit.

Autopsie. — La tête du fémur, du côté affecté, l'emportait sur l'autre de plus d'un tiers.

Elle était encore renfermée dans la cavité cotyloïde qui avait subi une ampliation proportionnée.

Les cartilages étaient sains. — Est-il besoin d'une réfutation plus étendue ?

12° *Gonflement des cartilages.* — Paletta, — Bichat, Lobstein, — Dzondi, — Boyer.

Pour montrer le caractère hypothétique de cette as-

(1) Maisonneuve, *loc. cit.*, p. 40.

(2) Bérard, *Dictionnaire* en 30 volumes, p. 15, t. XXI.

sertion, il suffit de rapporter les termes dubitatifs dans lesquels ce dernier auteur l'exprime :

« Il n'est pas à ma connaissance, dit Boyer (1), qu'on » ait eu l'occasion de constater l'état des parties dans les » commencements de la maladie, époque où elle n'est pas » encore mortelle ; mais il est probable qu'alors le carti- » lage qui tapisse la cavité cotyloïde, celui qui recouvre » la tête du fémur, le ligament rond et surtout la glande » synoviale, sont gonflés, et que le gonflement, en détrui- » sant les proportions qui doivent exister entre la pro- » fondeur de la cavité cotyloïde et le volume de la tête » du fémur, donne lieu à l'allongement du membre que » l'on observe toujours ou presque toujours dès le prin- » cipe de la maladie. »

Les travaux modernes, ceux en particulier de MM. Gendrin, Cruveilhier, Velpeau, etc., ont fait justice de cette opinion en démontrant que les cartilages ne jouissant d'aucune propriété vitale, ne sont conséquemment susceptibles d'aucun *gonflement*. M. Cruveilhier surtout est très-précis à ce sujet, il dit (*Anat. path.*, t. I, p. 448) : « C'est dans le cas de phlegmasie articulaire, ou tumeur » blanche, qu'on peut s'assurer du défaut de vitalité des » cartilages articulaires ; ou, ce qui revient au même, de » leur défaut d'aptitude à concevoir l'inflammation. Les » cartilages articulaires, soit qu'ils tombent d'une seule » pièce comme l'ongle, soit qu'ils soient progressivement » usés, amincis, corrodés, conservent toujours l'aspect » blanc bleuâtre du cartilage le plus sain ; tellement que » si vous placiez à côté l'une de l'autre une portion de

(1) Boyer, *Traité des maladies chirurgicales*, t. IV, p. 310. Paris, 1818.

» cartilage appartenant à une articulation saine, et une » portion de cartilage appartenant à une articulation » malade, il vous serait impossible d'établir la moindre » différence. Ce fut même un cas de ce genre qui nous » conduisit à faire des expériences et des recherches des- » quelles il est résulté que les cartilages ne remplissant » dans l'économie que des fonctions purement mécani- » ques, des fonctions de glissement, devaient être con- » sidérés comme des lamelles inorganiques qui se détrui- » sent par le frottement, sans jamais donner signe de » vitalité. Les mêmes faits et les mêmes recherches m'ont » également conduit à rejeter la présence de la synoviale » sur la surface libre des surfaces articulaires. »

13° *Altération des surfaces articulaires.* — Morgagni.

Est-ce à dire que l'altération des surfaces articulaires entraîne ou plutôt suive l'ulcération des cartilages ? Il n'est pas sans intérêt alors de noter que l'observateur qui a le plus fortement insisté sur cette dernière lésion, et qui lui a accordé une plus large part dans la pathogénie de la hanche, Brodie, est si loin d'y rencontrer la cause de l'allongement, que, pour lui, cette modification dans la longueur du membre se réduit à une fallacieuse apparence. Mais, encore une fois, les mêmes notions anatomiques qui ont renversé les idées de Dzondi, Lobstein, etc., sur le gonflement des cartilages, ont battu en brèche celles de Brodie sur l'ulcération de leur tissu.

Par ailleurs, nous verrons, dans une autre forme de la maladie, l'altération des surfaces osseuses articulaires déterminer une modification dans les dimensions du membre ; mais répondant à un mécanisme diamétralement opposé, c'est alors par le raccourcissement que cette modification se traduira.

14° *Quelques défauts dans le bord de la cavité.* — Salzmann, — Morgagni.

Autre supposition dénuée de preuves, privée de développements, faite à tout hasard et de laquelle on ne saurait tenir un compte bien sérieux.

15° *Développement fongueux de la synoviale articulaire.*

Nous empruntons à M. le professeur Cruveilhier tout ce qu'il a dit de cette lésion au point de vue de l'allongement du membre. Suivant M. Cruveilhier (1), l'exemple de *luxation spontanée incomplète* que voici peut, à bon droit, s'offrir comme type de ce genre d'allongement.

OBSERVATION V.

« Une femme âgée de cinquante-cinq ans environ était » entrée dans mon service pour une carie des os du tarse » du côté droit, avec fièvre lente et amaigrissement con- » sidérable. Tout à coup elle est prise de douleurs très- » vives à la hanche gauche. Ces douleurs, qui ne lui per- » mettaient de dormir ni le jour ni la nuit, se continuèrent » jusqu'à la mort qui eut lieu deux mois après l'invasion » de la douleur de la hanche. La malade était dans le » marasme le plus complet. Épuisée d'ailleurs par un dé- » voiement considérable, pendant ces deux mois, cette » femme resta couchée sur le côté sain, le membre infé- » rieur du côté malade fortement fléchi, constamment » appliqué contre le côté opposé qui lui servait de point » d'appui. J'ai à me reprocher de n'avoir pas étudié suffi-

(1) Cruveilhier, *Anat. pathol.*, t. I, p. 456.

» samment ce cas dans sa première période; je n'ai point » saisi de période d'allongement; je n'ai point pratiqué la » mensuration. A la vue, le membre paraissait notable- » ment raccourci; la saillie formée par le grand trochan- » ter et par la tête du fémur était considérable et rappro- » chée de la crête iliaque; la couche musculaire très- » amincie qui la recouvrait permettait d'en apprécier la » forme et le volume. A l'ouverture, j'ai trouvé la tête du » fémur *à cheval* sur la partie externe et postérieure du » rebord de la cavité cotyloïde; au niveau de ce rebord, » la tête du fémur présentait une coche ou rainure pro- » fonde qui avait deux ou trois fois la largeur de ce re- » bord; cette rainure présentait à sa surface des débris » osseux, comme si elle venait d'être faite avec une lime » grossière, et à ses bords des débris de cartilages dépri- » més et renversés en dedans. La cavité cotyloïde conte- » nait une certaine quantité de matière purulente jaunâtre » et pultacée. Cette matière ayant été enlevée à l'aide du » jet de la fontaine, j'ai vu que le fond de la cavité coty- » loïde était rempli par une substance fongueuse en forme » de gros bourrelet, lequel était formé par le développe- » ment du coussinet graisseux et la synoviale qui remplit » l'arrière-fond de la cavité cotyloïde. Ce bourrelet à bords » renversés sur le cartilage intact de la cavité cotyloïde, » avec lequel il n'avait d'ailleurs contracté aucune adhé- » rence, atteignait en bas et en avant le rebord de la ca- » vité cotyloïde, et m'a paru remplir la moitié au moins » de cette cavité. En outre, la partie supérieure et anté- » rieure de la cavité cotyloïde était en partie remplie » par un bourrelet fongueux, qui, partant de la portion » de synoviale qui revêt la région antérieure de la capsule

» fibreuse, se renversait en dedans pour pénétrer dans » la cavité cotyloïde, recouvrir, sans y adhérer, le carti- » lage intact, et atteindre le bourrelet fongueux de l'ar- » rière-cavité. En troisième lieu, la portion de la synoviale » qui revêt la moitié inférieure de la circonférence du col » du fémur, présentait un bourrelet considérable, espèce » de boursouflement œdémateux qui rappelait celui des » replis muqueux aryténo-épiglottiques dans la laryngite » œdémateuse ; ce bourrelet se renversait sur la partie in- » férieure de la tête du fémur, à laquelle il paraissait » adhérer. Il suit de là que les deux tiers au moins de la » cavité cotyloïde étaient remplis par des fongosités, et » l'autre tiers par une matière purulente et pultacée. La » partie supérieure et externe du rebord de la cavité coty- » loïde était un peu usée et érodée par la pression de la » tête fémorale contre ce rebord. La capsule fibreuse était » complétement détruite à sa partie supérieure; elle était » remplacée par le petit fessier, qui était atrophié et in- » filtré de pus, excepté dans sa couche la plus superficielle. » Le cartilage de la cavité cotyloïde et celui de la tête du » fémur étaient sains, excepté au niveau de l'usure; leur » blancheur contrastait avec la couleur rouge de la syno- » viale. Il est impossible, en voyant une pièce anatomique » de ce genre, qu'on puisse persister dans l'opinion que » les cartilages articulaires sont recouverts par la mem- » brane synoviale : l'état fongueux s'arrêtait brusquement » à la circonférence du cartilage.

» Ce cas est un exemple d'inflammation suppurée de la » synoviale avec développement fongueux; il est infini- » ment probable qu'avant le déplacement incomplet, il y » a eu allongement du membre; mais il est possible que

» cette période d'allongement ait été de courte durée. »

Cette intéressante observation de M. Cruveilhier contient la preuve évidente de l'absence de synoviale sur les cartilages articulaires; mais elle est loin de démontrer que le développement fongueux de cette membrane ait déterminé l'allongement du membre. Par concession pour les idées théoriques régnantes, l'auteur admet, à la vérité, comme *infiniment probable* cette période d'allongement préalable à celle de raccourcissement; mais avec sa sévérité de description habituelle, il reconnaît dans le corps de l'observation que l'élongation du membre ne s'est pas trahie aux investigations cliniques. Or, on en conviendra, dans un cas où les fongosités de la synoviale avaient acquis un tel développement, la conséquence symptomatique qu'on se plaît à leur imputer, n'eût pas manqué d'être manifeste, si, en réalité, ces fongosités étaient de nature à la produire. Tout au moins faudrait-il, pour invoquer l'observation qui précède, à l'appui de l'opinion que nous discutons, que l'allongement du membre ait été, durant la vie, un fait incontesté. D'autre part, nous dirons quelle signification nous croyons exact d'attribuer aux fongosités qui se développent pendant que la coxalgie progresse, dans le centre de l'articulation. Nous espérons démontrer que leur valeur se réduit à celle d'un épiphénomène, et qu'elles ne jouent qu'un rôle bien secondaire au point de vue des modifications dans la longueur du membre affecté.

16° *Augmentation de la glande synoviale.* — Valsalva. Ayant trouvé « chez un enfant noble, très-sain du reste, » le membre beaucoup plus long qu'auparavant », Valsalva attribue cette différence de proportions au volume excessif qu'aurait pris la glande synoviale sur laquelle les compressions venant de la tête du fémur, étaient restées longtemps sans se faire sentir. Si c'était de ce défaut de compression que fût résulté l'allongement, le même désordre aurait dû nécessairement atteindre les deux membres, puisque le malade était alité. Voilà donc encore une assertion gratuite à laquelle l'esprit ne peut s'arrêter longtemps.

Aussi peu convaincus que nous-mêmes par les allégations que nous venons de passer en revue, plusieurs auteurs ont porté leur attention sur un autre ordre de phénomènes; et ont cherché, en suivant une série d'idées tout à fait différentes, à fournir, touchant l'allongement du membre dans la coxalgie, une explication satisfaisante.

17° Dans le mémoire que M. le docteur Boinet a publié en 1835 (*Gaz. méd. de Paris*), *sur la cause et le mécanisme de l'abaissement de la hanche dans la coxalgie, et autres affections des membres inférieurs*, il attribue la différence de longueur qu'on observe généralement dans cette maladie, « à une position vicieuse du bassin qui est » telle que l'un des os de la hanche, tantôt celui du côté où » siége la maladie (et c'est, dit-il, le cas le plus commun), » tantôt celui du côté opposé à la maladie, est abaissé et placé » au-dessous du niveau de l'autre ; ce qui donne au membre qui lui correspond une apparence de longueur qu'il » n'a pas. » M. Boinet rappelle « que John Hunter avait » coutume de donner pour raison de ce fait que le bassin » du côté malade devenait plus bas que l'autre.» (*Crowther*, » p. 226.) C'était signaler le fait sans l'expliquer.

« C'est, ajoute M. Boinet, au docteur Albern de » Bremen que nous devons tout ce qui a été dit sur

» ce point. Dans son ouvrage sur la coxalgie, il paraît » avoir le premier fait remarquer la difformité de » l'épine dans cette affection, et la raison de ce chan- » gement. Le contenu de ses observations, sur ce point, » s'accorde avec ce qu'a écrit depuis Brodie (*Path. and* » *Surg. Obs.*, p. 129). Il est aisé de comprendre, dit Bro- » die, pourquoi la crête de l'un des os des îles se trouve » déprimée, abaissée au-dessous du niveau de l'autre, si » l'on observe la position que tient le malade lorsqu'il est » debout ou qu'il marche. Il supporte le poids de son » corps sur le membre sain; conséquemment, la hanche » et le genou sont dans l'extension, en même temps que le » membre opposé est incliné en avant; le pied du côté » malade est placé sur le sol bien en avant de l'autre, non » point tant pour supporter le poids du corps, que pour » raffermir la base de sustentation et maintenir l'équilibre. » Ordinairement cela ne peut avoir lieu sans que le bassin » acquière une obliquité latérale, et éprouve, dans ce » sens, une espèce de bascule par laquelle une épine » iliaque s'abaisse, tandis que l'autre s'élève; or, cette in- » clinaison du bassin est naturellement accompagnée de » la courbure latérale de l'épine, et alors il arrive que » l'une des épaules est plus élevée que l'autre, et que toute » l'habitude du corps est un peu contournée. »

Il ne faut point omettre de noter qu'à cette manière de voir se rallie, de toute la valeur de son adhésion, la puissante autorité de Samuel Cooper.

« Samuel Cooper, dit en effet Bonnet, de Lyon (1), » semble si convaincu que l'abaissement de l'épine iliaque

(1) Bonnet, *loc. cit.*, t. II, p. 293.

» est la cause de l'allongement, qu'il ne fait aucune mention des idées généralement admises par les auteurs français, sur la disjonction de la tête du fémur et du fond de la cavité cotyloïde. »

Le fait signalé par Albers de Bremen, accepté par Brodie et Samuel Cooper, est le fruit d'une exacte observation. L'idée si habilement développée par M. Boinet (1), est un pas vers la vérité.

L'affection coxale, l'abaissement du bassin et l'inclinaison de la colonne lombaire sont dans une connexion intime; mais les rapports de causalité qui tiennent ces trois phénomènes sous une dépendance réciproque, ne ressortent pas de l'explication donnée par M. Boinet. « L'abaissement de la hanche (cause de l'allongement » apparent) dépend évidemment, selon cet auteur, de » la déviation vertébrale. » Mais, lui demanderons-nous, comment et pourquoi l'affection qui siége dans l'articulation coxale s'accompagne-t-elle de l'inclinaison du rachis? Ou bien cette inclinaison du rachis est consécutive à l'abaissement du bassin consécutif lui-même à l'affection coxale, et alors l'abaissement du bassin ne peut avoir pour cause l'inclinaison vertébrale, puisque ce dernier phénomène est l'effet du précédent; ou bien cette inclinaison du rachis (abstraction faite de sa cause déterminante) est primitive, et alors nous ne pouvons admettre que l'abaissement *permanent* du bassin dépende, d'une manière absolue, de l'inclinaison vertébrale. Voici pourquoi : les individus affectés de brièveté de l'un des membres abdominaux, offrent l'abaissement du bassin, et

(1) Boinet, mémoire cité.

l'inclinaison rachidienne dont parle M. Boinet; mais, à moins qu'ils ne soient atteints de coxalgie, on voit chez eux le bassin reprendre son niveau, et la colonne vertébrale sa rectitude, pour peu que l'on corrige artificiellement la différence de longueur qui existe entre les deux membres.

Nous disons, *à moins qu'ils ne soient atteints de coxalgie*, parce que dans cette affection il ne se passe rien de semblable. Qu'on le remarque bien, en pareil cas : 1° quoi qu'on fasse, la cuisse entraîne le bassin avec elle dans toutes les directions qu'il est possible d'imprimer au membre; 2° on peut toujours ramener le rachis à sa rectitude parfaite, en plaçant le membre dans une position telle que le bassin ait repris son horizontalité. Donc, ce n'est pas la direction de la colonne vertébrale qui amène l'inclinaison du bassin ; c'est l'inclinaison du bassin qui est suivie de la déviation vertébrale; mais alors ce dernier phénomène ne peut être invoqué comme cause initiale de l'allongement du membre.

Ainsi que nous le disions tout à l'heure, il résulte de tout ceci que les savantes recherches de M. Boinet nous mettent sur le chemin de la vérité, mais qu'elles n'expriment pas la vérité tout entière.

18° *Décubitus sur le côté malade.* — Vidal (de Cassis).

Certains malades, à la vérité, affectent et gardent cette position. A cet égard il n'y a rien de constant. Beaucoup préfèrent la position inverse. On ne saurait saisir un rapport entre la direction vicieuse et les modifications de longueur du membre d'une part, et l'habitude du malade de l'autre. Bonnet l'indique dans son livre; les deux observations que nous avons empruntées à M. Cruveilhier en font foi : le décubitus n'exerce aucune influence ni sur la longueur ni sur la direction du membre malade.

19° Morgagni (*Epist.* 56, art. 24) dit que *rien ne s'oppose à ce que le poids même de tout le membre n'étende les ligaments du fémur, et ne porte sa tête en bas ;* c'est-à-dire n'allonge le membre.

Nous ne croyons pas nécessaire de discuter cette assertion ; son simple énoncé suffit à sa réfutation. En général, à l'époque où le membre paraît présenter un excès de longueur, les malades, alités, sont forcés de garder la position horizontale ; il est de toute évidence que la pesanteur propre du membre ne peut dès lors exercer aucune action sur les moyens d'union de l'articulation coxo-fémorale. En tout état de cause, ce poids ne peut porter le membre en bas, comme le dit l'auteur.

20° et 21° Morgagni signale encore, et cela dans la même phrase, deux causes parfaitement dissemblables de l'allongement : *la paralysie des muscles et des tendons, et la contracture de ces mêmes muscles, occasionnées par la douleur.*

Pour montrer jusqu'à quel point Morgagni, sur ce chapitre, entendait ne point sortir du champ de l'hypothèse, il n'y a qu'à rappeler la diversité et le disparate de ses suppositions successives. L'accumulation d'un liquide dans la capsule, le relâchement du ligament rond, le développement d'une tumeur résistante qui remplit le bord de la cavité cotyloïde, quelques défauts dans le fond de la cavité, le décubitus longtemps prolongé, le poids du membre, la paralysie, enfin, et la contracture des muscles, telles sont les nombreuses considérations qu'il fait intervenir tour à tour pour expliquer les altérations de longueur.

22° En signalant comme cause de l'allongement et de la position vicieuse du membre, la *douleur qui provoque la contraction instantanée des muscles*, Vidal (de Cassis) a voulu sans doute, sans entrer toutefois dans de plus amples développements, faire allusion à l'idée succinctement émise par Morgagni, ainsi qu'à un passage plus explicite de la thèse de M. Maisonneuve.

« La douleur, comme on le comprend bien, dit ce der-
» nier auteur (1), n'agit ici que comme cause excitatrice;
» et c'est aux muscles que l'on doit rapporter la limita-
» tion du mouvement. Ces organes se contractent, pour
» ainsi dire, instinctivement, et comme leur intervention
» est à chaque instant sollicitée, bientôt ils prennent l'ha-
» bitude de cette nouvelle fonction, et s'y accommodent,
» de sorte qu'on les voit, au bout d'un certain temps, affec-
» tés d'une véritable contracture. Cette contracture n'est
» pas la même chez tous les muscles groupés autour de
» l'articulation; elle n'affecte d'abord que ceux qui se
» trouvent dans la sphère des mouvements douloureux;
» ce n'est que par l'extension graduelle de cette sphère,
» qu'un plus grand nombre de muscles se trouvent ainsi
» contracturés. »

Cette remarque de M. Maisonneuve exprime une vérité; mais elle n'est pas sans laisser quelque lacune. En effet, la douleur qui engendre la contracture reconnaît elle-même une cause. Laquelle? L'auteur ne remonte pas à cette explication.

(1) Maisonneuve, *De la coxalgie*, thèse de concours, année 1844, p. 107.

Pourquoi, d'ailleurs, dans telle forme de la maladie, le membre est-il porté dans l'abduction et la rotation en dehors? Pourquoi dans telle autre forme se place-t-il dans l'adduction et la rotation en dedans? Pourquoi dans certains cas passe-t-il de la première à la seconde position? La judicieuse observation de M. Maisonneuve n'en mérite pas moins d'être prise en très-haute considération.

Nous verrons, dans le courant de notre exposé symptomatologique, la contracture musculaire concourir à l'explication des phénomènes de l'allongement apparent du membre, ainsi que sa flexion sur le bassin et de sa rotation en dehors.

23° Enfin, Vidal signale comme cause de l'allongement et de la rotation la *souffrance qui commande la position la moins douloureuse.*

Il n'est permis de voir dans cet effet secondaire qu'un corollaire du fait précédent.

De la cause et du mécanisme de l'allongement.

L'opiniâtreté des recherches que l'explication d'un phénomène a suscitées, donne la mesure de l'intérêt qu'il y aurait à en connaître le principe.

Ceux qui nous auront suivi à travers le dédale des théories que nous venons d'exposer, ne manqueront pas de reconnaître dans les variations sensibles que la coxalgie imprime à la longueur du membre un fait de cet ordre. Si les détails de l'énumération qui précède, et qu'il était de notre devoir d'affronter, n'ont pas outre mesure fatigué l'attention, on doit être frappé de la gratuité de plusieurs hypothèses lancées pour expliquer l'élongation du membre pelvien, et découragé par la stérilité du plus grand nombre. Fondées sur une observation plus scrupuleuse peut-être, plus conforme à coup sûr à l'observation clinique, certaines explications parmi celles que nous avons discutées, de prime abord séduisent l'esprit ; mais on se prend bientôt à y regretter des lacunes qui, presque aussitôt, contraignent à fouiller derechef le terrain des investigations.

Le coup d'œil rétrospectif que nous avons jeté sur les travaux de nos devanciers, porte en lui toutefois un grand enseignement. Plus directement les assertions découlent des documents empruntés à la clinique, plus elles sont près de nous convaincre. Mettant à profit ces fructueux efforts, si nous partons des données précises de l'anatomie et de la physiologie ; et que, parcourant la voie féconde qui nous est indiquée, nous suivions pas à pas la lésion dans ses progrès et dans ses symptômes, peut-être arriverons-nous, à la condition de récuser toute déduction controversible, à l'expression exacte et motivée de la vérité? Sans courir les dangers des vues hypothétiques et spéculatives que protégent faiblement, contre un rigoureux examen, des qualités moins solides que brillantes, nous espérons écarter le reproche d'avoir, après tous ceux que nous avons combattus, édifié nous aussi notre gratuite théorie.

Dans le tableau que nous avons tracé des préludes de la coxalgie, nous avons insisté, d'une manière particulière, sur le sentiment de pesanteur et de fatigue qui se trahit dans tout le membre du côté malade, et sur la position défectueuse à laquelle insensiblement il est réduit. Ensuite nous avons établi que cette position défectueuse offrait deux variétés avec lesquelles coïncident soit l'allongement, soit le raccourcissement; et c'est sur la constatation de l'un ou de l'autre de ces deux derniers désordres que, provisoirement, nous avons fait reposer notre classification. Or, dans la *première forme symptomatique* que nous avons admise, dans celle où le membre paraît allongé, la position défectueuse qu'en même temps il affecte, consiste en une demi-flexion permanente de la cuisse sur le bassin, un degré peu prononcé d'abduction et de rotation externe du fémur, une légère déviation en dehors de la pointe du pied, et sa projection, ainsi que celle du genou, vers un plan un peu antérieur à celui qu'occupent les mêmes parties du côté sain.

Au chapitre *Anatomie et Physiologie*, nous avons décrit la direction précise des faisceaux fibreux qui constituent le ligament capsulaire.

Appelant l'attention sur leur disposition spiroïdale, nous avons expliqué comment leur enroulement autour de l'extrémité fémorale délimitait certains mouvements. En effet, cette courbure spiroïdale, étant alors portée à son plus haut degré d'intensité, la limite à l'élongation de chaque faisceau subit une restriction proportionnelle; et la distension du ligament ne tarde pas à se faire sentir. Par contre, nous avons fait voir que la flexion, l'abduction et la rotation en dehors du membre, qui constituent ses mouvements les plus étendus, sont aussi ceux qui font cesser (à moins qu'on ne les porte à leur degré extrême), la disposition spiroïdale des fibres capsulaires; qu'en d'autres termes, le degré moyen de ces mouvements place dans le relâchement le plus complet l'ensemble des faisceaux qui composent le ligament.

Nous avons apporté un soin extrême au développement des considérations anatomiques qui justifient pour la capsule fibreuse de l'articulation coxo-fémorale la susceptibilité que nous lui reconnaissons de contracter un état phlegmasique.

Nous avons fait remarquer que, traversée de vaisseaux, elle est recouverte et pénétrée d'une couche cellulaire, doublée d'une membrane synoviale dont les replis s'insinuent par une sorte d'intrication dans l'interstice des faisceaux qui la constituent. Nous avons démontré, en nous appuyant sur les autorités les plus imposantes, que loin d'être, par sa nature, réfractaire aux actions congestive et phlegmasique, la trame ligamenteuse enveloppée d'une atmosphère cellulaire dont elle est, à proprement parler, imprégnée, se trouve particulièrement exposée à de pareilles actions morbides.

Nous appelons maintenant l'attention sur un principe dont il importe au premier chef, en pathologie, de ne point se départir sous peine de fausser l'interprétation des faits qui en sont les conséquences. Ce qu'il convient de ne pas perdre de vue, c'est que. d'une manière générale, l'inflammation se rapproche de la sensibilité, et se rapporte à la vitalité des organes qu'elle affecte.

En s'élevant à l'idée générale de l'inflammation, d'après les caractères tranchés qu'elle revêt dans quelques tissus seulement, au lieu de démasquer les aspects variés sous lesquels, dans beaucoup d'autres cas, elle se dissimule, plusieurs auteurs sont tombés dans un inconvénient commun à toutes les sciences : ils se sont trompés en généralisant, pour s'être trop hâtés de généraliser. Il n'ont pu se résoudre plus tard à élargir les lignes du cadre nosologique qu'ils avaient tracé.

Pour prendre un exemple parmi les affections qui s'attaquent aux jointures, ils ont exclu de la classe des phlegmasies une maladie dont les observateurs les plus compétents ont jugé l'appareil si nettement caractéristique de l'inflammation, qu'ils en ont fait le prototype. Nous faisons allusion au rhumatisme articulaire (1). C'est ainsi qu'entraînés dans leur dissidence, il en est qui sont allés jusqu'à dénier à la fibre ligamenteuse la propriété de participer à l'état phlegmasique. Dans la difficulté de ne pas reconnaître qu'elle pût devenir malade, ils ont mieux aimé la déclarer alors atteinte d'une lésion *sui generis*, que d'admettre la nature inflammatoire de la lésion qui l'affecte. Cette opinion, nous l'avons repoussée; nous avons dit pourquoi, nous n'y reviendrons pas. Autant l'idée d'une entité morbide spéciale nous répugne, tant qu'elle n'est légitimée ni par la connaissance des éléments histologiques du tissu qui en serait le siége, ni par l'étude anatomique ou physiologique de ce tissu, autant nous croyons opportun de spécifier la modalité particulière que l'inflammation (cette influence morbide protéiforme à laquelle aucun système dans l'économie ne saurait échapper, pourvu qu'il possède des agents de nutrition)

(1) « En présence de cette fièvre inflammatoire modèle, en présence de ces » affections locales, tant extérieures qu'intérieures, dans lesquelles éclate le » génie inflammatoire dans toute sa pureté, dans toute sa légitimité, n'est-ce » pas une chose des plus étonnantes que de voir encore aujourd'hui des hommes » qui se piquent d'être observateurs, s'obstiner à repousser de la classe des » inflammations un rhumatisme articulaire bien caractérisé ? Certes si l'on bannissait du cadre des phlegmasies toutes les maladies qui en font partie moins » une, c'est le rhumatisme articulaire aigu bien caractérisé qui devrait y rester. » (Bouillaud, *Traité clinique du rhumatisme articulaire*, p. 6).

devra dans le tissu fibreux, à la vitalité particulière de ce système.

1° Sur ce chapitre, on doit en référer à Bichat (1) : « L'extensibilité du système fibreux est soumise à une loi » constante et qui est étrangère à l'extensibilité de la » plupart des autres systèmes : elle ne peut s'opérer que » d'une manière lente, graduée, insensible ; aussi quand » elle est mise en jeu il arrive deux phénomènes diffé- » rents (2) qui supposent également l'impossibilité de » s'étendre tout à coup, comme le font, par exemple, un » muscle, la peau, le tissu cellulaire....

» 2° Dans l'extension lente et graduée à laquelle se » prêtent les organes fibreux, on observe souvent que » loin de s'amincir, de s'élargir aux dépens de leur » épaisseur, ils augmentent au contraire en cette di- » mension.

» 3° La contractilité de tissu est accommodée dans le » système fibreux au mode de son extensibilité.

» 4° La contractilité de tissu se manifeste au bout » d'un certain temps dans le tissu fibreux, surtout » lorsque l'organe a été préliminairement distendu.

» 5° La sensibilité animale y existe dans l'état naturel, » mais elle s'y présente sous un mode particulier, dont » aucun système de l'économie n'offre, je crois, d'exem- » ple, et que personne n'a encore exactement indiqué.

» Les agents ordinaires qui la mettent en jeu ne sau- » raient ici la développer, à moins que l'organe ne soit » dans un état inflammatoire.

(1) Bichat, *Anatomie générale*, t. III, p. 224 et suivantes.

(2) Ces phénomènes différents sont, d'après Bichat, ou bien la compression douloureuse des parties tuméfiées, ou bien la rupture de la membrane fibreuse.

» 6° L'activité vitale du système fibreux se manifeste » 1° par sa sensibilité à la distension ; 2° par sa disposition » à devenir le siége de douleurs plus ou moins fréquentes » et spécialement de l'inflammation.....

» 7° Enfin, le système fibreux présente un phénomène » remarquable, c'est que presque jamais il ne se prête à » la formation du pus. »

Ainsi, d'une part : susceptibilité à l'inflammation et éréthisme de la sensibilité animale par l'état inflammatoire ; d'une autre part : résistance à l'extensibilité, puis épaississement du tissu par le fait de l'extension graduée, et (conséquence obligée de ces deux derniers faits), imminence de la distension, excitation enfin de la contractilité du tissu par toute cause capable de favoriser la distension, et conséquemment raccourcissement de la fibre ligamenteuse. Voilà, d'après les formules précises de Bichat, les caractères particuliers qui distinguent le système fibreux.

Il s'agit désormais de saisir la corrélation des faits d'ordre divers que nous venons de rappeler, et d'en approprier les conséquences à l'explication rationnelle de l'allongement.

Que, par une éventualité dont nous analyserons ailleurs la nature, mais dont on ne saurait contester plus longtemps la possibilité, le ligament orbiculaire de l'articulation coxo-fémorale tombe sous le coup d'un travail phlegmasique, le tissu cellulaire interfibrillaire qui s'insinue dans son épaisseur, qui, dirons-nous, imprègne sa trame, va se tuméfier. Les faisceaux fibreux, enflammés et écartés par l'épaississement des couches cellulaires qui leur sont interposées, subissent les uns par rapport aux autres une distension qui se joint à l'exaltation morbide de leur sensibilité, pour exciter la douleur. Dans la résistance de ces faisceaux fibreux à l'extensibilité, puis dans l'accroissement de leur épaisseur, lorsque graduellement ils auront cédé à l'extension, les couches cellulaires tuméfiées trouveront successivement deux causes de compression qui entretiendront l'état pathologique, et finalement feront qu'il s'aggravera dans les deux tissus contigus par la réaction réciproque qui s'exerce de l'un sur l'autre.

Portée à un degré croissant, la distension ne tardera pas à éveiller dans la trame fibreuse la contractilité (latente normalement) dont elle est douée. Alors, chaque faisceau qui entre dans la composition de cette trame, revenant sur lui-même, le ligament orbiculaire perdra sa longueur physiologique.

Admettons, pour un instant, que dans tous les points de sa circonférence, la résistance de ce ligament soit égale; dans cette hypothèse qu'arriverait-il? La tuméfaction, l'épaississement, la contraction permanente, en un mot le raccourcissement de ce ligament ayant acquis dans toutes ses parties un degré égal d'intensité, l'axe du fémur se trouverait fixé dans une position telle, qu'il répondrait au centre de la sphère décrite par les mouvements de l'articulation; mais si notre hypothèse n'est point conforme aux dispositions anatomiques, si la capsule articulaire n'offre pas dans les différents points de sa circonférence une égalité d'épaisseur et de résistance parfaites, la puissance contractile développée par l'état pathologique dans le tissu qui la compose, devra nécessairement l'emporter là où domine l'énergie de sa constitution anatomique. Par conséquent, le fémur sera entraîné dans le sens où la contraction du ligament arrive à son plus haut degré d'énergie.

Or, chacun le sait, pour constituer un manchon continu, la capsule orbiculaire est cependant un assemblage de ligaments rubaniformes reliés par une couche fibreuse de mince épaisseur, plutôt qu'une membrane homogène. A l'exemple de tant d'autres, et avec les frères Weber en particulier, nous avons signalé l'existence, la constance de plusieurs parties faibles en des points déterminés de sa périphérie. Avec Lenoir, nous avons reconnu la réalité, exceptionnelle à la vérité, mais anatomiquement constatée, d'un biatus en un de ces points. Cette anomalie, qui va jusqu'à établir une libre communication entre la synoviale articulaire et la bourse séreuse du psoas, confirme l'assertion que nous venons de porter sur le mode normal d'union, grâce auquel des ligaments distincts constituent dans leur ensemble une capsule cylindrique. Doué d'une remarquable épaisseur, composé de faisceaux longs, serrés, résistants, jeté en sautoir sur la face antérieure de la capsule, à laquelle, à proprement parler, il se surajoute, le faisceau de Bertin triple la vigueur de l'appareil d'attache avec lequel il fait corps. C'est lui qui oppose une limite infranchissable à l'excès de l'extension, à la bascule du bassin en arrière, et qui, dans la station verticale, assure la solidité du tronc. Que maintenant, tombant sous l'empire d'une influence perturbatrice, les conditions physiologiques du ligament orbiculaire viennent à péricliter, que sa sensibilité s'exalte, que sa longueur diminue, que sa contractilité s'éveille, l'éréthisme pathologique portera son *maximum* sur les parties de ce ligament douées auparavant, pour l'accomplissement des fonctions qui lui sont dévolues, du *maximum* de ses propriétés physiologiques. La *résistance* dont tout à l'heure nous reconnaissions le faisceau de Bertin si avantageusement pourvu, la *résistance* à la projection en arrière du membre pelvien va se transformer en une *puissance* qui fixera la cuisse en deçà des limites de son extension normale.

Il importe ici de bien s'entendre. Née de la concentration à la face antérieure de la capsule, de troubles fonctionnels que mesure la densité même de texture acquise en cet endroit par le tissu fibreux, cette *puissance*, par elle-même, triomphe de la propension naturelle du membre à se maintenir dans la sphère de ses mouvements. Pour s'élever à son dernier terme, cette puissance a besoin, et rencontre l'appui d'auxiliaires nombreux.

Si les fibres ligamenteuses, qui occupent la face antérieure de la capsule, avaient une direction verticale, un état pathologique propre à déterminer leur raccourcissement entraînerait la flexion directe de la cuisse sur le bassin. Mais la direction des faisceaux fibreux n'étant pas verticale, la flexion directe n'est pas la position que le membre subit. Obliques de haut en bas et de dedans en dehors, légèrement incurvés sur eux-mêmes, ces faisceaux décrivent un segment de spire. L'extension et l'adduction les tendent; la demi-flexion et l'abduction les relâchent.

Sont-ils raccourcis par l'état inflammatoire, plus exposés aux distensions, devenus douloureux à la tension même modérée, ils devront alors provoquer deux phénomènes : actifs dans le premier, ils s'opposeront par leur état de contraction permanente à ce que le membre reste dans l'extension et dans l'adduction, c'est la puissance dont nous parlions tout à l'heure qui s'exerce. Le membre se fléchit légèrement et se porte un peu en dehors. Passifs dans le second, ils inciteront le malade à faire agir les muscles pour garder cette position nouvelle, parce que leur laxité, étant ainsi garantie, la douleur est atténuée. Puis les progrès du mal élevant le degré de la rétraction dans les fibres ligamenteuses, le bénéfice d'une flexion très-légère et d'une abduction à peine sensible est perdu pour elles; et l'on voit plus fortement la position vicieuse se prononcer. Un certain nombre de fois se déroule la série de semblables phénomènes; et c'est ainsi que, moitié par suite des désordres physiques survenus dans le tissu du ligament orbiculaire (tuméfaction, épaississement, contraction permanente et progressive, raccourcissement), moitié par suite des perturbations physiologiques (sensibilité, contractilité morbides), dont ces troubles physiques s'accompagnent, progressivement la sphère normale des mouvements du membre tend à se restreindre. C'est ainsi qu'arrivé à l'abduction et à la demi-flexion qui placent les faisceaux fibreux malades dans le plus complet relâchement possible, le membre conserve cette position d'une manière permanente.

Ce n'est pas tout encore : à la demi-flexion et à l'abduction, qui, en ramenant les faisceaux fibreux au parallélisme avec le col fémoral, procurent à ces faisceaux une laxité impérieusement commandée par leur état morbide, se combine inévitablement un certain degré de rotation externe. En voici les motifs : d'abord l'abduction, dans l'état physiologique, demande à la volonté un effort constant pour s'exercer indépendamment d'une légère rotation externe de la cuisse. Ces deux mouvements sont liés l'un à l'autre par une intimité, dont l'explication a trouvé place parmi nos considérations anatomiques.

Mais lorsque les altérations de tissu, produites par l'inflammation dans la capsule orbiculaire, ont amené peu à peu dans la position naturelle du membre pelvien les modifications dont nous venons de suivre la progression croissante, les souffrances violentes que réveille tout effort dans le sens de l'extension, autant que le soulagement qui résulte de l'état de laxité de la capsule, portent instinctivement le malade à tenir contractés les abducteurs et les fléchisseurs de la cuisse. Or, nous l'avons vu (1), presque tous ces muscles sont en même temps rotateurs du membre en dehors. Ainsi s'explique comment, dans l'état pathologique, la rotation externe est plus inséparable encore que dans l'état de santé de l'abduction du membre. Il est enfin pour beaucoup de cas une raison péremptoire de ce constant phénomène. Rien n'est moins rare que de voir les muscles qui enveloppent l'articulation, participer par contiguïté de tissu à l'état inflammatoire dont la jointure est le siége. L'importance de cette considération mérite des développements que nous lui donnerons en temps et lieu. Bornons-nous pour le moment à signaler cette complication comme plus fréquente, plus prompte surtout à se manifester, qu'on est en général porté à le croire.

Rappelons que ces muscles, une fois l'inflammation développée dans leur tissu propre, ou simplement dans leurs gaînes cellulaires, entrent en contraction et y restent d'une manière permanente; que pour la plupart abduc-

(1) Considérations anatomiques et physiologiques, p. 78.

teurs et rotateurs en dehors, ils agissent dans le sens des causes de déformation que nous avons préalablement examinées. Il n'en faut pas davantage pour faire apprécier le concours que ces influences primitives trouvent dans l'intervention d'un pareil auxiliaire.

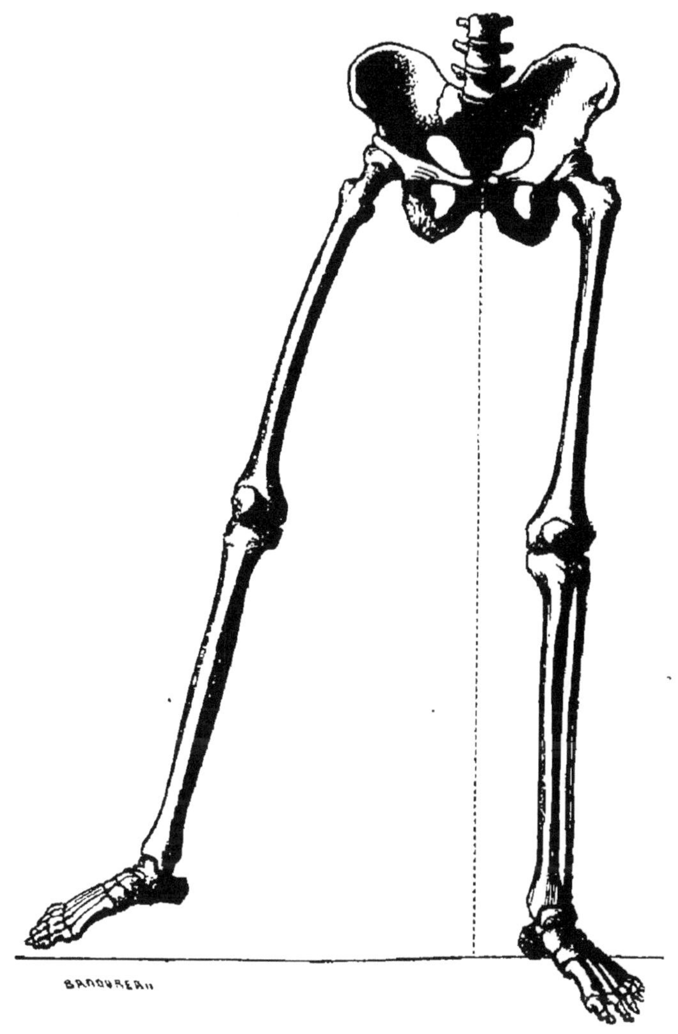

Fig. 9.

Indépendamment de toute autre lésion, sans qu'il soit besoin de recourir à quelque altération intéressant le centre de l'article, et portant, soit sur les parties osseuses, soit sur les qualités du liquide qui lubrifie leurs surfaces de glissement, les considérations qui précèdent démontrent que l'état inflammatoire de la capsule orbiculaire est apte par lui-même à dévier le membre pelvien de sa direction physiologique. La position à laquelle cette influence morbide réduit le membre, consiste dans la demi-flexion et l'abduction modérée jointes à une légère rotation en dehors.

Supposons maintenant le malade dans la station verticale, la cuisse dans la déviation ci-dessus indiquée, la jambe étendue, la pointe du pied tournée en dehors, portée sur un plan antérieur effleurant à peine le sol, le poids du corps soutenu par le membre du côté sain : il sera dans la position d'un danseur sur le point d'exécuter une pirouette (fig. 9).

Aussi incompatible avec la station qu'avec la progression, cette position ne peut être que passagère. Force est bien au malade, pour remédier à ces inconvénients, de contre-balancer les obstacles qui entretiennent sa permanence. C'est alors que, rapprochant autant que possible de l'axe du corps l'extrémité inférieure de son membre, on le voit suppléer à l'impossibilité d'étendre la cuisse, en inclinant le bassin de ce côté (fig. 8). Il résulte de ces mouvements simultanés que la cavité cotyloïde est portée en dedans et en arrière, en même temps que la crête iliaque est portée en bas et en avant.

Enfin pour faire contre-poids à l'inclinaison du bassin, pour ramener le centre de gravité dans l'aire de la base de sustentation, une inflexion en sens inverse, une courbure de compensation se produit dans la colonne lombaire.

Une fois acquise pour les besoins de la marche, cette position vicieuse devient habituelle, et le malade la garde même pendant le décubitus dorsal. Il est curieux d'observer que l'inclinaison du bassin est d'autant plus prononcée que le séjour définitif au lit a été plus tardif; et que, *toutes choses égales d'ailleurs*, chez les sujets alités pour un motif quelconque, avant le début de la maladie articulaire, le bassin et la colonne vertébrale peuvent se maintenir pendant longtemps à un degré d'inclinaison beaucoup moins prononcé. Il faut nécessairement conclure de cette remarque, à l'exactitude de l'explication que nous avons donnée de ces divers phénomènes, et à l'intimité de la corrélation dans laquelle nous les disons enchaînés. Les circonstances particulières que nous signalons (un séjour préalable et prolongé au lit) donnent à cette vérité tout son éclat. Un individu en traitement pour une maladie d'une autre nature, alité depuis un certain temps et chez lequel un état phlegmasique développé dans l'appareil ligamenteux d'une articulation coxo-fémorale, a déterminé la demi-flexion, l'abduction et la rotation externe de la cuisse, garde cette position d'une manière permanente. Bien que la position affectée par le membre soit, par le fait, caractéristique de l'état pathologique, les épines iliaques peuvent ne pas paraître sur un plan très-sensiblement différent. Qu'on fasse lever le malade et qu'on le place dans la station verticale, dès l'abord on pourra constater l'exactitude de notre description, relativement à la position du membre affecté : demi-flexion, abduction, rotation externe de la cuisse, extension de la jambe, pointe du pied déviée en dehors effleurant à peine le sol et située sur un plan antérieur, poids du corps soutenu par le membre sain. Mais qu'ensuite on ordonne au malade de se disposer à marcher, alors on verra de la façon la plus frappante se dérouler la série des phénomènes que nous avons signalés. Ces déviations simultanées que, communément, il n'est donné d'observer qu'à titre de fait accompli, on les verra s'effectuer, se succéder avec la régularité parfaite des temps qui composent une manœuvre. Et à mesure que le pied du côté malade, se rapprochant de l'axe du corps, arrive à reposer sur le sol, l'épine iliaque de ce côté s'abaisse et se porte en avant, le bassin bascule; car la demi-flexion à laquelle le fémur est réduit a persisté comme si son extrémité inférieure était rivée au bassin par une ankylose. Enfin pour replacer les épaules sur le même plan horizontal et ramener la tête dans la rectitude, on voit le sujet infléchir la colonne vertébrale, incliner, c'est tout un, la colonne lombaire.

Remettez maintenant le malade au lit dans le décubitus horizontal, et vous constaterez que le talon du côté malade paraît désormais de plusieurs centimètres plus éloigné du tronc que celui du côté opposé, et que l'épine iliaque correspondante a subi un abaissement proportionnel (1). L'examen clinique auquel on vient de se livrer a donc eu pour résultat de mettre en saillie l'apparence de l'allongement.

Non-seulement la lésion de l'appareil ligamenteux qui s'oppose au libre accomplissement des fonctions de l'articulation coxo-fémorale renferme la cause initiale des déviations successives que l'on vient de constater; mais c'est d'elle encore qu'il convient de faire dépendre

(1) Voyez, pour la constatation clinique de cette série de phénomènes, l'observation XIII.

l'excès que tout à l'heure. et par une fallacieuse apparence, on a vu brusquement se manifester dans la longueur du membre. C'est donc avec raison qu'en Angleterre Brodie, Albern de Bremen, Cooper ont soutenu que l'allongement du membre était apparent ; c'est donc à juste titre qu'en France M. Boinet a appelé l'attention sur la corrélation qui enchaîne à l'allongement l'abaissement du bassin et l'inclinaison vertébrale. Ces importantes considérations ont trouvé de l'écho dans l'esprit de MM. Nélaton, Malgaigne, Maisonneuve, etc. Disons-le pourtant, si les uns ont mis leur talent à démontrer que l'allongement est une simple apparence, et à rendre compte de son mécanisme ; si les autres ont consacré de leur puissante autorité, et rendu classique la doctrine exposée par les premiers, nous ne sachions pas que personne soit remonté à la véritable origine du phénomène. Plusieurs ont expliqué comment la nature procède ; aucun n'a signalé les raisons qui la font entrer dans la voie où l'on reconnaît qu'elle s'est engagée. C'est pourquoi, limitant leur analyse à la très-exacte constatation de l'inclinaison pelvienne et vertébrale dans l'allongement, les uns ont déduit de ces déviations, dont ils ont omis de donner le motif, d'autres déviations qui, loin à notre avis d'être subordonnées aux premières, leur sont concomitantes ; sont comme elles un effet et non la cause du complexe phénomène. C'est pourquoi les autres, frappés des lacunes que laissait à sa suite cette partielle explication, sont retombés dans le courant des hypothèses communément acceptées, et ont reproduit pour la plupart la théorie plus ou moins amplifiée de J. L. Petit. N'accordant aux considérations qui venaient de s'offrir à leurs méditations qu'une attention peut-être trop fugitive, ils ont admis sans peine la *réalité* de l'allongement, et leurs efforts se sont concentrés à en pénétrer la cause.

Mais nous, convaincus par les belles recherches des maîtres que nous avons cités, non moins que par les observations qui nous sont propres, que l'allongement est dans un très-grand nombre de cas une apparence pure et simple, nous nous sommes évertués à déceler la raison d'être de cet insidieux symptôme. Nous l'avons trouvée dans l'état pathologique, dans l'inflammation de l'appareil ligamenteux de l'articulation coxale. L'état phlegmasique de la capsule orbiculaire fait perdre en effet aux faisceaux fibreux qui la composent une partie de leur longueur, il détermine en eux une rétraction qui prévaut surtout là où l'emportent leur épaisseur et leur résistance physiologiques. Entraîné dans le sens où s'exerce cette puissance, le fémur arrive par degrés à la position demi-fléchie combinée à l'abduction et à la rotation externe (1).

C'est parce que la cuisse est fixée par la lésion capsulaire dans cette position vicieuse que le pied cesse de s'appuyer sur le sol. C'est parce que ce défaut de contact entre la plante du pied et le sol est incompatible avec la station et la marche que le bassin s'abaisse et bascule pour y suppléer. C'est parce que le bassin s'incline que la colonne lombaire se dévie à son tour et décrit une courbure de compensation. C'est enfin parce que l'épine iliaque antéro-supérieure du côté malade est portée en bas et en avant par rapport à l'épine iliaque du côté opposé, que, dans le décubitus dorsal, le talon du côté malade

(1) Voyez page suivante, fig. 10.

dépasse son congénère d'une distance de plusieurs centimètres, et que le membre paraît avoir subi une considérable élongation.

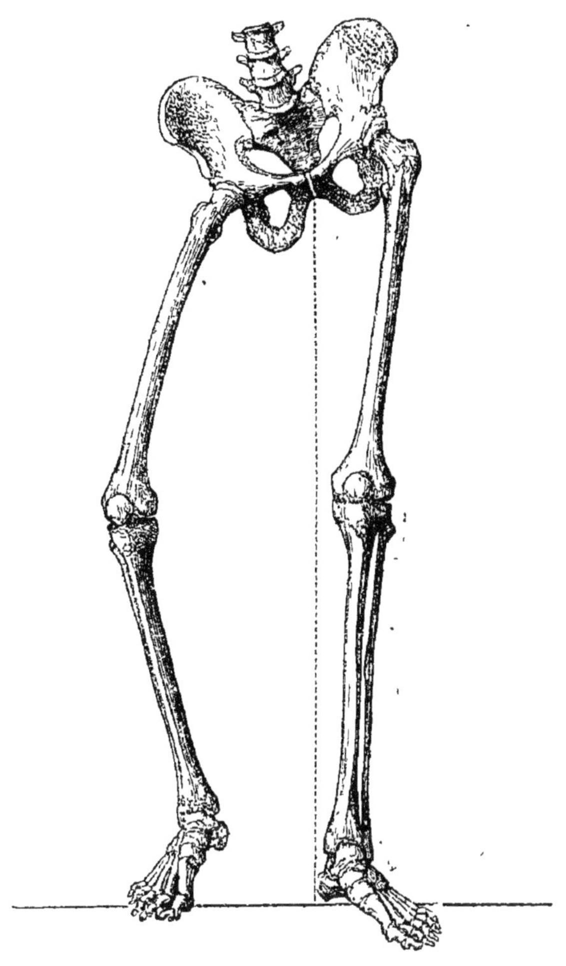

Fig. 10.

Quant à ses dimensions réelles (fig. 11), elles n'ont pas varié. Quant aux connexions des surfaces osseuses dans l'articulation coxo-fémorale, elles sont les mêmes. Et si, avec le secours des faits, nous parvenons à démontrer que les altérations de direction et de longueur dont nous venons d'exposer le principe, ont pu, ainsi que les troubles rationnels les plus nettement caractéristiques de la coxalgie progresser de concert, en laissant intact de toute lésion le centre articulaire lui-même; qu'ils ont pu rétrograder,

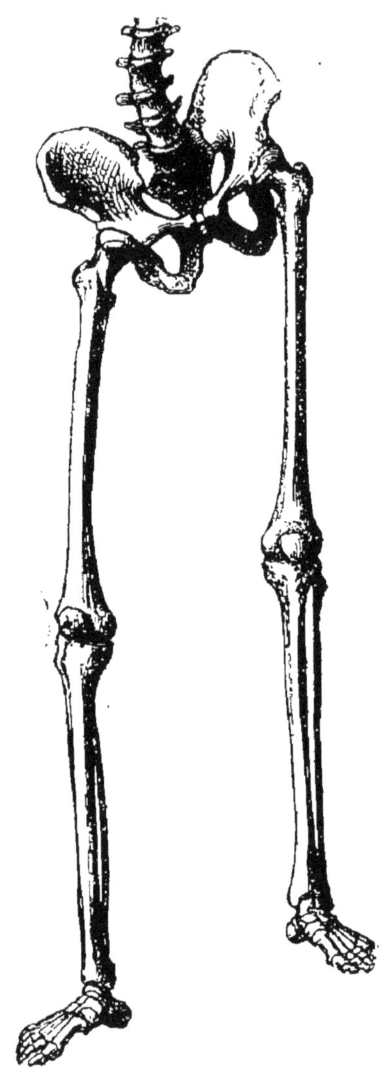

Fig. 11.

disparaître et abandonner le membre au libre usage de ses fonctions, ne serons-nous pas en droit de rejeter la désignation de *première période* sous laquelle on a coutume de grouper ces symptômes, pour y substituer celle de *forme particulière* de la coxalgie?

Si alors nous reconnaissons pour siége précis de la lésion, pour point de départ des désordres, les éléments constitutifs de l'appareil ligamenteux (tissu cellulaire, tissu fibreux, surface synoviale); si nous voyons dans toute une série de cas les déterminations morbides se rapporter à un type nettement accusé; que par ailleurs les troubles de nature diverse, dont l'état inflammatoire de l'appareil ligamenteux explique l'apparition, soient précisément ceux qui donnent son cachet au type dont nous parlons; ne serons-nous pas en droit d'assigner la dénomination de CAPSULAIRE à la coxalgie avec allongement?

Voici deux observations qui viennent à l'appui de notre proposition. Elles sont empruntées à Lesauvage (1).

OBSERVATION VI.

Un jeune homme de vingt-neuf ans venait de faire une route longue et pénible, et depuis deux jours ne s'était point arrêté quoiqu'il sentît vers la hanche gauche une douleur qui enfin le mit hors d'état de continuer sa route. Entrée à l'hôpital le 20 avril 1835. Saillie du grand trochanter, élongation *bien imprimée*, vives douleurs à l'articulation: tels sont les signes qui font reconnaître une inflammation de l'articulation coxo-fémorale.

Deux saignées dans le jour, forte application de sangsues, cataplasmes, diète sévère. Lendemain et surlendemain, saignée; le jour suivant, sangsues. La résolution

(1) Lesauvage (de Caen), *Arch. gén. de médecine.*

fut complète : au sixième jour, *plus d'allongement*, dit Lesauvage. Le malade sortit.

OBSERVATION VII.

Une femme de chambre, âgée de vingt et un ans, fut traitée à l'hôpital de la Charité de Caen pour une coxalgie du côté gauche. L'allongement fut porté à un pouce, et tout faisait craindre la luxation. On était loin de compter sur la réduction, quand tout à coup, en moins d'un mois, l'allongement disparut, les douleurs cessèrent et la fille sortit bientôt guérie. Deux ans après, elle mourut d'une maladie étrangère. Les deux articulations coxo-fémorales examinées ne présentèrent pas la moindre différence.

Dans le premier exemple, nous constatons à un degré tranché trois symptômes caractéristiques de la coxalgie : une douleur tellement violente qu'elle nécessite le repos, un allongement « *bien imprimé* » du membre pelvien, la saillie du grand trochanter.

Une médication antiphlogistique des plus énergiques est instituée, et dans l'espace de six jours *la douleur disparaît ainsi que l'allongement.*

Laquelle des causes invoquées par les auteurs saurait rendre compte de l'apparition de ces phénomènes et de la marche qu'ils ont suivie ? N'est-il pas plus rationnel de reconnaître avec Lesauvage que l'inflammation suraiguë de la capsule articulaire allumée par l'excès de la fatigue, et éteinte avec une égale rapidité, grâce à l'énergie du traitement, a été le point de départ de manifestations symptomatiques qui justifient suffisamment le diagnostic ?

Fût-il unique, ce fait prouverait que l'état inflammatoire de la capsule articulaire est apte à déterminer l'allongement apparent du membre et la saillie du grand trochanter; mais la seconde observation, rapportée par le même auteur, nous fournit, touchant l'exactitude de notre explication, une preuve nouvelle, une preuve matérielle, car elle repose sur l'examen nécroscopique.

L'allongement, en effet, après avoir été porté à un pouce (3 *centimètres*) et avoir inspiré sur la réalité et sur l'irréductibilité définitive de la luxation les craintes les plus sérieuses, disparaît soudain, ainsi que la douleur. Le membre reprend ses dimensions normales et la malade guérit. Puis, quelque temps après, elle meurt d'une maladie étrangère et l'autopsie ne décèle pas entre les deux articulations coxo-fémorales la plus légère différence. Il faut bien le reconnaître, si quelque partie constituante de l'articulation jadis affectée autre que la capsule fibreuse avait été le siége de lésions, ces lésions, même après régression, auraient laissé des traces indélébiles.

Il est à regretter qu'à l'époque où Lesauvage a recueilli cette curieuse observation, son attention ne se soit pas arrêtée sur l'état de la capsule articulaire elle-même. Il y aurait probablement reconnu un certain degré d'épaississement.

Pour résumer d'un mot les considérations que nous avons développées, nous dirons :

1° Puisqu'il est démontré que les lésions dont l'appareil ligamenteux est susceptible, sont aptes à déterminer l'allongement apparent du membre, puisque d'autre part il est démontré que cet allongement a pu se manifester indépendamment de toute lésion articulaire autre que celles dont la capsule est susceptible, il convient de reconnaître comme cause primordiale de ce phénomène l'état pathologique de la capsule articulaire.

2° Puisque aucune des raisons invoquées pour expliquer l'allongement réel du membre ne contient la démonstration de cette réalité, puisque d'autre part les lésions capsulaires doivent être reconnues comme cause primordiale de l'allongement (tel qu'on l'observe d'une manière très-générale dans la coxalgie), il convient de reconnaître que dans cette affection l'allongement du membre n'est qu'apparent.

3° Enfin, il y a lieu de grouper dans une classe à part les coxalgies qui se traduisent par une élongation du membre affecté, et de les rattacher à des lésions d'un même ordre : *l'inflammation de la capsule articulaire.*

ARTICLE IV.

DEUXIÈME ORDRE : DU MÉCANISME DU RACCOURCISSEMENT DU MEMBRE, DE SON ADDUCTION ET DE SA ROTATION EN DEDANS.

Dans l'étude de la coxalgie, une circonstance a de prime abord fixé l'attention des chirurgiens; c'est que dans certains cas le membre pelvien subit des altérations de direction et de longueur diamétralement opposées à celles qui ont été décrites dans l'article qui précède. Au lieu de paraître allongé, le membre est raccourci; au lieu de s'éloigner de la ligne médiane et de se tourner en dehors, il affecte l'adduction et la rotation interne; il s'incline vers la ligne médiane; il peut aller, en la dépassant, jusqu'à reposer sur son congénère; sa face externe alors se tient dirigée presque directement en avant.

De semblables désordres et ceux que nous avons étudiés jusqu'ici, ne pouvaient, simultanément observés chez deux malades différents, manquer d'être posés en parallèle; mais, sur le même sujet, les voir se remplacer avec une brusquerie inattendue, et des deux parts acquérir leur degré le plus tranché, voilà un second fait bien autrement capable de frapper l'esprit.

Qu'est-il arrivé? Une fois connue, cette dernière éventualité morbide, cette curieuse inversion dans les phénomènes, a si étroitement captivé l'attention, que, prévenus de sa possibilité, la plupart des cliniciens n'ont pu se dégager de l'idée de la voir surgir à une époque donnée de l'affection. Avec leurs caractères opposés, les déviations dans la direction, les altérations dans la longueur du membre, leur ont paru liées entre elles par une nécessité de succession imprescriptible. De là, au détriment de la rigoureuse acception des faits, cet ordre descriptif arbitrairement imposé à la marche de la coxalgie, et cette division en deux périodes : une première d'allongement, une seconde de raccourcissement, ayant la luxation pour conséquence ultime. De là cette propension très-nettement accusée de beaucoup d'auteurs à rechercher l'explication du raccourcissement dans quelque corollaire des causes qu'ils assignaient à l'allongement lui-même.

Pour passer en revue les opinions qui se rattachent à ce point de départ, il nous suffira de remettre brièvement en mémoire des théories que nous avons discutées ci-dessus.

1° *Expulsion de la tête fémorale, de sa cavité par la présence dans celle-ci, d'une tumeur épaisse et concrète.* — Albucasis, — Fabrice d'Acquapendente.

Nous avons opposé à cette assertion une observation très-intéressante de M. Cruveilhier, dans laquelle une abondante quantité de matière caséiforme occupait le centre de l'article, sans que sa présence se fût manifestée ni par la luxation, ni par quelque degré que ce soit d'allongement.

2° *Tuméfaction du paquet adipeux qui remplit le fond de la cavité cotyloïde.* — Valsalva, — Salzmann, — Morgagni, — Portal, — Boyer.

Cette altération, nous l'avons vu, ne se développe que dans les coxalgies très-anciennes, et longtemps après que les surfaces articulaires ont perdu leurs rapports normaux. C'est un effet et non une cause des déplacements. Leur mécanisme ne saurait nullement se comprendre ainsi.

3° *Tumeur résistante, cal vicieux siégeant dans le fond de la cavité cotyloïde.* — Salzmann, — Morgagni, — Gorter, — Andry.

Avant tout, pour que la présence d'un cal soit explicable, il faudrait qu'au préalable une violence extérieure eût déterminé dans l'os iliaque une fracture intéressant le cotyle. Combien rares sont les cas qui répondraient à une pareille explication! Quant à une exostose, aucun phénomène anatomique n'est venu démontrer la possibilité de son développement avant l'expulsion de la tête fémorale de sa cavité. Les végétations qui s'y rencontrent doivent donc à bon droit être considérées comme consécutives à l'absence de la tête fémorale.

4° *Gonflement inflammatoire des cartilages.* — Bichat, — Boyer, — Lobstein, — Dzondi.

Est-il besoin de rappeler les preuves émanant des recherches modernes, grâce auxquelles la vitalité passive des cartilages et leur inaptitude à l'inflammation sont établies? L'hypothèse développée par Boyer repose sur des doctrines physiologiques aujourd'hui tombées dans un profond discrédit. Il ne viendra à l'esprit de personne d'invoquer comme cause des déplacements du fémur, un fait que chacun désormais reconnaît être apocryphe.

5° *Gonflement de la tête du fémur.* — Rust.

Les propositions de Rust sur la cause prochaine et le mode d'évolution de la coxalgie n'ont pas trouvé d'écho. Au gonflement de la tête fémorale, il attribue à la fois et l'allongement et le raccourcissement du membre. Cette manière de voir, qui n'a pas rencontré sa consécration anatomique, n'est pas acceptée dans la science.

6° Une opinion très-généralement reçue, à laquelle nous voyons se ranger tour à tour Jehan de Vigo, Fabrice d'Acquapendente, J. L. Petit, Brodie, Lesauvage, Auguste Bérard, Bonnet, etc., que soutient ardemment M. Parise, et qu'acceptent, non sans restriction toutefois, MM. Cruveilhier, Maisonneuve, Nélaton, c'est que la désunion des surfaces articulaires vient de l'*accumulation du liquide* dans leur interligne.

Cette théorie nous l'avons exposée et discutée longuement dans l'article qui précède. Parmi ses adhérents, les uns admettent dans toutes ses conséquences l'action perturbatrice de l'épanchement sur l'intégrité des rapports articulaires. Pour ceux là, le raccourcissement du membre, nécessairement consécutif à l'allongement, résulte de l'abondance du liquide épanché qui, repoussant la tête du fémur au-dessous du bord cotyloïdien, lui a permis d'évacuer la cavité destinée à la contenir, puis de se porter par un mouvement ascensionnel vers la paroi extérieure du cotyle, sur quelque point de son rebord. Allongement préalable, raccourcissement consécutif : telle est, pour ces auteurs, la succession obligée des phénomènes sensibles. Abondance excessive de l'épanchement, et pression considérable ; expulsion complète de la tête du fémur hors de sa cavité, et luxation : tel serait le mécanisme constant de leur production. Eh bien, la substitution soudaine du raccourcissement à l'allongement, voilà le phénomène dont l'observation fréquente n'implique pas cependant la nécessité ; mais dont la crainte préconçue a imprimé aux conclusions de ces observateurs leur caractère exclusif. Des notions plus synthétiques ont détourné les autres d'une semblable exagération. C'est ainsi que le promoteur même de la théorie qui nous occupe, J. L. Petit, a bien senti qu'elle ne répondait pas à toutes les éventualités symptomatiques. Aussi le voyons-nous, après avoir subordonné, ici, l'allongement du membre à l'accumulation du liquide dans l'article, expliquer, là, son raccourcissement par une influence étrangère aux conséquences directes de cette accumulation.

Partant d'une vérité : la possibilité du raccourcissement graduel sans allongement préalable, « la figure sphérique » de la tête du fémur, dit J. L. Petit, en est la cause. » Elle va en diminuant depuis son cou jusqu'à son sommet, » ce qui fait que quand la synovie l'éloigne d'une ligne du » fond de sa cavité, les muscles tirent d'une ligne la cuisse » en haut ; et si alors on mesurait la cuisse de l'endroit où » la tête du fémur touche le rebord supérieur de la ca- » vité, on la trouverait plus courte d'une ligne ; de manière » que si cette tête est chassée de quatre à cinq lignes, la » cuisse se trouvera plus courte de quatre à cinq lignes,

» pourvu qu'on la mesure de l'endroit où elle touche le » bord supérieur de la cavité ; ainsi, autant de chemin que » fera la tête du fémur pour sortir, autant la cuisse perdra » de sa longueur. »

Il est aisé de s'en apercevoir, l'illustre chirurgien n'est pas sans quelque embarras. D'une part, son expérience clinique lui a rendu familier un fait de rigoureuse observation : l'apparition fréquente du raccourcissement sans que l'allongement l'ait précédé ; d'autre part, confiant dans la théorie qu'il a proposée pour l'allongement, il voudrait la faire servir à expliquer le phénomène inverse ; mais soudain, comprenant son insuffisance, il tourne la difficulté en faisant intervenir une disposition anatomique qui lui devient un auxiliaire. Par malheur, cet auxiliaire est impuissant.

« L'explication de J. L. Petit, dit en effet M. Nélaton (1), » serait inattaquable si le bord de la cavité cotyloïde en for- » mait le point le plus élevé, comme l'auteur le suppose. » Or l'anatomie nous démontre qu'il n'en est point ainsi, » car une coupe qui passe transversalement au niveau de » ce rebord laisse au-dessus d'elle une partie de la cavité » qui représente une sorte de calotte dont la profondeur » est de 5 ou 6 millimètres. C'est au fond de cette cavité » que correspond le point le plus élevé de la tête du fémur ; » or, en se déplaçant, l'os devra s'abaisser pour passer au- » dessous du rebord cotyloïdien. »

Il est impossible d'en disconvenir : si l'on admet comme cause du raccourcissement l'accumulation du liquide entre les surfaces articulaires, un allongement réel est

(1) Nélaton, *Éléments de pathol. chirurg.*, t. II, p. 264.

préalablement indispensable. Mais si, d'autre part, il est démontré que l'allongement est une simple apparence; bien plus, si dans beaucoup de cas cette apparence elle-même fait complétement défaut, ne devient-il pas évident que l'accumulation du liquide n'est point le véritable agent dans le raccourcissement du membre? Or, nous le répétons, ce fait d'une importance capitale, qui n'avait pas échappé à J. L. Petit, est aujourd'hui une vérité consacrée par l'expérience : apparent ou réel, l'allongement peut manquer de la manière la plus absolue.

Écoutons, sur ce point, M. le professeur Nélaton : « La » plupart des auteurs nous présentent, dit-il, comme un » fait invariable la succession de l'allongement et du rac- » courcissement; l'un correspondant à la période d'expul- » sion de la tête du fémur, l'autre à la luxation confirmée. » Il est vrai que ces deux phénomènes sémiologiques se » montrent souvent; on ne peut cependant les donner » comme constants. En effet, dans bien des coxalgies le » raccourcissement arrive sans avoir été précédé d'allon- » gement. »

Signalons ici encore une considération qui trouvera en son lieu de plus longs développements. Produit par l'accumulation de liquide, le raccourcissement serait, avec la luxation, dans une corrélation de simultanéité intime; or, quand nous aurons démontré que le membre est susceptible de perdre plusieurs centimètres de sa longueur sans cependant s'être luxé, n'aurons-nous pas fourni un nouvel argument en faveur de notre réfutation? Nous reviendrons sur ces faits; mais ne nous lassons point de confronter les opinions.

Nous avons vu, au chapitre qui précède, M. le professeur

Cruveilhier accueillir les idées de M. Parise sur le rôle de l'épanchement dans la désunion des surfaces articulaires. Nous avons à la vérité appelé l'attention sur les termes dubitatifs de l'adhésion de M. Cruveilhier, et sur les restrictions qu'y apportent ses observations personnelles. Ces restrictions sont tellement fondamentales, qu'on serait presque autorisé à en tirer une conclusion franchement négative. Il est de toute évidence que si l'influence de l'accumulation de liquide sur l'allongement paraît à M. Cruveilhier un fait pour le moins douteux, ce professeur ne peut avoir une confiance bien solide dans l'action du même agent sur le raccourcissement du membre, puisque ce second phénomène serait la conséquence du premier.

Voici enfin comment M. Maisonneuve, qui adhère lui aussi à l'opinion que nous discutons, formule sa manière de voir sur le mécanisme du raccourcissement : « Toute lésion » articulaire, dit M. Maisonneuve (1), qui aura pour effet » d'élever le centre de la tête fémorale au-dessus de la ligne » bicotyloïdienne, produira nécessairement un raccourcis- » sement réel du membre. Presque tous les auteurs ont » parlé de ce raccourcissement, et l'ont attribué à la des- » truction des cartilages diarthrodiaux, à la carie de la tête » ou de la cavité, et enfin à la luxation en haut et en » dehors. Quelques-uns ont cru, avec J. L. Petit, à un » raccourcissement progressif, croissant, à mesure que la » tête de l'os s'éloigne du fond du cotyle; nous avons » vu qu'il y a au contraire allongement, jusqu'à ce que » la partie la plus élevée de la tête osseuse ait dépassé le » bord libre de la cavité. Passé ce point, la luxation se

(1) Maisonneuve, *De la coxalgie*, thèse de concours, Paris, 1844, p. 145, 146.

» complète et le membre se raccourcit. D'autres soutiennent que la contraction musculaire est capable de produire un raccourcissement considérable.

» Morgagni (1) et Paletta (2) avaient pensé que l'état de relâchement ou de contraction des muscles de la hanche pouvait influer sur la longueur des membres abdominaux. M. Fricke (3) s'empare de cette idée et la généralise; de même qu'il ne trouve d'allongement réel que celui qui résulte de la paralysie, de même il n'admet d'autre raccourcissement que celui qui est produit par la contraction musculaire. C'est, pour le dire en passant, une singulière opinion, pour un homme qui professe qu'une augmentation de la tête du fémur de plus de six lignes ne produit aucun allongement.

» Toutes ces opinions tombent devant les expériences précises : la pression la plus forte de la tête du fémur contre la cavité cotyloïde ne produit pas une ligne de raccourcissement. Il en est de même du raccourcissement par la destruction des cartilages et des surfaces osseuses.

» Tous les chirurgiens, à l'exception peut-être de M. Fricke (4), admettent ce genre de raccourcissement; il est presque inutile de nous y arrêter. M. Parise a cru devoir soumettre encore cette question à l'expérience, et il est arrivé à ce résultat que, en diminuant la tête du fémur de plus en plus, on obtient un raccourcissement constant.

(1) Morgagni, *De sed. et causis. Epist.* 46, art. 22.

(2) Paletta, *Exercitationes pathologicæ*.

(3) Fricke, *Arch. gén. de méd.*, 2e série, t. V.

(4) Id., *ibid.*, 2e série, t. V, p. 602.

» Il en est de même si l'on creuse la paroi supérieure » de la cavité cotyloïde. En détruisant seulement le bord » supérieur et externe de la cavité, on obtient un raccour- » cissement croissant, à mesure qu'on porte le fémur en » dehors. Si, après avoir diminué de moitié la tête du fé- » mur, on la pousse dans le bassin, par une large perfo- » ration du cotyle, il y aura un raccourcissement con- » sidérable, variable suivant la grandeur de l'ouverture.

» En luxant le fémur en haut et en dehors, le raccour- » cissement est beaucoup plus manifeste ; il varie suivant » le degré de déplacement. Lorsque la luxation est in- » complète, sans qu'il y ait destruction des os, la tête du » fémur appuyant sur le bord de la cavité cotyloïde, vers » le milieu de l'échancrure postérieure par la dépression » qui donne attache au ligament rond, le raccourcisse- » ment est égal à la hauteur du rayon fémoral, c'est-à- » dire environ 25 millimètres. Lorsque la luxation est » complète, le raccourcissement augmente à mesure que » l'os déplacé s'élève dans la fosse iliaque. »

L'auteur énumère ensuite des causes de brièveté du membre tout à fait étrangères à la question qui nous occupe, telles que l'inclinaison, la brièveté du col fémoral, l'atrophie du fémur. Ce qu'il importe ici de remarquer, c'est que dans l'esprit de M. Maisonneuve l'idée du raccourcissement se rattache intimement à celle de luxation. Après avoir résumé (p. 168, 169, 170) les opinions diverses émises sur ce sujet, M. Maisonneuve donne, touchant les causes et le mécanisme de la luxation, l'explication éclectique que voici :

« Quant à nous, dit-il (1), nous pensons que le déplace-

(1) Maisonneuve, *loc. cit.*, p. 170.

» ment peut avoir lieu : 1° par le fait d'une accumulation » de liquide dans la cavité, liquide qui repousse la tête du » fémur ; 2° par le fait du gonflement des parties molles » du fond du cotyle ; 3° par suite de la destruction des » bords de cette cavité ; 4° par suite du ramollissement et » de la destruction plus ou moins complète de la capsule, » combinée avec quelque effort du malade lui-même, » quelque violence extérieure.

» Ces deux dernières causes, ajoute M. Maisonneuve, » me paraissent les plus fréquentes. Nous avons vu que la » luxation n'arrivait presque jamais que dans la deuxième » période de la maladie ; à l'époque par conséquent où le » membre est fléchi, porté dans l'adduction forcée et la » rotation en dedans. Or, dans cette position, la tête de l'os » tend à s'écarter du fond de la cavité, et presse sur son » bord postérieur. On conçoit alors, surtout si le bord est » en partie désorganisé, que le moindre effort exercé sur » le fémur, qui représente un bras de levier considérable, » suffit pour changer les rapports des surfaces. Les deux » premières causes, au contraire, rendent parfaitement » compte des luxations qui surviennent à la première » période. »

Qu'il nous soit permis de le faire remarquer, cette dernière assertion de l'auteur paraît peu conforme à celle qu'il émet (page 45), relativement à l'accumulation du liquide dans l'article comme agent de désunion des surfaces osseuses : « D'après les expériences de MM. Parise » et Bonnet (de Lyon) et les miennes propres, dit M. Maisonneuve (1), le contact peut cesser d'avoir lieu entre

(1) Maisonneuve, *loc. cit.*, p. 45.

» la tête de l'os et la cavité, lorsque l'intérieur de la cap-» sule est distendu par un liquide abondant; la tête de » l'os est alors suspendue au milieu du liquide et re-» poussée en dehors et en bas. Je dois dire cependant, » ajoute l'auteur, que le phénomène constaté par la voie » expérimentale ne trouve guère sur le vivant les con-» ditions de son existence. »

Si les conditions de la vie se prêtent si péniblement à la production du phénomène en question, sa constatation par voie expérimentale ne saurait, ce nous semble, rendre un compte parfait du trouble pathologique dont il s'agit de pénétrer la cause.

Des documents que nous avons accumulés et des considérations que leur rapprochement nous a suggérées, ce qu'il faut conclure, c'est que l'accumulation du liquide dans le centre articulaire est aussi incapable d'expliquer le raccourcissement du membre, qu'impropre à chasser la tête du fémur de la cavité cotyloïde.

De ceux qui ont accepté une semblable hypothèse, les uns se sont passionnés pour les résultats, très-curieux d'ailleurs, d'expériences cadavériques; il en ont exagéré la portée et jusqu'à un certain point, faussé l'interprétation.

Les autres se sont ralliés, faute d'une explication meilleure, à une théorie qui leur était présentée avec une habileté incontestable; mais ni ceux-ci, ni ceux-là ne se seraient montrés aussi faciles sur les déductions, si, comme nous l'avons fait remarquer plus haut, une idée préconçue n'avait dominé leur esprit : celle de la simultanéité de la luxation et du raccourcissement; celle de la nécessité et de la réalité de l'allongement préalable.

Hâtons-nous de le reconnaître, l'inexactitude de ces principes n'a point échappé à la sagacité de quelques-uns; et en faisant ressortir tout ce que de pareilles propositions ont d'erroné, plusieurs maîtres ont puissamment contribué à élucider la question. Tout à l'heure nous venons de voir M. Nélaton déclarer dans les termes les plus explicites que la production du raccourcissement n'entraîne point la nécessité d'un allongement préalable. Ailleurs nous avons rapporté quelques lignes de Paletta dans lesquelles cet auteur signale comme un fait d'observation remarquable un exemple prouvant que « chez les » malades affectés de *morbus coxarius*, la luxation du » fémur n'est pas un fait constant (1). » Mais c'est à Larrey (2) qu'il revient d'avoir jeté une vive lumière sur cette vérité énoncée par Paletta.

Il est donc démontré que le raccourcissement n'est pas le signe certain de la luxation ; et que les altérations dans la longueur du membre, pouvant se manifester sans que le déplacement des surfaces articulaires soit leur conséquence forcée, ce déplacement ne saurait non plus être considéré comme leur cause déterminante. L'intimité de cette corrélation entre les deux phénomènes reconnue illusoire, l'insuffisance des explications, que jusqu'ici nous avons analysées, rendue évidente, il y a lieu de se rapprocher de l'opinion émise par Sabatier, soutenue après Paletta par Boyer, par Fricke, par Begin et accueillie depuis dans de rares travaux. Elle attribue le raccourcis-

(1) Nous avons reproduit *in extenso* cette observation, la cinquième donnée par l'auteur. (Voy. page 121.)

(2) Larrey, *Clinique chirurgicale*, t. III, p. 331.

sement du membre et le déplacement de la tête du fémur à la carie, soit de cette extrémité osseuse, soit du rebord de la cavité cotyloïde. Cette manière de voir demande examen.

Et tout d'abord, voici le reproche qu'elle a encouru. Les désordres propres à la carie s'observent, a-t-on dit, dans des cas où la maladie remonte à une date déjà fort ancienne, et sont tellement considérables qu'il devient impossible de déterminer laquelle des deux lésions, du déplacement des surfaces articulaires ou de la destruction de ces surfaces, cède le pas à l'autre dans l'ordre nosologique.

Sans contredit, la grande majorité des descriptions nécroscopiques qu'on est à même de consulter, sont peu faites pour fixer le jugement à cet égard. Ici, la tête du fémur presque complétement résorbée, est disjointe et oscille autour de sa cavité. Là, c'est la cavité qui, détruite et perforée, s'est laissée traverser par la tête du fémur. Ailleurs, les envahissements de la carie comprennent l'os iliaque en totalité. Conséquences variables d'une lésion unique, ces phénomènes ultimes placent l'observateur trop loin du point de départ pour lui permettre de remonter aux manifestations initiales de cette lésion. Quelque sagacité dont son esprit soit doué, il lui sera aussi impossible par l'inspection d'une cavité cotyloïde perforée, baignée de pus, profondément déformée, ou en partie détruite, d'acquérir la notion des altérations que sa forme a subies dans le principe, qu'il trouverait d'obstacles par la constatation pure et simple d'une vaste caverne pulmonaire à concevoir l'idée des tubercules miliaires qui ont été son origine.

Parcourons donc une marche opposée; reprenons la méthode qui nous a servi dans l'étude de l'allongement, et comme nous avons fait pour l'étude de la lésion dans l'appareil ligamenteux de l'articulation coxale, concentrons toute notre attention à déceler dans le système osseux articulaire les débuts de l'état pathologique dont il se prend à être le siége. Peut-être arriverons-nous à une interprétation satisfaisante de phénomènes douteux jusqu'ici; et, suivant pas à pas les altérations dans leur marche progressive, serons-nous en demeure de rendre à la formule doctrinale de Sabatier, Boyer, Fricke et Begin la part d'exactitude qu'il est juste de lui reconnaître ?

Encore une fois, qu'il nous soit permis de le dire : il faut cesser d'associer par des liens étroits à l'idée de luxation celle de raccourcissement. Sans doute un certain degré de diminution dans la longueur du membre est un acheminement vers la luxation de l'os, mais la luxation est un dernier terme de la maladie qu'elle atteint par exception. Les auteurs ont eu le tort de ne pas prendre en considération assez sérieuse cette allégation profondément vraie dont l'initiative appartient surtout au génie observateur de Larrey (1); et dont récemment, dans ses leçons cliniques, M. Gosselin a jugé la vulgarisation opportune. Aussi faut-il, dans presque tous les traités, aller chercher au chapitre du mécanisme de la luxation, l'explication du raccourcissement. Là, on trouve exposés par série, des faits d'ordres divers, sur lesquels l'attention se dissémine; et presque dénuées de conclusions, les monogra-

(1) Larrey, *Mémoires et campagnes de chirurgie militaire*, t. IV. 1817. — *De la luxation spontanée.*

phies les plus récentes vous ramènent invariablement aux considérations déjà développées dans les travaux antérieurs.

Les remarquables recherches qui depuis le commencement de ce siècle se sont succédé sur l'anatomie et la physiologie pathologiques des tumeurs blanches, ont mis hors de conteste l'exactitude d'une division qui domine toute l'histoire de cette classe nosologique. Il est à bon droit reconnu de nos jours que toute tumeur blanche a pour principe soit une *ostéite des extrémités articulaires*, soit une *inflammation de l'appareil synovial et ligamenteux*. Ce point est capital : *Phlegmasie des parties molles* (synoviale et ligaments), l'affection trahira le début de ses envahissements par un ensemble de désordres dont nous avons déjà tracé l'esquisse. La demi-flexion, l'allongement apparent, l'abduction et la rotation externe (conséquences obligées de l'état inflammatoire du ligament) constitueront, par le seul fait de leur manifestation, de précieux éléments pour le diagnostic du siége précis de la lésion. *Ostéite*, l'état pathologique des extrémités osseuses se traduira dans la coxalgie par le raccourcissement, l'adduction et la rotation du membre en dedans. Une fois reconnues comme conséquence obligée de la lésion osseuse (de même que tout à l'heure, dans le cas de phlegmasie des parties molles, l'ont été l'allongement, l'abduction et la rotation externe), les altérations en sens inverse que subissent maintenant la longueur et la direction du membre viendront au même titre que les précédentes, et par le seul fait de leur manifestation, préciser et le siége et la nature de la maladie.

Les extrémités osseuses qui composent une articulation

sont primitivement exposées à l'ostéite. Ce principe se fonde sur des observations scrupuleuses et réitérées : il est admis. Il importe donc avant tout de bien s'entendre sur la nature de cette affection primitive. Il faut bien connaître les modifications qu'elle imprime à la vitalité des tissus qu'elle attaque.

Pour affermir nos doctrines sur les propriétés physiologiques et les susceptibilités morbides du tissu fibreux, nous avons fait appel à l'autorité de Bichat. Les remarquables recherches de Gerdy sur les maladies des os contiennent la réponse à ces deux questions que nous posons : Qu'est-ce que l'ostéite ? Quels sont ses symptômes immédiats ?

L'ostéite est une inflammation. Si le plus communément on l'observe à titre de complication dans les maladies spécifiques des os (tubercules, ostéo-sarcome, périostoses, exostoses, etc.), ou dans les traumatismes (fractures, plaies, amputations), il est donné aussi de rencontrer l'ostéite à l'état de parfaite simplicité.

Un excès notable de vascularité, l'absorption de la substance qui entoure les vaisseaux dilatés et turgescents, tels sont les deux premiers phénomènes que l'inflammation provoque dans les os. Une perte de cohésion, un ramollissement toujours appréciable, en voilà la conséquence directe. L'ostéite permet de traverser l'os avec un scalpel, de le sculpter, de le faire plier en le comprimant entre les doigts. Ajoutons maintenant, avec M. le professeur Nélaton, que la marche de l'inflammation, bien qu'en conservant dans le tissu osseux une lenteur généralement plus grande que dans les parties molles, est loin de présenter toujours ce caractère de chronicité sur lequel ont tant insisté les auteurs (1). Remarquons que si cette progression plus ou moins rapide ne la conduit pas à une résolution heureuse, la suppuration, la carie, la nécrose sont les seules issues qui lui restent. Ne perdons pas de vue que, parmi les causes qui y prédisposent, le squelette, les diathèses scrofuleuse et syphilitique tiennent le premier rang ; et nous serons en droit d'imputer à l'ostéite, dans la coxalgie, l'*origine* des plus graves désordres dont le centre articulaire puisse, par la suite, devenir le théâtre.

Étant connu le point de départ, *phlegmasie, ramollissement de la trame osseuse*, nous pouvons désormais suivre la lésion dans chacun de ses progrès. Il reste à savoir si les déductions que nous allons tirer de cette notion première cadreront parfaitement avec l'observation clinique. Sous peine de rester une série d'idées spéculatives, ces déductions nous doivent en effet un compte exact des signes sensibles par lesquels se caractérise l'affection.

Quelques mots encore avant de nous livrer à ce rigoureux examen. Nous avons prononcé deux fois le mot de *carie*. La première fois, pour dire que, d'après Sabatier, Fricke, Boyer, Begin, etc., il fallait attribuer à cet état pathologique des extrémités articulaires les désordres qui nous occupent. La seconde fois, pour l'inscrire au nombre des terminaisons de l'ostéite. Il convient de ne point passer outre sans préciser le sens de cette expression. Aussi bien, sous la dénomination de *carie*, des maladies de la nature la plus disparate ont été confondues et dé-

(1) Nélaton, *Éléments de pathologie chirurgicale*, t. I, p. 585 et suiv.

crites. Quoique d'une acception aujourd'hui plus restreinte, ce mot laisserait peut-être quelque vague dans l'esprit, si l'on en faisait usage sans avoir pris le soin de le bien définir.

D'après M. le professeur Nélaton (1), on peut entendre par carie « une affection caractérisée par 1° *l'augmentation de vascularité*, 2° *la raréfaction*, 3° *le ramollissement*, 4° *la suppuration du tissu osseux*. Les altérations » propres à la carie (fongosités, épaississement, adhérence » moindre, consistance cartilagineuse du périoste, couches » osseuses de nouvelle formation, destruction des cartilages, etc.), sont toujours accompagnées d'une inflammation du tissu osseux circonvoisin.....

» Des causes qui peuvent produire la carie, aucune ne » peut la produire directement. Toutes ont besoin de l'intervention de l'inflammation.

» Cette affection est plus commune chez les enfants que » chez les adultes et les vieillards, et cela se comprend » facilement lorsque l'on considère l'extrême vascularité » du tissu spongieux chez les enfants. Les symptômes » de la carie sont ceux que présentent ordinairement les » phlegmasies terminées par suppuration. Nous croyons » donc devoir considérer avec la plupart des auteurs modernes (Michon, Malgaigne, Sanson), la carie comme » ne constituant au fond qu'une phlegmasie du tissu osseux ; seulement il faut reconnaître que cette phlegmasie présente quelque chose de particulier dans sa » marche qui se rapproche des phlegmasies ulcéreuses.

» En quoi la carie diffère-t-elle de l'ostéite simple ter-

(1) Nélaton, *loc. cit.*, p. 598 et suiv.

» minée par suppuration ? On a pu voir quelle était notre » pensée à cet égard : pour nous, la carie n'est qu'une » ostéite développée dans un tissu préalablement raréfié, » ramolli, vascularisé ; ce ne serait pour ainsi dire qu'une » ostéite aiguë, entée sur une ostéite chronique. »

L'exposition des opinions classiques sur l'ostéite et la carie, le rapprochement des caractères pathognomoniques de ces deux états morbides, nous paraissent mettre ceci en évidence, c'est que : 1° les auteurs qui ont attribué à la carie la cause essentielle des phénomènes que nous étudions se lançaient dans une voie (celle de la vérité peut-être) dont ils se sont abstenus de parcourir toute l'étendue ; 2° ceux qui, au contraire, ont dénié à la carie la puissance pathogénique dont on voulait l'investir, se sont, comme les premiers, appesantis sur un effet sans prendre souci, en suivant la route qui leur était indiquée, de remonter à la cause de cet effet même, et de rechercher si son principe ne porterait pas en lui l'explication qu'ils évoquaient.

Pas de carie sans ostéite, pas d'ostéite sans ramollissement du tissu osseux : voilà le véritable lien de l'affinité qui enchaîne ces deüx états pathologiques.

Étudions maintenant, dans une articulation coxo-fémorale que l'ostéite vient d'attaquer, les phénomènes qui vont se produire. D'abord la tête du fémur, pauvre de vaisseaux comparativement à l'os iliaque, sera pour les progrès de la lésion un terrain moins fertile. Il faut donc s'attendre à voir les ravages de l'*acetabulum* devancer ceux de l'extrémité fémorale. C'est en effet ce qui a lieu. La vascularisation, la raréfaction de la substance osseuse, son ramollissement marchent vite dans la cavité cotyloïde.

Aussi, dans les examens nécroscopiques relatifs à cette forme de la maladie, le fait qui frappe tout d'abord, c'est l'excès d'ampleur, la déformation, la viciation en un mot, du cotyle. Cette altération de forme porte le plus ordinairement son *maximum* sur le bord postéro-supérieur du sourcil cotyloïdien. Voici pourquoi : ou bien l'ostéite limitée au sourcil cotyloïdien a respecté le fond de l'*acetabulum*, ou bien elle a envahi dans sa totalité la cavité cotyloïde. Supposons cette dernière circonstance, elle est la moins favorable à l'explication que nous allons donner. Affectée d'ostéite dans toute l'étendue de ses parois, la cavité cotyloïde subira dans toute son étendue une perte de cohésion. Mais le degré atteint par la lésion serait-il en tous les points parfaitement identique, celui auquel parvient la déformation est loin d'offrir partout la même simultanéité ; il varie en raison de la différence d'épaisseur qu'offre, en chacun de ses segments, la demi-sphère cotyloïdienne. Remarquablement mince au niveau de son arrière-fond, elle répond par son pourtour, par son fond proprement dit, à la portion la plus épaisse, la plus solide de l'os iliaque, pour s'amincir de nouveau au niveau de son rebord, et descendre aux proportions d'une crête presque tranchante. Ajoutons-le tout de suite, l'endroit le plus effilé et le plus saillant de ce rebord est la portion postéro-supérieure du sourcil cotyloïdien.

Que, provoquées par la sustentation, des pressions répétées, viennent à s'exercer sur le centre articulaire alors que la cavité cotyloïde a perdu dans sa totalité un degré égal de sa force de cohésion, son arrière-fond pourra rester longtemps sans en subir aucune influence, parce que sa situation anatomique le garantit contre les pressions qui s'exercent dans la cavité. Le pourtour résistera en vertu de la solidité de sa charpente. Le rebord, au contraire, cédera dans les points où, particulièrement aminci, il se réduit à une lame dont la coupe représente un triangle à sommet aigu. (Voy. fig. 1.)

Telle est peut-être la cause initiale de l'affaissement progressif subi, dès le début de l'ostéite du cotyle, par la voûte que forme la portion postéro-supérieure du sourcil cotyloïdien. A coup sûr, cette cause n'est pas la plus puissante.

La localisation de la déformation en ce point trouve dans l'action musculaire une explication vraiment saisissante. M. Labbé, dans un travail de date récente, appelle judicieusement l'attention sur « le rôle fort im- » portant qu'on doit faire jouer dans la coxalgie à la con- » traction, ou plutôt, dit-il, la *contracture* des muscles » de la cuisse » (1) ; mais s'abstenant de plus amples développements sur la nature et sur la modalité de l'action musculaire, il en restreint le rôle à son acception, suivant nous, la plus exclusive. Il ne la considère que dans son retentissement sur la nutrition du rebord cotyloïdien ; et ne voit, dans les conséquences des pressions continues dont elle est l'agent, que l'atrophie progressive du rebord sur lequel ces pressions s'exercent.

Plus heureusement inspiré par les remarquables travaux de Gerdy et de M. Longet, M. Labbé n'eût point, dans l'étude de l'intervention musculaire, rapporté ainsi indifféremment à la contracture la part d'action qui revient à la contraction même.

(1) Labbé, *De la coxalgie*, p. 61. Thèse de concours. Paris, 1863.

Ces deux manières de fonctionner du tissu musculaire méritent à tous égards d'être différenciées. Et dans leur essence et dans leurs effets, elles sont choses parfaitement distinctes.

État pathologique de la fibre musculaire, la contracture dans la coxalgie ne commence à s'observer que longtemps après le début de l'affection, et lorsque les extrémités articulaires sont déjà en partie détruites.

Épiphénomène, elle a besoin, pour se produire, de phénomènes morbides préalables; et, comme il arrive de toute perturbation fonctionnelle, son origine est éventuelle, sa durée transitoire. De même qu'elle peut manquer, elle est de nature à disparaître. Par-dessus tout, elle est tardive. S'il est un certain ordre d'altérations physiques qu'elle soit susceptible d'aggraver lorsqu'elle se présente, ces altérations, dont le prélude est antérieur à la contracture, dont l'existence, en somme, en est indépendante, ne sauraient en aucune façon reconnaître pareille origine.

Propriété physiologique au contraire du tissu musculaire, la contraction agit sur les surfaces osseuses dans les premiers jours de l'invasion de la maladie, de la même manière qu'elle agissait antérieurement.

Nous voulons parler de cette contraction lente et con-» tinue, « toujours active », selon l'expression de Gerdy, désignée généralement aujourd'hui sous le nom de *tonicité* musculaire, et définie avec tant de justesse par M. Longet, *la tendance des muscles à se raccourcir*. Nous l'avons déjà dit (1), c'est le lieu de le répéter : dans l'état physiologique,

(1) Voy. considérations anatomiques et physiologiques, p. 77.

la tonicité musculaire presse incessamment l'une contre l'autre les extrémités articulaires. Eh bien ! c'est cette puissance qui, continuant de s'exercer sur des surfaces ramollies, constitue la cause primordiale, la cause permanente de leurs déformations.

Pourquoi maintenant ces déformations viennent-elles se concentrer sur la portion supérieure du sourcil cotyloïdien ? Abstraction faite de la faiblesse relative de résistance qu'offre ici le squelette, il en est ainsi parce que cette surface constitue la partie la plus élevée de la cavité cotyloïde, et que les puissances compressives développées par les muscles pelvi-fémoraux ont pour résultante une ligne qui tombe sur ce point précisément. Remarquons enfin que l'espèce de voûte formée par la partie supérieure du rebord cotyloïdien est un des trois points du cotyle, dont l'ossification est le plus tardive. Faiblesse d'épaisseur, organisation tardive, lieu de convergence des pressions, défaut de résistance : on le voit, l'ostéite ayant envahi la totalité de l'acétabulum, la portion postéro-supérieure du sourcil cotyloïdien réunit toutes les conditions pour que ce soit en elle que la viciation se localise. A combien plus forte raison, si l'inflammation et le ramollissement, respectant le reste de la cavité, ont ce rebord pour siége unique !

Dans l'un et l'autre cas, les agents de la déformation n'ont qu'une seule manière de procéder. Doucement, constamment, avec l'énergie d'une force continue, la tête du fémur presse la voûte cotyloïdienne.

Instrument passif de l'action des muscles, le fémur fait l'office d'une puissance dirigée de bas en haut et de dedans en dehors. Insensiblement, cette puissance repousse le rebord cotyloïdien. Le crochet légèrement concave dans le sens de l'axe du cotyle que décrit ce rebord dans l'état physiologique, se convertit par degrés, en un plan incliné en dehors et en haut. Sur ce plan, glisse la tête fémorale.

Qu'on n'aille pas s'y tromper pourtant ! Nous sommes bien loin encore de la luxation. Seulement, la tête du fémur a perdu le point d'appui que lui offrait en haut la voûte de l'acétabulum ; le diamètre vertical du cotyle est augmenté ; l'intégrité des rapports entre les surfaces articulaires est altérée, puisque, cessant de s'emboîter réciproquement avec une exactitude mathématique, la partie contenue peut jouer dans la partie contenante aggrandie. Donc entraînée incessamment en haut et en dehors par l'action musculaire, l'extrémité du fémur 1° cesse d'être en contact avec la partie inférieure de la cavité ; 2° continue de presser sur la partie supérieure ramollie qui cède ; 3° augmente à chaque instant le degré de la viciation cotyloïdienne ; 4° s'éloigne de l'axe du corps. Puis, une fois ces désordres accomplis, l'instrument de la puissance musculaire, jusque-là resté dans des conditions purement physiologiques, le fémur, par la position vicieuse qu'il occupe, se prend à réagir sur l'action des muscles. Il lui imprime sinon un caractère décidément pathologique, au moins une modalité tout à fait irrégulière.

Mais avant de surajouter l'influence perturbatrice qui vient de naître de la position acquise par le fémur, à celle que par eux-mêmes engendrent le ramollissement du rebord cotyloïdien et la tonicité musculaire, marquons le degré auquel cette cause de désordres conduit l'affection. La période de début est à peine franchie.

Du moment qu'il y a excès dans l'amplitude de la cavité

cotyloïde, puisque cet excès porte sur la partie supérieure, et que, incessamment attirée de bas en haut par l'action des muscles, la tête du fémur ne cesse pas d'être en contact avec la partie supérieure du cotyle, la totalité du membre pelvien subit une ascension qui se traduit par rapport à son congénère par un degré proportionnel de raccourcissement. De plus, à mesure que la voûte cotyloïdienne se déprime, la tête fémorale se dévie en dehors de l'axe du corps. L'extrémité inférieure de l'os se porte donc en dedans, et le membre se place dans l'adduction. Enfin cette adduction forcée (position par elle-même tout à fait anomale), devient d'autant plus invincible que, sollicité par son propre poids, le membre subit un certain degré de rotation en dedans; et qu'en même temps, les progrès de la lésion cotyloïdienne continuent d'entraîner en dehors l'extrémité supérieure du fémur. A la vérité ces déviations sont encore faiblement accusées. Comme pour l'allongement, l'abduction et la rotation externe dans la forme capsulaire de la maladie, c'est lorsque leur existence remonte déjà à un certain laps de temps que l'attention se porte sur elles. Ce qu'il importe de bien comprendre, c'est que, primitives, ces déviations reconnaissent pour origine une affection primitive du squelette : l'ostéite du sourcil cotyloïdien; et que la contractilité physiologique des muscles pelvi-fémoraux est l'agent actif de leur production. Nous allons maintenant les voir se prononcer.

L'extrémité supérieure du fémur, en s'éloignant de l'axe du corps, s'est déviée en même temps en dehors de la ligne qui, dans l'état physiologique, doit constituer son centre de mouvements. Cette situation vicieuse de l'os place les muscles fessiers qui sont abducteurs dans le relâchement, parce que leurs insertions fémorales sont rapprochées de leurs insertions pelviennes. Les muscles psoas et iliaque, l'obturateur interne, l'obturateur externe, le pyramidal, les jumeaux, le premier adducteur lui-même se trouvent au contraire dans un état de tension. Cette tension est due non-seulement à la projection en dehors de l'extrémité du fémur qui éloigne leurs insertions fémorales de leurs insertions pelviennes; mais encore aux coudes que la position vicieuse de cet os détermine dans le trajet de chacun de leurs faisceaux. La tension permanente de ces différents muscles, les tiraillements qu'ils subissent, déterminent dans leur tonicité un éréthisme auquel ne tardent pas à participer les autres muscles pelvi-fémoraux. La pression que subit depuis longtemps déjà le bord cotyloïdien acquiert ainsi une puissance nouvelle; l'inertie à laquelle sont condamnés les fessiers annule l'antagonisme qu'ils sont destinés à faire aux adducteurs; et c'est ainsi que le fémur est de plus en plus entraîné vers l'adduction par une attraction irrésistible.

Conséquence de l'adduction, l'extrémité supérieure de l'os s'écarte de plus en plus de la ligne médiane. En remontant vers la fosse iliaque externe, la tête fémorale reste comme coiffée par le rebord cotyloïdien déprimé, étalé sur la surface arrondie que cette tête présente (1).

L'ostéite, on le voit, et l'action musculaire suffisent à l'explication de désordres dont l'existence se trahit sur le vivant par les signes de coxalgie les moins équivoques. C'est, à savoir : le raccourcissement, l'adduction forcée, la rotation interne du membre inférieur, puis les déviations pelviennes et vertébrales, puis les symptômes fonc-

(1) Voy. page suivante, fig. 12.

tionnels qui en sont la suite. Or, il importe de s'en souvenir : avec M. le professeur Nélaton, nous avons dit que l'ostéite déployait souvent, dans son évolution, une rapidité plus grande qu'on n'est en général disposé à le reconnaître. Quoi d'étonnant alors à ce que la coxalgie atteigne un degré même avancé avant que la lésion ait encore rien perdu de sa simplicité primitive?

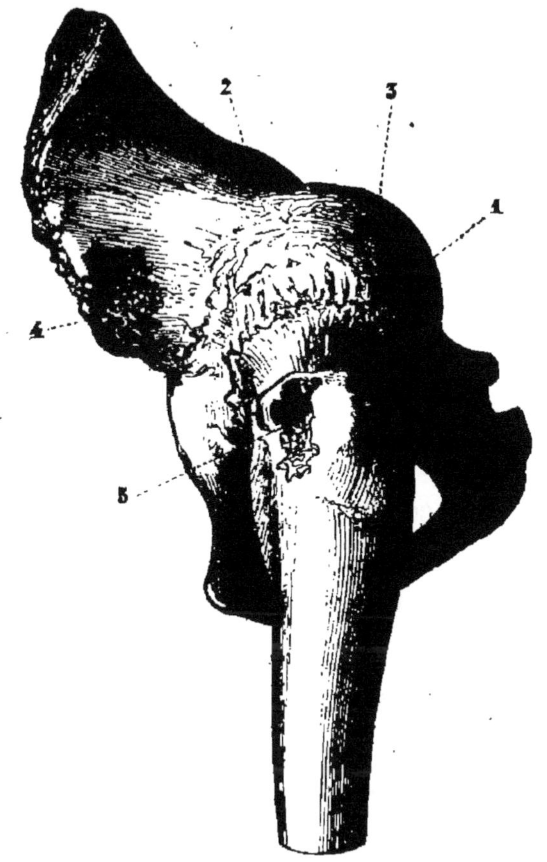

Fig. 12.

Mais nous avons vu aussi que l'ostéite est sujette à des temps d'arrêt et à d'insidieux retours. Ainsi s'explique l'état stationnaire dans lequel maintes fois la coxalgie semble se confiner. Apparence trompeuse ; car on est sous le coup d'une ostéite d'un autre genre, de celle qui, avec l'appareil d'une phlegmasie aiguë, vient s'enter sur l'ostéite chronique; de celle qui, avec sa tendance à l'ulcération, détruit jusqu'aux derniers vestiges du tissu osseux; de la carie enfin, qui emporte la désorganisation articulaire dans une progression rapide.

Peut-on dire que la carie ajoute un élément fondamental au mécanisme de la déformation? Non; seulement elle lui prête une activité inattendue. Ce n'est toutefois qu'après un laps de temps assez long, que la carie elle-même parvient à désorganiser le rebord de la cavité cotyloïde dans des proportions suffisantes pour que la tête du fémur cesse d'être contenue dans la cavité.

La luxation complète, nous le démontrerons plus tard, a deux manières habituelles de s'effectuer : ou bien la tête fémorale, envahie elle-même par quelque lésion (ostéite, carie, tubercules) capable de détruire le tissu osseux, est rongée, réduite à la moitié, au tiers de son volume, détachée même de son col; et l'on comprend qu'alors la luxation se produit par un tout autre mécanisme : ou bien, indemne encore d'altérations profondes, la tête fémorale trouve à travers les ravages subis par l'acétabulum un libre passage, et sort sans obstacles de sa cavité. Mais ce sont là autant de phénomènes ultimes qui répondent à une période fort avancée de la maladie. Conséquences des lésions que nous étudions en ce moment, ces désordres en sont séparés par une série de manifestations intermédiaires; et si leur gravité légitime l'attention qui leur a été accordée, il faut convenir qu'on s'est trop faiblement préoccupé du degré de leur fréquence. Ils peuvent manquer, et manquent souvent. Bien autrement essentielle est à tous égards la signification des troubles qui les préparent. Relativement à ces désordres initiaux, l'importance des uns a été exagérée, celle des autres méconnue. Ce qu'on a méconnu, c'est ce ramollissement du sourcil cotyloïdien, ce refoulement dû à la pression de la tête fémorale, laquelle se creuse sur le bord du cotyle une cavité supplémentaire où elle se loge, tout en continuant son mouvement ascensionnel. Ce qu'on a singulièrement exagéré, c'est la valeur sémiologique de l'épanchement qu'on a pu alors rencontrer baignant la partie inférieure de la cavité cotyloïde. On l'a accusé de la projection en dehors et en haut de la tête fémorale : il signifie simplement que les parties molles, que la synoviale, commencent à prendre part à l'affection articulaire ; et il vient occuper la partie inférieure du cotyle, parce que l'ascension de la tête fémorale et sa projection en dehors, consécutives à la dépression du sourcil, laissent en bas un espace vide que le liquide doit nécessairement combler.

Un bel exemple de coxalgie arrivant par la route que nous venons de tracer, au degré que nous indiquons, est l'observation rapportée par M. Parise. Page 124, nous l'avons reproduite *in extenso*. Nous avons mis en relief les documents qu'elle renferme pour la recherche des causes de l'allongement. Rappelons les points par lesquels elle confirme notre explication du phénomène inverse. Voici à cet égard ses deux traits les plus saillants. A l'autopsie, on a trouvé 1° *le bourrelet cotyloïdien moins ferme, surtout en haut et en arrière où s'applique la tête fémorale. Il était affaissé, et le doigt sentait au-dessous la saillie osseuse du sourcil cotyloïdien ;*

2° L'os iliaque présentait une *altération de texture* qui,

sans modifier sensiblement sa forme, *l'avait réduit à deux lames minces criblées de trous donnant passage à des vaisseaux : ceux-ci se rendaient à un tissu mou, comme gélatineux, contenu entre les deux tables osseuses.*

Nous avons discuté (p. 131) les raisons pour lesquelles cette altération de l'os iliaque ne pouvait avoir respecté la paroi cotyloïdienne. Il est regrettable que M. Parise n'ait pas laissé sur l'état de la cavité cotyloïde d'autres détails que ceux-ci : « Elle ressemble à celle du » côté sain; son cartilage est sain »; car l'intégrité du cartilage n'implique pas celle de l'os, et la ressemblance entre les deux cavités cotyloïdes n'autorise pas à conclure que la forme et la capacité de l'une et de l'autre fussent identiques. L'appréciation, au contraire, que l'auteur porte sur la progression de la maladie (suivant M. Parise elle se serait communiquée par continuité de tissu de l'os iliaque à l'articulation), semble clairement indiquer que la paroi cotyloïdienne était malade; or, si elle était malade à la façon du reste de l'os iliaque, c'est-à-dire enflammée et ramollie, fera-t-on difficulté de reconnaître que la tête fémorale appliquée en haut et en arrière contre le sourcil cotyloïdien, soit précisément dans les conditions requises pour déterminer, sous l'action des muscles, la dépression de ce rebord? Un phénomène déjà accompli : la dépression en ce point du bourrelet fibreux, ne peut-il être regardé comme l'avant-courrier d'une semblable déformation du squelette?

Voici maintenant une observation avec autopsie qui fournit la preuve matérielle de l'exactitude de nos assertions.

OBSERVATION VIII.

Coxalgie osseuse du côté gauche. — Luxation apparente. — Abcès ossifluent. — Trajets fistuleux. — Érysipèle phlegmoneux. — Péritonite. — Mort. — Autopsie.

(Observation communiquée par M. Mannoury, interne à l'Hôtel-Dieu.)

Le nommé Place, âgé de dix-sept ans, entré à l'Hôtel-Dieu le 16 janvier 1841 (salle Sainte-Marthe, lit n° 3), a toujours joui, dans son enfance, d'une bonne santé. Ses parents n'ont pas été atteints d'affections chroniques. Sa constitution est lymphatique.

Il y a cinq ans, il fit une chute sur la hanche, et éprouva à cette région une douleur assez vive pour porter obstacle aux mouvements, et pour l'obliger à prendre le lit. Pendant deux ans l'impossibilité de marcher persista, et le membre finit par se raccourcir et présenter au niveau de sa racine une tuméfaction notable. Vers la fin de la troisième année, la locomotion reprit une certaine liberté; mais la tuméfaction reparut. Des abcès se formèrent. Leur ouverture spontanée donna lieu à l'écoulement d'une grande quantité de pus; et des fistules s'établirent.

L'évacuation des foyers purulents parut apporter quelque amélioration dans l'état du malade; mais il resta pendant trois années encore sans pouvoir quitter la chambre.

C'est au bout de ce temps (16 janvier 1841) qu'il entra à l'Hôtel-Dieu.

Amaigrissement prononcé; œdème des membres inférieurs. Diarrhée habituelle depuis quelque temps. D'ailleurs état normal des fonctions respiratoires.

La hanche du côté gauche est le siége d'une tuméfaction considérable; le membre paraît beaucoup plus court que son congénère; mais on reconnaît que cette apparence de raccourcissement tient en grande partie au degré de la déviation pelvienne. En effet, l'épine iliaque antéro-supérieure du côté malade occupe un plan plus élevé que celle du côté opposé. La cuisse est réduite à l'immobilité; le fémur paraît soudé au bassin.

Un stylet enfoncé dans les trajets fistuleux pénètre à une profondeur de 8 centimètres; mais son extrémité n'arrive pas directement sur le tissu osseux.

Le 18 janvier il survient de la fièvre, des vomissements bilieux, de l'agitation. Bref, un érysipèle se déclare aux environs des orifices des trajets fistuleux.

Le 19, l'érysipèle envahit la région inguinale, la région fessière, et s'étend jusqu'au niveau de la région lombaire.

Persistance des vomissements.

Le 20, mêmes symptômes. État fébrile; pouls rapide et serré. Sécheresse de la langue, vomissements; hoquet.

Le ventre devient douloureux. La face se grippe, le pouls s'affaiblit.

Le 21, sensibilité extrême du ventre; persistance des désordres.

Le 22, mort.

Autopsie. — Émaciation considérable, pas de ballonnement du ventre.

La cuisse gauche est fortement portée dans l'adduction et la rotation en dedans. Le membre paraît avoir subi un raccourcissement de 11 centimètres. Aucun mouvement ne peut être imprimé à l'articulation coxo-fémorale.

On reconnaît que la tête du fémur est fortement portée en haut et en arrière. Le grand trochanter l'a suivie dans son mouvement ascensionnel; mais il n'est pas sensiblement écarté de l'épine iliaque antéro-supérieure.

A la région fessière s'ouvrent deux fistules qui communiquent avec l'os iliaque et avec le fémur. Le tissu cellulaire de la fesse a pris une consistance lardacée; les muscles ont un aspect graisseux, et l'on trouve dans leurs interstices une matière fongueuse. Le petit fessier coiffe la tête et surtout le col du fémur.

Parties articulaires. — La tête du fémur n'a pas cessé

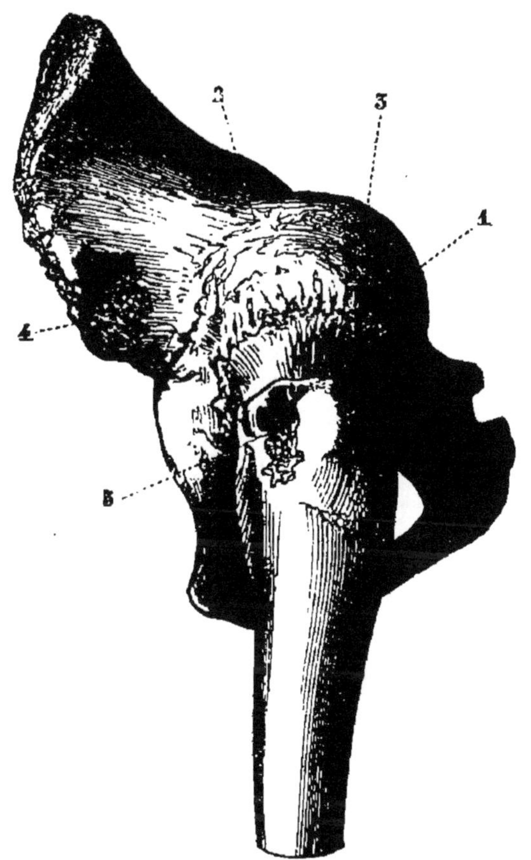

Fig. 13.

d'occuper la cavité cotyloïde. Elle adhère intimement à la partie postéro-supérieure de sa paroi avec laquelle elle est ankylosée. Cette portion postéro-supérieure de la cavité a été considérablement déprimée en haut, refoulée en quelque sorte; mais elle n'a pas cessé d'exister. Elle a subi seulement une élévation de niveau (fig. 12, 13, 14,[1,2]). Cette dépression rend compte du raccourcissement, et permet d'apprécier son degré réel. L'ankylose de la tête fémorale avec la portion déprimée du cotyle rend compte de la possibilité longtemps conservée de la locomotion.

On scie la tête et le col du fémur suivant leur longueur. On reconnaît alors, mais non sans peine, la ligne de dé-

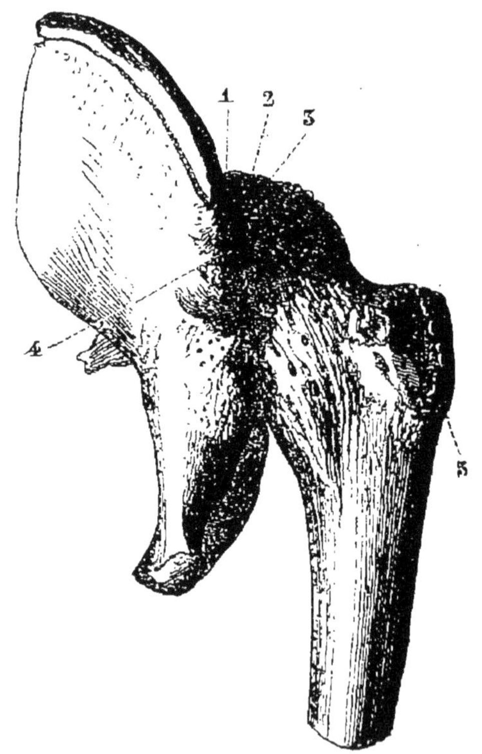

Fig. 14.

marcation (fig. 12, 13, 14,[3]) qui existe entre la tête fémorale et le sourcil cotyloïdien sous lequel cette extrémité osseuse est logée, tant est intime et solide la soudure des deux parties articulaires.

La tête du fémur ne porte d'ailleurs les traces d'aucune altération profonde.

Du côté externe, la fosse iliaque est parfaitement libre; seulement la partie qui correspond au sourcil cotyloïdien

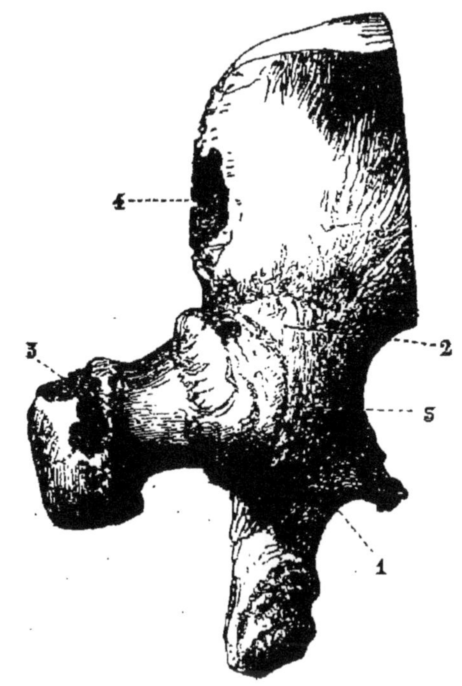

Fig. 15.

est plus saillante et plus élevée qu'à l'état normal (fig. 14).

Il semble que le relief de la tête fémorale logée sous cette portion de l'os iliaque se transmette à travers l'épaisseur de celle-ci, et donne à la surface externe de l'os un contour plus arrondi.

La lame compacte de l'os iliaque est amincie. Par la pression, on peut l'enfoncer dans le tissu spongieux amolli, raréfié et rouge.

Allongée de bas en haut et d'avant en arrière, la cavité cotyloïde loge, ainsi qu'il a été dit, la tête du fémur. Celle-ci a repoussé le sourcil cotyloïdien sans cesser d'être en contact immédiat avec lui; d'où il suit qu'elle a abandonné la partie inférieure et antérieure de la cavité, où il existe un espace vide.

Du côté interne de la fosse iliaque, le tissu cellulaire est induré, lardacé; les muscles psoas, iliaque, pyrami-

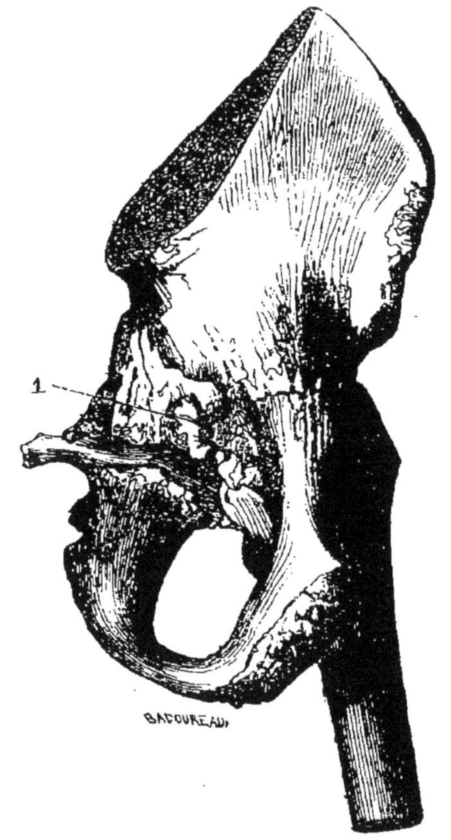

Fig. 16.

dal, obturateur interne, releveur de l'anus, offrent un aspect fibreux. Au niveau de l'échancrure sciatique, on remarque des lames osseuses compactes qui paraissent s'être formées aux dépens des muscles ou des tissus aponévrotiques. A ce point, l'os iliaque n'a subi aucune altération de texture. Il est recouvert d'une lame aponévrotique épaissie, au milieu de laquelle on aperçoit l'orifice d'un trajet fistuleux (fig. 16, [1]), conduisant au côté gauche de la vessie, communiquant avec la cavité péritonéale, au sein de laquelle s'est déversé le pus d'un abcès, cause des accidents ultimes. Le liquide épanché est louche, grisâtre, et contient des portions osseuses.

Au point de la face interne de l'os iliaque, qui correspond à l'arrière-fond de la cavité cotyloïde, on constate la présence d'un amas de matière tuberculeuse développée dans la substance même de l'os, et aux dépens de son tissu. Il existe là une perforation, et l'on peut faire passer par plusieurs points un stylet qui s'engage jusque dans la cavité même du cotyle.

Les altérations que présentent les divers organes, consistent : pour le péritoine, dans les signes les moins équivoques d'une péritonite aiguë : pour le foie et pour la rate, dans une augmentation de volume; les poumons, au contraire, s'offrent dans l'état physiologique : ils ne contiennent pas de tubercules.

La masse tuberculeuse existant au niveau du fond de la cavité cotyloïde et faisant saillie à la face interne de l'os iliaque, n'est pas la seule trace de cette dégénérescence qu'on rencontre au voisinage de l'articulation malade. L'épine iliaque antéro-supérieure et la partie antéro-supérieure de la face externe du grand trochanter, sont également le siége de deux tubercules enkystés, parvenus déjà à un ramollissement avancé (fig. 12, 13, 14,[4,5]).

En résumé : péritonite aiguë, foie et rate volumineux,

foyer purulent au côté gauche de la vessie, communiquant avec le péritoine; tubercules osseux : telle est l'expression générale des lésions auxquelles le sujet a succombé.

Refoulement, dépression du sourcil cotyloïdien par la tête fémorale portée en haut et en arrière, simulant une luxation dans la fosse iliaque externe, tel est le degré auquel les désordres locaux étaient parvenus.

Une remarque que nous ne devons pas omettre, et qui s'applique au malade observé par M. Parise, comme à celui que, de notre côté, nous avons été en demeure de suivre, c'est que dans les deux cas, la position affectée par le membre était caractéristique : flexion légère, adduction, rotation en dedans, raccourcissement. La science possède de nombreux exemples dans lesquels ces manifestations typiques de la forme pathologique qui nous occupe, ont, dès les premiers jours, acquis une intensité notoire; mais comme, à cette période initiale, la mort ne survient que par une cause accidentelle et étrangère à la maladie, l'occasion s'est rarement offerte de constater directement à quel degré les altérations étaient alors parvenues. Les descriptions nécroscopiques portent sur des désorganisations beaucoup plus avancées, beaucoup plus tardives que celles dont l'existence est le point de départ des déviations du membre et du raccourcissement; ou bien comme celle que voici, elles manquent de détails :

« In cadavere puellæ sex annis et claudicantis, occurrit » ossis innominati acetabulum, multò ampliùs et profun- » diùs quàm par erat caput femoris, quod si inferebatur, » non tantum non proportionatum, sed etiam præter mo-

» rem exiguum. Laxitis sursùm ac deorsùm ferebatur » prædictum caput (1). »

Rien de plus commun, du reste, que de voir les auteurs admettre à la fois comme deux caractères anatomiques susceptibles de coïncider, et la luxation externe, et l'intégrité de la capsule.

Chose curieuse! sur ce point, un très-grand nombre d'observations semblent calquées les unes sur les autres. On dirait d'une phrase stéréotypée. C'est sans doute pour avoir été ainsi mise sans cesse en avant, que l'idée de luxation a fini par prévaloir dans l'étude de la coxalgie sur celle des phénomènes qui la précèdent. Assertion d'autant plus erronée que, suivant la remarque judicieuse de Larrey, la luxation est plutôt l'exception que la règle.

Au contraire, toujours fondamentaux, les phénomènes qui précèdent suffisent le plus souvent à remplir la scène. Et puis, force est bien de le reconnaître, ou la luxation n'est pas un fait accompli, ou la capsule ne saurait être intacte. Or, l'intégrité de la capsule est consignée par bon nombre d'observateurs, en même temps qu'une perturbation appréciable dans les rapports des surfaces articulaires. Il faut donc en conclure que dans cette longue série de cas, la luxation est loin d'être complète. Tout au plus se réduirait-elle alors à une subluxation.

Quelle est maintenant, dans la subluxation externe de la cuisse, la situation précise de la tête fémorale par rapport à la cavité cotyloïde? Si, cédant à une action

(1) Kerkringius, *Gaz. des hôpitaux*, t. III, p. 24.

traumatique, la tête du fémur est expulsée de sa cavité par une projection qui la dirige en bas et en dehors, elle vient arc-bouter contre le rebord tranchant du sourcil cotyloïdien. Or, on sait que ce bord n'est pas la partie la plus élevée de la cavité. Donc, au lieu de paraître raccourci, le membre paraîtra augmenté de longueur. Mais, puisque dans la coxalgie le déplacement des surfaces articulaires se trahit par un phénomène inverse (le raccourcissement d'emblée), la marche suivie par les phénomènes ne peut manquer ici d'être différente. Pour que *le fémur étant subluxé en dehors et en haut, le membre soit raccourci*, de toute nécessité il faut que la portion postéro-supérieure du sourcil cotyloïdien soit au moins déprimée, si elle n'est pas détruite.

L'observation de M. Parise nous montre les débuts de cette dépression. L'exemple que nous avons produit la présente dans sa plénitude. Il n'était pas sans intérêt de rechercher si, parmi les pièces conservées dans les collections, plusieurs n'offriraient pas des caractères analogues. Par malheur elles ne sont le plus souvent accompagnées d'aucune note, même succincte, indiquant la marche affectée par les désordres. Cette lacune est regrettable.

En résumé, les considérations qui précèdent se prêtent aux conclusions que voici :

Une position déterminée du membre pelvien, et caractérisée par une flexion légère, par un degré plus ou moins prononcé, mais toujours notable de raccourcissement, par l'adduction et la rotation en dedans, s'observe dès le début de coxalgies nombreuses.

Cette altération de longueur et cette déviation de direction sont toujours liées à un état morbide qu'explique l'état phlegmasique de la portion postéro-supérieure du sourcil cotyloïdien.

Non-seulement l'ostéite peut attaquer le sourcil cotyloïdien à titre d'affection primitive ; mais, en outre, elle est liée par une inévitable concomitance aux autres états pathologiques auxquels le squelette est enclin, et qui sont de nature à déterminer la coxalgie. L'ostéite se retrouve donc dans ces lésions osseuses à titre d'élément essentiel de ces lésions.

Les désordres que l'ostéite primitive ou consécutive est susceptible d'engendrer ont donc rang de symptômes essentiels. Or les désordres dont le sourcil cotyloïdien est le théâtre (dépression du sourcil, projection en haut et en dehors de la tête fémorale), ont pour conséquences des symptômes physiques (raccourcissement, adduction, rotation interne) dont l'apparition caractérise une série de cas pathologiques. Ces symptômes sont donc typiques. Ils ont pour signification l'*état inflammatoire de la cavité cotyloïde*.

Maintenant, puisque toute affection osseuse, capable de déterminer la coxalgie, est accompagnée ou précédée par l'ostéite ; puisque toutes les fois que l'ostéite envahit le sourcil cotyloïdien elle donne lieu à un ensemble défini de symptômes, toutes les fois que l'on constate l'existence de ces symptômes, on est donc en droit de conclure que les os sont lésés. Et puisque, enfin, l'apparition de ces symptômes se produit dès le début dans un certain nombre de coxalgies, il y a lieu d'instituer pour elles une classe déterminée, et de les réunir sous le titre générique de *coxalgie osseuse*, dans un ordre particulier.

Coup d'œil rétrospectif.

Un coup d'œil rétrospectif sur les deux articles qui précèdent nous montre, sous ses deux acceptions génériques, la maladie que nous avons entrepris de décrire.

Est-ce à dire que nous soyons entrés dans l'énumération complète et détaillée des manifestations dont le faisceau constitue son histoire? Nous en avons eu garde. Loin de là : dégageant de leurs conséquences plus ou moins éloignées, plus ou moins médiates et éventuelles, les troubles primitifs essentiels de la coxalgie, nous nous sommes attachés, en remontant aux lésions originelles de ces troubles, à légitimer la valeur caractéristique de ceux-ci.

Cette recherche nous a conduits à une division suivant laquelle la physionomie de l'affection revêt deux types parfaitement tranchés.

Notre division est naturelle; car elle embrasse aussi bien l'étiologie, le diagnostic et le pronostic, qu'elle se rapporte à l'étude clinique des désordres et à leur examen nécroscopique.

En mettant en lumière ce qui est la règle, elle éclaire sur ce qui est l'exception, et imprime aux errements de la thérapeutique une direction plus rationnelle. Elle domine l'étude de la maladie tout entière. Elle est conforme à la classification adoptée pour les tumeurs blanches en général : classe nosologique dans laquelle il convient de ranger la coxalgie. Fondée sur la constatation de signes physiques initiaux, et sur les rapports de ceux-ci avec l'état morbide des parties constituantes de l'article, de prime abord elle décèle le siége précis de la lésion.

La conception en est aisée; l'ensemble des signes initiaux offre dans l'un ou l'autre groupe un contraste frappant. La notion en est précise; elle est, dès le principe, un guide à travers les obscurités sans nombre que les complications individuelles pourront dans la suite engendrer.

Ainsi donc nous reconnaissons deux sortes de coxalgie répondant à deux formes distinctes : l'une débute par l'état inflammatoire de l'appareil ligamenteux, et se trahit par l'allongement apparent du membre joint à un certain degré de flexion, d'abduction et de rotation externe. Nous la nommons *coxalgie capsulaire.*

L'autre débute par un état pathologique des extrémités osseuses, auquel est intimement liée l'inflammation de la cavité cotyloïde. Elle se trahit par le raccourcissement du membre joint à un léger degré de flexion, à l'adduction et à la rotation interne. Nous la nommons *coxalgie osseuse.*

A l'une ou à l'autre de ces formes nous verrons se rattacher *naturellement* les coxalgies qui proviennent d'une maladie, soit des parties molles extra-capsulaires, soit des couches centrales du tissu osseux. Nous suivrons la série des phénomènes par lesquels la maladie passe, chez le même sujet, de son premier mode au second.

Dans l'interprétation des manifestations symptomatiques qui s'observent, dans l'appréciation de la gravité pronostique qu'elles présentent, dans la recherche des indications thérapeutiques qu'elles réclament, nous prendrons pour appui les considérations même sur lesquelles repose notre classification.

ARTICLE V.

PÉRIODE D'ÉTAT.

Aux douleurs erratiques, à la roideur des mouvements, à la claudication légère qui décèlent le début de la coxalgie, succèdent les viciations de longueur et de direction du membre, dont le mécanisme et plus encore la cause viennent d'être, de notre part, l'objet d'un attentif examen. Couronnement de troubles initiaux vagues et mal définis, ces déformations signalent le passage de la maladie à sa période d'état.

Elles ont, nous l'avons vu, une signification des plus importantes. Résumées en deux groupes nettement tranchés, elles répondent à deux ordres d'altérations parfaitement distinctes, et sont, dès les premiers temps de leur apparition, de nature à éclairer sur le siége précis de la lésion articulaire. Cette différence de siége, qui, dès le commencement, imprime aux déviations une physionomie si opposée, ne saurait, on le comprend, rester sans influence sur la modalité de la période qui suit.

Plus légitimement encore qu'à leur période initiale, la coxalgie capsulaire et la coxalgie osseuse méritent, durant leur période d'état, d'être séparées. Il est loisible de les voir progresser pour ainsi dire côte à côte, et arriver, chacune par sa voie propre, avec un appareil symptomatique spécial, dans un laps de temps qui n'a rien de précis, à un résultat commun : la guérison ou bien la formation du pus.

Les douleurs vagues avec prédominance au genou, et

la claudication légère, voilà les symptômes qui précèdent la période d'état. L'élongation ou bien le raccourcissement du membre et leurs conséquences sont les symptômes qui la signalent. Sauf les cas exceptionnels où la lenteur extrême de l'évolution morbide laisse, plusieurs années consécutives, les altérations dans un état stationnaire, la guérison ou bien la suppuration la terminent.

Etudions donc dans l'une et l'autre forme de la maladie les manifestations qui constituent cette période délimitée avec précision.

I. — COXALGIE CAPSULAIRE. — SYMPTÔMES LOCAUX ET GÉNÉRAUX. MARCHE, DURÉE, TERMINAISONS.

§ I. — **Symptômes locaux.**

Un caractère remarquable de la coxalgie qui débute par les parties fibreuses consiste dans l'*exacerbation rapide des douleurs*, et dans le degré d'acuité extrême auquel elles ne tardent pas à parvenir. Aux souffrances du début, fugaces et disséminées dans toute la longueur du membre, à la douleur plus vive localisée au genou, constituant à la marche une entrave plutôt qu'un obstacle absolu, succèdent des douleurs véritablement intolérables.

A l'opposé de Brodie qui réservait pour les lésions osseuses le triste privilége d'exciter les souffrances les plus violentes, nous avons pu maintes fois constater que c'est à l'état inflammatoire de l'appareil ligamenteux que ce privilége appartient. Les douleurs qui surviennent alors peuvent être, à proprement parler, martyrisantes. Le mouvement le plus limité, la secousse la plus légère, le moindre attouchement, les exaspèrent au point d'arracher des cris aux malades. Il en est qui, saisissant leur cuisse à deux mains, et en proie à une anxiété des plus cruelles, cherchent à assurer pour leur jointure une bienfaisante immobilité. D'autres, impatients de tout contact, repoussent leurs couvertures et conservent au lit les attitudes les plus bizarres. On a cru reconnaître une corrélation entre le degré d'intensité de la douleur et les causes diverses, la rapidité de la marche, les périodes successives de la maladie. Sans prétendre que ces données théoriques trouveraient en clinique une précise application, on peut dire que l'acuité de la douleur se modèle sur celle du travail phlegmasique dans l'appareil ligamenteux. Et l'on comprendra sans peine la rapidité de son exacerbation, si l'on ne perd pas de vue cette considération anatomique sur laquelle nous avons insisté, savoir : que doublé sur ses deux faces du tissu cellulaire dont il est lui-même un dérivé, l'appareil ligamenteux est de toutes parts traversé par les couches cellulaires qui s'insinuent entre les faisceaux de fibres dont il se compose ; que l'inflammation s'allume de prime abord (fait qui d'ailleurs échappe à l'investigation) dans la couche périarticulaire, dans la capsule fibreuse proprement dite, ou bien dans la surface synoviale qui double sa paroi profonde : ces trois éléments de l'appareil ligamenteux, distincts, mais rendus solidaires autant par leurs connexions que par leur nature, ne peuvent manquer bientôt de prendre une part commune à l'influence pathologique. Et si c'est tous à la fois qu'ils tombent sous le coup de cette influence, il faut avouer qu'elle trouve en eux des conditions singulièrement favorables à sa progression. Voilà pourquoi dans la coxalgie capsulaire la douleur s'élève avec promptitude à une excessive violence.

Une autre conséquence du même principe anatomique est celle-ci : que primitivement ou consécutivement, le tissu cellulaire qui enveloppe l'articulation s'enflamme; par contiguïté, celui qui remplit les espaces intermusculaires, puis celui qui sert de gaîne aux faisceaux charnus, participent à sa tuméfaction. Nous sommes conduits ainsi à l'énoncé et à l'interprétation de deux phénomènes : l'*empâtement de la région*, et la *perturbation de l'action musculaire.*

Cet engorgement lent et progressif du tissu cellulaire contribue aux déformations que présente la hanche; il exagère l'apparence des unes et atténue celle des autres. C'est pourquoi il importe de préciser la marche de ses envahissements. Sans entrer à cet égard dans des détails surabondants, nous dirons que, partie de la couche cellulaire périarticulaire, la tuméfaction se propage à la gaîne du psoas iliaque, trouve des masses adipeuses qu'elle gagne, et envahit le pli de l'aine. C'est, en un mot, vers la région inguinale que tend d'abord à se porter cet œdème inflammatoire, s'il se prend à cheminer du centre vers la périphérie. Plus tard il envahit le pourtour du fémur à sa partie supérieure.

Assez souvent il arrive que l'œdème inflammatoire des couches cellulaires étendues entre les parties molles de la région dépasse les proportions d'un simple phlegmon. Dès les premiers temps de la maladie, on voit se produire des collections purulentes dont la marche aiguë est la conséquence du degré même de l'acuité que revêt la forme de la maladie.

Ces abcès que Gerdy a qualifiés de *circonvoisins* procèdent d'ordinaire des parties centrales vers les parties périphériques. Ils fournissent un pus phlegmoneux, et offrent tous les caractères des abcès chauds. Nous aurons occasion d'insister sur les conditions de leur évolution et sur les dangers inhérents à leur présence.

Le tissu musculaire peut être épargné; cependant il n'est pas à l'abri du travail pathologique; mais il s'en faut que cette dernière condition soit indispensable pour que ses fonctions s'altèrent grièvement. La tuméfaction des gaînes musculaires, l'attitude vicieuse à laquelle le membre est réduit, les douleurs excessives dont l'appareil ligamenteux enflammé est le siége, suffisent à expliquer les perturbations fonctionnelles dont on voit alors les muscles pelvi-fémoraux devenir le théâtre.

Rien n'est moins rare, au moment des douleurs les plus vives, que des contractions spasmodiques, qui, en dépit des efforts du malade, agitent sa cuisse et exaspèrent ses souffrances. Inhabile en pareil cas à trouver par lui-même l'immobilité qu'il souhaite, il confie à ceux qui l'entourent le soin de maintenir son membre dans la fixité.

Les douleurs atroces qui excitent l'action des muscles jusqu'à provoquer leur contraction indépendamment de la volonté, les contractions qui exaspèrent cruellement la douleur : ces deux signes semblent enchaînés l'un à l'autre par un fatal rapport de causalité.

Dans la coxalgie capsulaire, ils s'observent à une

époque encore peu éloignée des accidents initiaux. Nous les verrons d'autre part apparaître dans des circonstances différentes, et couronner, dans des coxalgies qui ont débuté par les os, de longues années de souffrances. Est-ce à dire que leur cause, que leur explication, que leur valeur diagnostique ne soient pas toujours identiques avec elles-mêmes? Loin de là : ils proviennent des lésions du tissu fibreux; leur avénement indique que primitivement ou secondairement le tissu fibreux est affecté.

En même temps que le travail phlegmasique s'étend des parties centrales vers les parties périphériques, et se traduit par les symptômes ci-dessus énumérés, il étend ses limites en sens inverse et intéresse le centre articulaire lui-même. Subordonnée à la franchise de son acuité, sa propagation rencontre d'un côté comme de l'autre les conditions les plus favorables; et c'est ainsi que l'état congestif inflammatoire de la synoviale détermine bientôt une hypersécrétion qui constitue l'*épanchement.*

Au chapitre de l'anatomie pathologique, nous reviendrons sur les caractères spéciaux de l'épanchement dans la forme morbide qui nous occupe. Quant aux troubles dont l'origine lui a été imputée, nous avons discuté avec assez de développements les opinions émises sur ce sujet, et nous avons formulé la nôtre dans des termes assez explicites pour être dispensés désormais d'y insister beaucoup. Gardons-nous cependant de passer outre sans faire connaître la part que nous croyons revenir à l'épanchement dans l'accentuation des manifestations symptomatiques.

Sur ce point, il faut en convenir, la science est pauvre

d'autopsies ; mais procédant par analogie, rappelons trois des faits qui ont été établis plus haut.

1° Des examens nécroscopiques dont la description se lit dans les auteurs, aucun ne nous a donné la preuve que l'épanchement ait produit l'expulsion de la tête fémorale hors de sa cavité.

2° Dans les injections pratiquées directement dans la capsule par M. Parise (1), « à mesure que le liquide » remplit la capsule, on a vu le fémur se fléchir sur le » bassin, jusqu'à ce que la capsule étant fortement dis- » tendue, le fémur soit invariablement ramené et fixé » dans une position telle que son corps forme avec le » plan du détroit supérieur du bassin un angle aigu de » 30 degrés environ, et avec le plan horizontal sur lequel » le bassin est fixé un angle de 30 à 35 degrés. »

En outre, si lorsqu'on pratique l'injection (2), « le » fémur est dans une abduction légère, le bourrelet » cotyloïdien forme une sorte de soupape qui s'oppose » à l'entrée du liquide dans le cotyle, et par conséquent » à la séparation des surfaces articulaires. »

3° L'abduction légère est précisément la position acquise par le fémur dès les premiers temps de la maladie.

Ajoutons, avec Bonnet, de Lyon (3), d'abord « qu'une » capsule articulaire distendue par une injection forcée » prend une forme globuleuse et multilobée qui dépend » de l'étendue variée des diverses parties de cette mem- » brane entre les os, et des renforcements fibreux qui la

(1) Parise, *loc. cit.*, p. 25.

(2) Idem, *ibid.*, p. 23.

(3) Bonnet, *Traité des maladies des articulations*, t. I, p. 60.

» doublent de distance en distance. » Ensuite que « tant » que la cavité articulaire a son maximum de dilatation » et de capacité, les rapports qu'ont pris les os ne peuvent » être changés. »

Souvenons-nous de la remarque si judicieuse des frères Weber, qui signalent la partie interne de la capsule comme la portion de ce manchon douée de la plus grande laxité et de la moindre résistance ; et concluons que l'épanchement consécutif à l'inflammation de la surface synoviale qui tapisse le ligament tend à s'accumuler du côté qui se laisse le plus aisément distendre : c'est-à-dire au niveau des points faibles que présente en dedans la capsule orbiculaire ; qu'il contribue à la distension des fibres ligamenteuses avec une énergie proportionnée à son abondance ; qu'en raison encore de son abondance, il maintient plus solidement dans la position réciproque qu'elles ont acquise les surfaces diarthrodiales ; enfin, que la pression en tous sens du liquide, en s'exerçant sur la surface extérieure du bourrelet cotyloïdien, a bien le résultat annoncé par Boyer : celui de maintenir dans une connexion plus intime, dans un contact plus serré, les parties articulaires, et de s'opposer à la pénétration de quelque fluide que ce soit dans l'interligne de leurs surfaces de glissement.

En résumé : empâtement de la face interne du membre, par suite de l'accumulation de la synovie au côté interne de la capsule ; exacerbation des douleurs par suite des tiraillements que subissent les faisceaux fibreux distendus ; accentuation de la position vicieuse : tels sont les phénomènes dont l'épanchement est capable, et par lesquels son existence se trahit.

Les symptômes dont nous venons de tracer l'esquisse, et qu'en dehors de toute lésion osseuse, la lésion des parties molles articulaires suffit à produire et à expliquer, ne se manifestent point sans retentir d'une manière frappante sur la fonctionnalité du membre malade.

Il est avant tout un phénomène dont la manifestation initiale remonte au début de l'affection, et qui ne tarde pas à se prononcer davantage. Soigneusement étudié par Brodie (1), il est destiné pendant le cours de la maladie à subir des modifications fondamentales : c'est un *changement dans la forme de la fesse.*

Dès les premiers temps de la maladie, suivant Brodie, on reconnaît une tuméfaction vague de toute la région ; et, suivant M. le professeur Nélaton (2), le pli de la fesse présente une élévation légère. Toujours est-il que cette tuméfaction de la région fessière s'observe surtout à la période d'état de la coxalgie capsulaire, en concomitance avec des accidents inflammatoires aigus. Elle est due à la propagation aux couches cellulaires de cette région, de l'œdème des couches profondes qui avoisinent l'articulation malade, et coïncide en général à un empâtement de toute la partie supérieure de la cuisse. Plus tard, lorsqu'à l'état franchement aigu succède un état subaigu ou chronique, cet excès de volume fait place à un dépérissement véritable de la fesse, caractérisé par une flaccidité, un aplatissement, une élongation apparente. Nous donnerons tout à l'heure l'explication de cette transformation ultime.

(1) Brodie, *Traité des affections articulaires*, p. 106.

(2) Nélaton, *Éléments de pathologie chirurgicale*, t. II, p. 265.

La saillie que présente la région fessière et l'élévation du pli fessier reconnaissent encore une cause autre que la tuméfaction du tissu cellulaire, laquelle manque de constance. Il faut tenir compte en effet de la position acquise par le fémur, et de la projection en arrière que l'abduction, la rotation externe et la demi-flexion impriment au grand trochanter.

En tout état de cause, cette déformation est tout à fait subordonnée, et au degré de l'état phlegmasique, et à celui de la déviation.

La *position vicieuse*, vers laquelle le fémur commence à être sollicité dès les premières atteintes subies par l'appareil ligamenteux, suit une progression dont nous avons plus haut expliqué le mécanisme (1). On a vu l'inflammation éveiller dans le tissu fibreux la contractilité que son état physiologique maintenait latente ; la contractilité produire par degrés le raccourcissement des faisceaux ligamenteux ; et ce raccourcissement entraîner le fémur dans la position déterminée qui a été décrite. D'autre part, ne venons-nous pas de dire que l'épanchement avait pour conséquence de fixer les surfaces articulaires dans les rapports réciproques qu'ils ont acquis, de river en quelque sorte le membre dans l'attitude morbide qu'il a prise? Et si l'action de l'épanchement outre-passait cette limite, son résultat immédiat serait d'accroître encore le degré de la déviation. Eh bien, l'effet de ces influences combinées concorde avec celui que provoque une injection forcée dans la capsule orbiculaire. La flexion de la cuisse arrive à ce point, que le sinus de

(1) Voyez page 164 et suiv.

l'angle formé par le corps du fémur et le plan du détroit supérieur du bassin, se rapproche sensiblement de 30 degrés. La fixité de cette position a pour conséquences une augmentation dans la déviation pelvienne et dans l'inflexion vertébrale. Et ce double phénomène a pour indice un abaissement plus considérable de l'épine iliaque antéro-supérieure, et une exagération dans l'apparence de l'allongement.

C'est l'enchaînement et la simultanéité de ces actions complexes qui ont fait croire à une luxation commençante; *à l'expulsion, à la chute* de la tête du fémur. Rien n'est moins loin pourtant de l'exacte acception des faits.

La véritable modification qu'offrent les conditions physiques dans lesquelles se trouvent les parties articulaires, consiste dans l'immobilisation absolue de leurs surfaces de glissement; de sorte que la perversion des fonctions du membre se change en une *abolition complète de sa mobilité propre*. Ce signe est important, car il est de nature à fournir, sur le degré des désordres articulaires, un précieux élément de diagnostic.

Pour ne pas se méprendre sur la réalité de l'abolition fonctionnelle dans l'articulation malade, il faut soigneusement distinguer si les mouvements qu'on s'efforce d'y provoquer et que l'on paraît obtenir, n'ont pas pour siége effectif l'articulation coxo-fémorale du côté opposé; ou les dernières vertèbres lombaires. Avec cette prévention, et avec la précaution d'immobiliser solidement le bassin, on arrivera sans grande peine à un examen fructueux.

Conséquence de l'immobilité prolongée, le *volume du membre finit par présenter une diminution*. Elle porte sur la partie inférieure de la cuisse ; et M. Maisonneuve (1) n'a pas omis de différencier la diminution apparente de volume due simplement au relief de la partie supérieure tuméfiée du membre, d'avec la diminution réelle, signe de l'atrophie musculaire causée par l'inaction. Celle-ci vient se montrer longtemps après la sédation des accidents inflammatoires; elle se reconnaît à la gracilité du membre dont la tuméfaction diffuse a pu faire place à un état lardacé du tissu cellulaire.

Vers les mêmes temps, on voit s'effectuer dans le volume de la région fessière la dernière transformation dont nous avons parlé. L'atrophie détermine en elle une flaccidité qui lui donne une apparence d'aplatissement et d'élongation. La constatation de ces derniers symptômes est l'indice d'une complète chronicité. C'est dire que leur apparition n'a rien de nécessaire, et que son époque reste entièrement subordonnée aux individualités morbides.

§ II. — Symptômes généraux.

Ici, rien d'absolu. La coxalgie capsulaire peut parcourir les diverses phases de son évolution sans presque allumer de réaction fébrile. Ceci n'est point la règle habituelle.

Elle peut se dissimuler derrière le cortége très-grave des troubles généraux dont s'accompagnent les phlegmasies profondes. Les frissons prolongés, les vomissements, une fièvre et une soif ardentes, le délire ne sont pas étrangers à ses débuts. Alors elle progresse avec une rapidité extrême. L'instructive observation communiquée par

(1) Maisonneuve, *loc. cit.*, p. 112.

M. Nathalis Guyot à M. Maisonneuve (1) en est un remarquable exemple. Les cas semblables répondent à une exception.

D'une manière générale, pendant la période d'état de la coxalgie capsulaire, l'organisme n'échappe pas à des perturbations d'ensemble. Et l'on comprend du reste que les progrès d'un travail phlegmasique ne puissent s'accomplir, que les douleurs violentes dont nous avons parlé ne puissent atteindre leur apogée, sans allumer une réaction fébrile plus ou moins intense. D'ordinaire la fièvre affecte le type continu, ou le rémittent. Rien de plus fréquent que de voir aux heures du soir ou de la nuit, alors que les douleurs, par leur recrudescence, tourmentent plus violemment les malades, survenir dans le pouls une accélération nouvelle. Le sommeil fuit, l'appétit se perd, les forces s'épuisent. Enfin, suivant les conditions les plus variées, et qui se modifient elles-mêmes avec l'individu, avec l'âge, avec le climat, et aussi, disons-le de suite, avec les errements de la thérapeutique, ces manifestations générales ou s'aggravent, ou s'atténuent jusqu'à disparaître complétement et laisser l'observateur en présence de troubles strictement localisés à l'articulation coxale.

§ III. — Marche. Durée.

Ce que nous venons de dire le donne à pressentir : la marche et la durée des accidents propres à la période d'état de la coxalgie capsulaire sont essentiellement variables. Ils peuvent, ainsi que l'a judicieusement fait ob-

(1) Voyez page 140, obs. III.

server Dzondi (1), rester longtemps stationnaires, ou bien amener en quelques semaines la désorganisation de l'article. Sur ce sujet, les auteurs ne manquent pas d'énumérer un très-grand-nombre de raisons. Ils reconnaissent à chacune d'elles une part plus ou moins active dans l'accélération inopinée que la progression des phénomènes se prend à affecter parfois. Leurs assertions, il faut le reconnaître, ne reposent pas toujours sur de solides démonstrations, ou sur des faits bien authentiques.

Avec une méthode plus sévère, M. Maisonneuve (2), dans son excellente thèse, prend le soin de classer selon leur ordre d'importance les influences propres à précipiter la durée de la maladie. Au premier rang, il place les violences traumatiques; au second, la constitution pléthorique du sujet. Sans contredit, une action phlegmasique étant produite, de pareilles conditions, surtout réunies, se prêtent admirablement à ce qu'elle affecte une forme suraiguë.

Incessamment préoccupés de l'idée de luxation, et regardant l'expulsion de la tête fémorale hors de sa cavité comme le terme inévitable de la coxalgie, certains auteurs ont avancé que le jeune âge avait sur la rapidité de la progression des phénomènes une influence particulière. Le motif allégué est que, pendant l'enfance, la cavité cotyloïde offre une profondeur comparativement moindre que lors de l'âge adulte. Dans l'esprit de ces auteurs, probablement, l'épanchement aurait, pour chasser la tête fémorale au delà du rebord cotyloïdien, à triompher chez

(1) Dzondi, *Arch. gén. de méd.*, 2e série, t. IV, p. 311.

(2) Maisonneuve, *loc. cit.*, p. 153.

l'enfant d'une résistance moins considérable. La réfutation que nous avons opposée à une semblable doctrine sur le mécanisme de la luxation, nous aiderait à faire justice d'une opinion pareille si l'observation clinique ne donnait, du contraire, des preuves surabondantes. Tous ceux qui ont suivi avec quelque assiduité les services hospitaliers consacrés à la chirurgie de l'enfance, savent que plusieurs années peuvent se succéder sans que le même lit cesse d'être occupé par le même malade qu'on retrouve chaque jour languissant et comme voué à perpétuité à un état pénible et presque stationnaire.

Les observateurs attentifs n'ont point laissé échapper une remarque importante. Dans un tableau de la coxalgie, ce trait mérite le premier plan : c'est que les arrêts, les rétrocessions, les progrès nouveaux, viennent tour à tour et périodiquement relever et abattre l'espoir du patient et du chirurgien. Tel est, en effet, le *criterium* qu'offre la marche de l'affection qui nous occupe. Juste pour la coxalgie osseuse, comme pour la coxalgie capsulaire, cette observation conserve sa place aux diverses périodes de l'une comme de l'autre forme.

Ces oscillations dans le processus morbide ont une cause qui nous échappe. Elles s'accomplissent sans qu'on puisse invoquer pour leur explication aucune circonstance appréciable.

Enfin, l'ensemble de symptômes que nous avons décrit sous le nom de période d'état de la coxalgie capsulaire, offre en général dans son évolution une lenteur qui justifie la dénomination de *période*, à laquelle nous nous sommes arrêtés.

§ IV. — Terminaisons.

Quoi qu'il en soit de l'acuité extrême des souffrances, du degré prononcé des déviations, et de l'évidence apparente de l'allongement qui caractérisent la période d'état de la coxalgie capsulaire, sa terminaison peut encore être heureuse.

Les lésions sont de nature inflammatoire ; elles peuvent, à la faveur d'un temps d'arrêt ou de rétrocession, entrer dans une voie de *résolution* franche.

Un amendement dans la douleur, puis sa sédation complète ; une détente du membre dont le degré de flexion et de rotation externe diminuent ; le redressement consécutif du bassin, et le retour des deux talons vers le parallélisme, tels sont les phénomènes qui annoncent de la part de l'organisme cette avantageuse tendance. La persistance de l'empâtement et de l'engourdissement du membre, celle d'un certain degré de rotation en dehors constituent le double indice d'une incomplète résolution.

Nous insisterons de nouveau au chapitre du traitement sur ces différents faits ; nous nous bornons à signaler pour le moment leur éventualité naturelle.

Par malheur, il s'en faut bien que la rétrocession des accidents puisse toujours être définitive. Insidieuses haltes dans les progrès de la lésion, ces temps d'arrêt sont trop souvent suivis d'une recrudescence inflammatoire inaccoutumée. Qu'arrive-t-il alors ? Les parties articulaires qui jusque-là avaient échappé aux désorganisations, y participent ; et les extrémités osseuses, par les perturbations spéciales de leurs rapports, se prennent à déceler les premières atteintes des altérations qu'elles subissent.

L'envahissement du tissu osseux par le travail phlegmasique se trahit par les phénomènes dont nous avons donné la description à propos des débuts de la coxalgie osseuse.

Le passage de la première forme à la seconde entraîne donc une révolution graduelle dans les manifestations symptomatiques. Celles de la seconde forme finissent par occuper le terrain.

Bref, consécutifs aux lésions et aux symptômes de la coxalgie capsulaire, ou bien développés d'emblée dans le tissu osseux des extrémités articulaires, les lésions et les symptômes de la coxalgie osseuse ne tardent pas à entrer dans leur période d'état. Primitifs, ils y gardent une pureté plus grande ; c'est sous cette acception et à ce point de vue qu'il convient tout d'abord de les étudier.

II. — COXALGIE OSSEUSE. SYMPTÔMES LOCAUX ET GÉNÉRAUX. MARCHE. DURÉE. TERMINAISONS.

§ I. — Symptômes locaux.

L'acuité promptement acquise par le symptôme *douleur* donne aux débuts de la coxalgie capsulaire un éclat qui manque à ceux de la coxalgie osseuse.

« On pourrait croire, dit M. Maisonneuve (1), que l'in-
» tensité de la douleur est liée à l'altération des os, il n'en
» est rien. Les observations nous montrent des altéra-
» tions débutant par les parties osseuses, ayant même
» produit des désordres considérables sans que le malade
» eût éprouvé aucune douleur ; tandis que d'autres fois,

(1) Maisonneuve, *loc. cit.*, p. 104.

» sans qu'il paraisse y avoir encore de désordres notables, » la douleur est extrêmement vive. » Cette remarque pleine de justesse vient confirmer deux observations que nous avons faites : celle d'une corrélation existant entre les souffrances les plus violentes et des lésions strictement limitées à l'appareil ligamenteux; celle d'enfants continuant leurs jeux avec leur gaieté et leur activité accoutumées, bien que déjà atteints de claudication. Elle trace de suite entre le caractère revêtu par la douleur dans la première forme, et celui qu'elle affecte dans la seconde, une distinction assez tranchée pour constituer un élément de diagnostic. Autant, en effet, la douleur est vive, aiguë, immédiate dans la coxalgie capsulaire, autant elle est tardive, sourde, indéterminée dans la coxalgie osseuse. On peut dire que dans la première forme elle coïncide aux déviations du membre, tandis qu'elle ne leur est que consécutive dans la seconde. Aussi, pour ne point nous départir de cette expression rigoureuse d'une vérité générale, avons-nous dû, dans la description de la période initiale, suivre les déviations de la coxalgie qui débute par les os, à un degré plus prononcé, avant de faire entrer cette forme de la maladie dans sa période d'état. Ici, l'action musculaire qui intervient de suite, et qui commence à se pervertir, du moment où le rebord cotyloïdien ramolli se prend lui-même à se déprimer, est à nos yeux l'agent principal de la déformation, et renferme l'explication de son accentuation rapide. La douleur ne vient que secondairement. Encore est-il que la nature spéciale de la lésion osseuse qui engendre la douleur, exerce sur l'époque de son apparition une influence qu'elle conserve sur son caractère et sur le degré de son

intensité, pendant toute la durée de la période qui nous occupe.

Sans préjudice des détails plus circonstanciés dans lesquels nous entrerons à ce sujet au chapitre de l'anatomie pathologique, reconnaissons dès à présent, à la lésion primitive du tissu osseux dans la coxalgie, trois types principaux, savoir : *l'ostéite simple, la carie, la tuberculisation.*

Les douleurs de l'ostéite ont été pour Gerdy l'objet de recherches approfondies. Voici le résumé des investigations auxquelles ce savant maître s'est livré à cet égard :

1° Il se peut que les os soient enflammés sans que leur état pathologique suscite en eux aucune douleur.

2° Habituellement ils souffrent à la manière des parties molles, avec cette particularité que leurs souffrances présentent une exacerbation nocturne ; mais on croit trop généralement qu'ils ne sont douloureux que pendant la nuit.

3° Les douleurs qui se développent dans les os sous l'influence de la maladie ne sont point réveillées par les agents physiques. « Du moins, ajoute Gerdy (1), j'ai toujours été frappé de l'insensibilité physique des os malades, lorsque je les ai entamés, coupés avec la gouge ou la scie, et lorsque je les ai cautérisés avec le fer rouge, sans toucher aux parties molles voisines. »

De son côté, M. Nélaton (2) professe que dans la carie « les douleurs ont le même caractère que dans l'ostéite simple ».

Enfin, les intéressantes observations publiées par

(1) Gerdy, *loc. cit.*

(2) Nélaton, *loc. cit.*, t. I, p. 602.

M. Nichet (1), qui décrit le tubercule des os sous sa forme enkystée ; et la thèse remarquable de M. Nélaton (2) qui établit avec une précision extrême la distinction entre l'infiltration tuberculeuse des os, et l'enchatonnement de dépôts de même nature dans la profondeur du tissu spongieux de leurs extrémités, enseignent qu'en pareil cas la douleur reste longtemps faible et passagère, et n'augmente pas par la pression.

La lésion peut même parcourir son évolution presque tout entière sans trahir ses progrès par aucune sensation douloureuse dans l'articulation affectée, — jusqu'au jour où la matière tuberculeuse ramollie s'épanche dans le centre articulaire; alors s'éveillent à la fois, et une réaction inflammatoire aiguë, et des souffrances violentes. Une pareille marche — absence prolongée, puis irruption brusque de la douleur — correspond le plus souvent à l'existence de tubercules enkystés.

Les observations qui suivent, et que nous empruntons au travail de M. Nélaton (3), en fournissent de frappants exemples.

OBSERVATION IX.

Un enfant de douze ans présentait plusieurs caractères que l'on a coutume de regarder comme propres à la constitution lymphatique, mais se portait bien d'ailleurs ; il

(1) Nichet (de Lyon), *Mémoire sur la nature et le traitement du mal vertébral de Pott.* (*Gazette médicale*, 1835.)

(2) Nélaton, *Recherches sur l'affection tuberculeuse des os.* (Thèse inaugurale, 1836. — Thèses de Paris, n° 376.)

(3) Nélaton, *Recherches sur l'affection tuberculeuse des os.* (Thèse inaugurale, p. 44 et 45. — Thèses de Paris, 1836, n° 367.)

éprouvait, à des intervalles éloignés, dans l'articulation du genou, une sensation de fatigue passagère; il pouvait cependant marcher sans rappeler ses douleurs, sans éprouver la moindre gêne dans les mouvements. Tout à coup une douleur violente se manifeste dans l'articulation du genou gauche. Cette douleur s'accroît le lendemain et les jours suivants; l'articulation se gonfle, devient rouge, un abcès se forme dans son voisinage; cet abcès s'ouvre. Il s'écoule au dehors un liquide purulent contenant quelques flocons tuberculeux. La suppuration continue, elle épuise graduellement le malade qui succombe.

A l'autopsie, je trouve la cavité articulaire pleine de pus, et une perforation circulaire large de quatre lignes environ, siégeant entre les deux condyles du fémur, et répondant à une cavité globuleuse tapissée par une membrane très-vasculaire, d'une demi-ligne d'épaisseur, dans laquelle il était facile de reconnaître l'enveloppe d'un tubercule du tissu osseux. Autour de cette perforation, le cartilage diarthrodial n'avait point été notablement modifié, seulement il avait perdu son poli habituel; la membrane synoviale présentait une surface rugueuse et terne recouverte dans quelques points par une couche albumineuse. Les vaisseaux capillaires sous-séreux, extrêmement apparents, formaient un réseau rouge violacé que l'on apercevait à travers le feuillet séreux.

J'ai eu, ajoute M. Nélaton, l'occasion de voir un autre cas de perforation tuberculeuse du cartilage diarthrodial chez un autre enfant qui succomba à une pneumonie lobulaire, suite de rougeole, deux mois après l'invasion des accidents articulaires qui avaient été pris, à cause de leur apparition subite, pour un rhumatisme.

OBSERVATION X (1).

Sur un petit malade que l'on a pu observer pendant près d'une année à l'Hôtel-Dieu, dans la salle Sainte-Marthe, une arthrite coxo-fémorale s'annonça subitement par une douleur extrêmement violente dans la hanche droite ; plusieurs abcès se formèrent, et laissèrent écouler d'abord une matière séreuse louche, tenant en suspension des flocons tuberculeux ; les accidents généraux et locaux finirent par se calmer ; la suppuration se tarit et la guérison fut complète. N'est-on pas conduit à soupçonner que chez cet enfant la maladie de la hanche avait eu pour point de départ un tubercule dont le kyste s'est ouvert dans l'articulation, et dont le foyer a fini par se combler.

On le voit, quelle que soit la nature de la lésion susceptible d'affecter les extrémités osseuses — ostéite simple, carie ou tuberculisation — tant que cette lésion conserve son intégrité première, les douleurs dont elle s'accompagne se caractérisent par l'inconstance, la modération, le défaut d'excitabilité.

Pour les voir s'élever au degré qu'elles atteignent si promptement dans la coxalgie capsulaire, d'une manière générale il faut l'intervention de phénomènes d'un ordre différent. Il faut que la lésion osseuse, parvenue à son développement le plus complet, soit entrée déjà dans sa phase de terminaison, et que la désorganisation du tissu qu'elle a envahi compromette gravement l'existence de la jointure tout entière.

C'est donc à juste titre que nous distinguons de cette

(1) Nélaton, *loc. cit.*

période terminale, une période d'état pendant laquelle la lésion de la coxalgie osseuse suit sa progression essentiellement lente et cachée, et ne se trahit point, si ce n'est par des souffrances fugaces, sourdes, mal définies, bien peu en rapport avec son insidieuse gravité.

Est-ce à dire qu'un phénomène encore inexpliqué, commun aux tumeurs blanches en général, et sur lequel nous avons vivement appelé l'attention en traçant l'esquisse des préludes de la coxalgie, la douleur localisée à l'articulation inférieure, vienne à faire défaut dans la forme dont nous parlons?

Tout au contraire; et c'est précisément parce qu'il captive seul l'attention, que ce trouble, purement sympathique, devient ici un danger. L'indolence de l'articulation coxale, la conservation de sa mobilité, l'aspect physiologique des tissus qui l'enveloppent, ce calme trompeur en un mot de toute la région, mis en regard des souffrances aiguës et persistantes dont le genou est parfois le siége, voilà plus qu'il n'en faut pour donner le change même à des esprits pénétrants (1).

Il faut être prévenu d'un tel écueil pour ne pas s'ingénier à combattre dans l'articulation fémoro-tibiale des troubles organiques parfaitement imaginaires.

C'est ici qu'il importe de se bien souvenir, et de l'obscurité dont la douleur reste longtemps voilée dans la coxalgie osseuse, et de la position vicieuse (flexion légère, adduction, rotation en dedans), affectée de bonne heure, par le membre pelvien.

Même peu prononcées, les déviations entraînent un

(1) Voyez l'observation XXXI.

autre signe physique qui mérite l'attention : *la déformation de la région fessière.* L'adduction, en effet, et la rotation en dedans ont pour résultat de porter le grand trochanter en dehors, en avant et un peu en bas.

La saillie de cette apophyse détermine donc un méplat à la surface de la région qui lui est postérieure, et la fesse présente un aplatissement. En outre, le bord inférieur du grand fessier se trouve tiré en bas par suite du léger abaissement du grand trochanter auquel ce muscle prend son insertion fémorale. D'où il suit que le pli de la fesse paraît lui-même abaissé, et la surface de la région élargie. Chez les femmes, et plus encore chez les petites filles, ce signe se complète d'une élévation correspondante de la grande lèvre. Cette élévation d'une des grandes lèvres est d'autant plus facile à constater que, dans l'état physiologique, ces deux parties sont très-exactement juxtaposées.

Plus ou moins lentement, suivant la nature de la lésion primitive, et suivant des influences d'ordre divers, dont l'étude trouvera sa place aux considérations anatomo-pathologiques et étiologiques, les déviations caractéristiques de la coxalgie osseuse se prononcent au point d'entraver la marche d'une manière absolue. C'est alors que les malades se voient condamnés aux positions les plus incommodes. La cuisse du côté affecté est fortement fléchie sur le bassin ; le membre, ramené dans l'adduction au delà de la ligne médiane, reste dans une rotation interne forcée, et repose de tout son poids sur son congénère (1).

Nous nous sommes étendus avec détails sur les causes

(1) Voyez les observations XXXVIII et XXXIX.

et le mécanisme par lesquels les déviations arrivent peu à peu dans ce sens à leur degré le plus élevé.

A titre d'auxiliaire de la dépression cotyloïdienne, nous avons invoqué l'action musculaire, et envisagé chacune de ses modalités distinctes. Il n'y a plus lieu d'y revenir. Il convient de remarquer seulement qu'à mesure que l'affection progresse, l'action musculaire subit une perturbation croissante. Les tiraillements qui s'exercent sur les agents du mouvement en vertu de la position vicieuse, font que les muscles réagissent à leur tour sur la position vicieuse en vertu des tiraillements qui pervertissent leur fonctionnalité.

Incessamment sollicités à la contraction, soit par l'éréthisme que développe la tension prolongée de leurs faisceaux, soit par la fatigue inhérente à la permanence de la position vicieuse, soit aussi par la douleur, les muscles s'accommodent graduellement à cet excès d'activité; si bien qu'au bout d'un certain temps, ils restent affectés d'une véritable contracture. C'est insensiblement, progressivement que chacun d'eux, tour à tour, tombe dans cet état définitivement pathologique; et l'on comprend qu'un trouble dont la cause la plus puissante gît dans les progrès préalablement effectués par la déviation du membre, ne peut être que tardif.

Toujours est-il qu'autant en raison du degré auquel est parvenue la position vicieuse, qu'à cause de la raideur musculaire progressive, le membre inévitablement réduit à une immobilité absolue ne tarde pas à s'atrophier.

Il existe entre la forme capsulaire et la forme osseuse de la coxalgie un caractère distinctif bien digne de remarque. L'invasion de la première, a l'*épanchement* pour conséquence presque immédiate. La seconde parcourt presque en entier sa période d'état, avant que l'imminence du même phénomène soit à redouter. C'est que, dans un cas, le liquide est fourni par une hypersécrétion de la séreuse enflammée; et que, dans l'autre, la désorganisation du tissu osseux doit être, pour le produire, parvenue à son extrême limite. Ostéite, carie ou tubercule, la lésion dont il procède doit au préalable être arrivée à sa période terminale, c'est-à-dire à la suppuration.

D'une manière générale, non-seulement dans la coxalgie osseuse, l'épanchement est tardif; mais, se fonder purement et simplement sur des souffrances plus vives, même accusées depuis un certain temps dans la jointure, pour conclure à son existence, serait abuser de l'induction. Ainsi que nous le verrons avec plus de détails au chapitre de l'anatomie pathologique, pour qu'un tubercule enkysté produise l'épanchement, il faut que la matière tuberculeuse passe de l'état de crudité à celui de ramollissement, et que les parois de la cavité close qui l'enferme, en viennent à se perforer par une déperdition graduelle de substance.

L'infiltration puriforme, de son côté, qui amène la nécrose de la partie infiltrée dont la séquestration agit ensuite à titre de corps étranger dans la cavité articulaire, débute le plus ordinairement par une infiltration grise demi-transparente, et a pour intermédiaire entre sa période d'état puriforme et ses débuts, une période d'hypertrophie interstitielle du tissu osseux, longue à s'accomplir.

L'ostéite, comment produirait-elle l'épanchement, si elle garde son caractère de simplicité, et marche, selon ses tendances naturelles, à résolution? Il faut pour que le phénomène lui soit imputable, qu'elle choisisse un mode de terminaison qui ne lui est pas le plus habituel : la suppuration. Alors, à la vérité, elle finira par déterminer l'épanchement; mais on sait de quelle lenteur extrême est la marche de l'ostéite suppurée.

La carie des surfaces articulaires, cette ostéite avec tendance à l'ulcération, comme l'appellent MM. Michon, Malgaigne, Samson, voilà bien, parmi les lésions qui sont le point de départ de la coxalgie osseuse, celle qui, primitive ou consécutive, demandera le moins long délai pour déverser dans l'article une collection séro-purulente.

Encore est-il que la carie est une affection chronique de nature, et qu'elle peut remonter à une époque fort reculée avant que l'ulcération atteigne une étendue assez vaste pour provoquer la sécrétion d'une suppuration notable.

En somme, ces différents états pathologiques du tissu osseux ne commencent à exercer d'influence sur l'économie que lorsqu'ils allument dans la partie affectée la réaction inflammatoire indispensable à la formation du pus; et, comme en pareil cas l'épanchement provient de la suppuration des os, c'est des symptômes généraux qu'il convient surtout de tenir compte, pour acquérir sur sa proximité des données de quelque justesse.

La raison d'être de l'épanchement est tout entière dans le progrès de la lésion. Les troubles généraux dont il s'accompagne consistent dans la réaction fébrile, les frissons, les nausées et les vomissements. Son effet est de compromettre de la manière la plus dangereuse l'intégrité, jusque-là conservée, de l'appareil ligamenteux.

§ II. — **Symptômes généraux.**

Ce que nous venons de dire le contient implicitement : les symptômes généraux de la coxalgie osseuse sont essentiellement tardifs. Les douleurs martyrisantes qui caractérisent à son début la forme capsulaire de la maladie, manquent ici, de sorte que les déterminations générales restent dans des termes très-modérés. En outre, les lésions osseuses en présence desquelles on se trouve, sont presque invariablement liées à une constitution lymphatique ou scrofuleuse, dont les réactions ont pour les formes morbides subaiguës une aptitude notoire. Enfin, leur apparition a une valeur pronostique des plus graves : ils annoncent l'avénement du pus ; ils trahissent l'étendue des désordres organiques ; ils signifient que l'affection entre dans une phase nouvelle et plus fâcheuse.

§ III. — **Marche. Durée.**

La marche essentiellement chronique des lésions capables d'engendrer la coxalgie osseuse imprime à la période d'état de cette forme pathologique une durée toujours longue. Mais la nature de la lésion primitive apporte dans la lenteur de la période d'état des différences sensibles.

Entre toutes, la carie, par sa tendance à l'exulcération, a le triste privilége de précipiter les désorganisations osseuses. Par bonheur, loin d'être toujours primitive, elle s'ente le plus souvent sur une ostéite simple, et si l'ostéite par elle-même est imputable d'altérations physiques et fonctionnelles nettement accusées; si dans certains cas on la voit prendre une marche progressive dont la rapidité étonne; si sa continuelle tendance aux exacerbations justifie des inquiétudes sans cesse renaissantes, elle a aussi ses temps de rémittence et d'arrêt, grâce auxquels l'irruption de désordres plus graves est temporairement conjurée.

Quant à la tuberculisation, pour être encore plus lente, son évolution n'en est que plus difficilement entravée.

§ IV. — **Terminaisons.**

Il importe au premier chef de s'en souvenir: des altérations même avancées dans les extrémités osseuses ne s'opposent pas, pourvu que l'appareil ligamenteux soit intact, à la guérison. Indépendamment de la lenteur, le caractère qui légitime, pour l'ensemble symptomatique que nous venons de décrire, la dénomination de *période* qui lui a été assignée, est donc celui-ci: la marche de ces désordres peut être régressive ou progressive, et la terminaison heureuse ou défavorable.

Parmi les circonstances qui se prêtent à une terminaison heureuse, celle d'une ostéite qui se renferme dans les limites de sa simplicité primitive, tient le premier rang. Quelque accentués que soient la dépression du rebord cotyloïdien et le degré des déviations du membre, on aurait tort de désespérer, par cela seul, de rendre un jour le membre à sa rectitude, et l'articulation à sa liberté. Nous verrons plus tard par quels procédés on y arrive. Les diverses méthodes dont on dispose à cet effet seront, de notre part, l'objet d'une discussion approfondie. Des errements thérapeutiques qui l'entravent, nous distinguerons ceux qui, à nos yeux, favorisent puissamment une aussi souhaitable éventualité. Bornons-nous pour le moment à rappeler que si l'ostéite est un des états pathologiques auxquels le tissu osseux soit le plus enclin, la résolution en est la terminaison ordinaire.

A la rigueur, la carie elle-même ne constituerait pas un obstacle absolu à la guérison. Si, comme l'admettent la plupart des auteurs, la carie est apte à s'arrêter spontanément, que les fongosités saignantes qui végètent sur l'os altéré puissent prendre peu à peu les caractères de bourgeons charnus de bonne nature, et qu'une cicatrice solide puisse se former à la surface de l'os, il ne faudrait pas perdre tout espoir de voir cet effort naturel couronné d'un succès inattendu; mais si toute la partie altérée devait être frappée de mort, et que ce séquestre dût être éliminé à son tour, toute confiance s'évanouirait. Abstraction faite de la réaction que ne manqueront pas de susciter les phénomènes inséparables de l'élimination de la portion nécrosée, ce séquestre, en effet, flottant au centre de l'article, que deviendra-t-il; sinon l'agent d'accidents suraigus, le plus actif qu'on puisse redouter?

Quant à la première hypothèse : « sans oser prétendre, » dit M. Nélaton (1), que ce mode de guérison spontanée

(1) Nélaton, *loc. cit.*, t. I, p. 602.

» ne s'observe point lorsque l'os a subi les modifications » profondes que nous avons données comme caractères » essentiels de la carie, nous croyons pouvoir affirmer que » cette terminaison est excessivement rare. »

Ce qui précède montre le peu de fond qu'il faut faire de la carie au point de vue des issues favorables réservées par la nature à la période d'état de la coxalgie osseuse.

Les conditions offertes par l'infiltration tuberculeuse n'offrent pas d'avantages sensiblement meilleurs, car elle aussi peut amener la formation de séquestres et leurs funestes conséquences; cependant, à tout prendre, nous estimerions préférable d'avoir affaire à une lésion de cette nature. Elle laisse au moins l'espoir que sa première période une fois franchie, elle s'en tiendra à la seconde, et que la trame osseuse, en subissant une hypertrophie interstitielle, ne sortira pas sitôt de cet état d'éburnation. Signalé par Boyer (1) comme un fait duquel il ne se rendrait pas compte, et décrit avec un soin extrême par M. Nichet (2), cette transformation qui rapproche le tissu osseux aréolaire du tissu compacte, pour les propriétés autant que pour l'aspect, n'est pas incompatible avec le retour d'un état presque physiologique.

Nous avons rapporté plus haut des exemples de la brusquerie avec laquelle le tubercule enkysté révèle sa présence, et des funestes effets qu'elle comporte. Nous savons bien qu'on a vu des tubercules osseux déterminer par leur ramollissement la formation d'abcès, dont la

(1) Boyer, *Traité des maladies chirurgicales*, t. IV, p. 499.

(2) Nichet, *loc. cit.*

détersion parfaite a été suivie d'une oblitération cicatricielle de la cavité kystique. Mais une éventualité admissible pour une extrémité osseuse superficielle, pour l'un des condyles du fémur par exemple, ne le serait plus pour la tête du même os profondément reçue dans sa cavité, et séparée de la superficie du membre par d'épaisses couches cellulaires et charnues.

On peut donc écarter le tubercule enkysté du groupe des affections qui s'accommodent à une marche régressive de la période d'état dans la coxalgie osseuse. Très-douteuse pour l'infiltration tuberculeuse, pour peu qu'elle dépasse sa période d'hypertrophie interstitielle, une semblable compatibilité devient encore plus difficile pour la carie, si son étendue dépasse des limites restreintes. L'ostéite elle-même, si elle s'échoue dans sa marche à l'un ou l'autre écueil de ses deux terminaisons exceptionnelles : la suppuration, ou la carie, s'élève à une gravité qui n'est pas moins redoutable. Qu'on le remarque bien, de ces circonstances diverses le danger pressant est un : c'est la formation du pus ; c'est l'épanchement, qui trahit dans la lésion primitive une marche progressive, et pour l'appareil ligamenteux l'imminence de la participation à l'état phlegmasique.

La participation de la capsule articulaire à l'état phlegmasique a pour premières conséquences une exacerbation notable des douleurs, et une augmentation dans l'abondance de l'épanchement qui désormais provient de deux sources : la suppuration du tissu osseux, l'hypersécrétion séreuse.

Ces phénomènes ouvrent la marche d'une série de symptômes nouveaux dont l'ensemble constitue la période terminale de la coxalgie, et qui résultent de l'union définitive de la forme osseuse et de la forme capsulaire.

Avant d'entrer dans l'étude de cette période terminale, il faut mentionner un fait d'une importance primordiale.

Nous avons dit (page 247) que le passage de la première forme à la seconde entraînait, dans les manifestations symptomatiques, une révolution graduelle, et que celles de la coxalgie osseuse finissaient par occuper le terrain. C'est qu'alors, en effet, à l'allongement apparent, à l'abduction et à la rotation externe succèdent le raccourcissement, l'adduction, la rotation en dedans. Ce changement absolu dans la position du membre, qui a si vivement attiré l'attention des auteurs, qui en a imposé si insidieusement pour une luxation complète et définitive, et qui n'implique rien de semblable, est une conséquence nécessaire de la dépression du bourrelet et du sourcil cotyloïdiens.

Or, l'extension de l'état inflammatoire, de l'appareil ligamenteux aux extrémités osseuses, est entre les divers modes de progression de la maladie, celui qui favorise le plus la localisation des lésions osseuses au bord postéro-supérieur du cotyle. Voilà pourquoi le passage de la première forme à la seconde fournit l'observation de cette inversion curieuse.

La réciproque n'a pas lieu ; et l'on comprend sans peine qu'il en soit ainsi. Lorsque les désorganisations du tissu osseux sont parvenues à ce degré de fournir une suppuration abondante et des détritus nécrosés, la forme des surfaces articulaires est tellement altérée, que les rapports vicieux qui leur sont de longue date imposés par les progrès du mal, ne sauraient obéir à une transformation déterminée dont le seul agent serait le ligament fibreux enflammé et rétracté. Donc, amené dans la flexion, dans l'adduction et la rotation interne par les envahissements graduels de la lésion osseuse, et maintenu dans cette position vicieuse par la contracture des muscles pelvi-fémoraux, le membre ne cède pas aux efforts en sens inverse que la participation à l'état morbide suscite dans le ligament capsulaire. Cette résistance à une impulsion qu'il aurait inévitablement suivie, si l'état inflammatoire de l'appareil ligamenteux avait été primitif, devient une raison de recrudescence dans les douleurs. Mais si l'on voit dans des circonstances trop fréquentes le raccourcissement succéder à l'allongement apparent du membre, l'observation du phénomène inverse ne se rencontre jamais.

ARTICLE VI.

PÉRIODE TERMINALE.

Les symptômes propres à la forme capsulaire de la coxalgie peuvent faire place à ceux qui constituent la forme osseuse; ou bien développés d'emblée, ceux-ci peuvent ne se compliquer que plus tard de troubles phlegmasiques dans l'appareil ligamenteux. A partir du moment où une semblable participation à l'état pathologique existe entre toutes les parties constitutives de l'articulation coxo-fémorale, la période terminale est ouverte.

La suppuration, et tout le cortége de désordres qu'elle engendre, en est le caractère essentiel.

Les désorganisations les plus profondes, la perte de l'organe, des infirmités irrémédiables, le dépérissement, la mort, voilà les issues qu'il en faut attendre.

Tardive habituellement, très-prompte à surgir quelquefois, toujours marquée par un appareil symptomatique d'un relief saisissant, elle a, au détriment des temps qui la précèdent, fixé le regard des observateurs. Les uns, découragés par les faibles ressources qu'elle laisse à la thérapeutique, l'ont considérée comme une triste et fatale nécessité. Les autres, ne démêlant pas bien sa préparation dans les troubles qui lui sont antérieurs, ou ne voyant en eux qu'un état transitoire d'une importance secondaire, les ont tolérés avec une patience trop expectante. La suppuration s'est faite : la période ultime s'est déclarée. Le moment d'agir a passé. Convaincu alors, première erreur, que la luxation est accomplie, on concentre tous ses efforts à la réduire. Bien plus, deuxième erreur, on fait de l'expulsion du fémur le phénomène capital, et l'on impose à la maladie la dénomination de *luxation spontanée* (1). C'est que l'éclat des désordres dans la période qui se déroule, fait pâlir celui qu'ils comportent à des époques antérieures. Plus étudiés, mieux connus, car ici l'examen nécroscopique vient trop souvent en aide à l'observation clinique, ces troubles terminaux absorbent à l'excès l'attention.

Entraînée sur une pente vicieuse, l'induction abaisse à la valeur de degrés plus ou moins constants, plus ou

(1) Lisez : Humbert et Jacquier, *Essai et observations sur la manière de réduire les luxations spontanées et symptomatiques de l'articulation ilio-fémorale*, 1 vol. grand in-8° de 550 pages. Paris, 1835.

moins passagers, les symptômes qui précèdent. Ceux-ci ne seraient que l'acheminement ; le corps de la maladie serait constitué par les autres.

Des deux termes de cette proposition, l'un est vrai, l'autre est faux. Il est exact de considérer comme précurseurs de la suppuration, les désordres articulaires dont l'existence est préalable ; il ne l'est plus de leur assigner, par rapport à ceux que la présence du pus engendre, un rang inférieur. Ces phénomènes ultimes au contraire sont des conséquences qui varient ou manquent, et n'ont rien d'obligé. Primitifs, inévitables, les autres renferment l'essence même de l'affection. Pour apprécier sa physionomie véritable, c'est donc aux temps que les lésions et les symptômes laissent à ses acceptions diverses leur intégrité typique, qu'il convient de l'étudier. Au point de vue purement nosographique, comme au point de vue thérapeutique, c'est par-dessus tout pendant l'époque que nous avons décrite sous le nom de *période d'état,* que la coxalgie a besoin d'être connue. L'aspect qu'elle prend plus tard est digne sans doute du plus vif intérêt ; mais à mesure qu'il se prononce, on voit s'enfuir et disparaître les éventualités de guérison.

Fixés sur le rang qui lui appartient dans l'ordination d'un tableau synthétique de la maladie, suivons donc pas à pas l'évolution de cette triste et ultime période.

Quel qu'ait été le caractère des influences pathogéniques qui se sont exercées préalablement, et quelque modalité qu'elles aient affectée, la cuisse fléchie sur l'abdomen, ramenée dans l'adduction et dans la rotation interne, le membre rivé dans une immobilité absolue, infiltré, amaigri et déjà atrophié, les douleurs articulaires se prennent un jour à s'accroître; un mouvement fébrile précédé de frissons irréguliers s'allume; des nausées, quelquefois des vomissements répétés l'accompagnent: c'est la période de suppuration qui s'annonce.

Désormais intimement unis, les troubles locaux et les troubles généraux vont marcher de pair, ou tout au moins se suivre de très-près, en s'aggravant incessamment par une réaction réciproque.

C'est ainsi que l'éréthisme inflammatoire produit dans l'œdème des couches cellulaires qui entourent l'articulation et s'étendent entre les muscles, une modification presque immédiate. Si bien préparé à l'élaboration du pus, le tissu cellulaire périarticulaire et intermusculaire ne tarde pas à devenir le siége de collections purulentes.

Il faut se garder de confondre les abcès indépendants de l'article formés en dehors de sa cavité, avec ceux qui ont pour foyer le centre articulaire lui-même. D'une gravité moindre, les premiers n'en autorisent pas moins de graves préoccupations.

Décrits et désignés par Gerdy sous le nom d'*abcès circonvoisins*, ces dépôts purulents, qui occupent les parties molles, indiquent, suivant ce maître, que l'ostéite n'était qu'assoupie, et qu'elle vient de s'éveiller. Or, nous venons de le constater, la réaction de cette recrudescence récente présentée par la lésion osseuse, a mis en jeu tout l'organisme. La marche affectée par les abcès circonvoisins sera donc, suivant toute probabilité, franchement aiguë. On doit redouter de les voir progresser des couches périphériques vers les couches centrales de la région, si l'on se souvient des dangers d'un contact immédiat entre le périoste et le pus phlegmoneux, de la rapidité avec laquelle, cette membrane détruite, le tissu osseux, mis à nu, s'altère.

Le pus des abcès circonvoisins est susceptible d'exercer sur les parties articulaires une action désorganisatrice bien autrement directe. Élaboré dans les espaces intermusculaires, si la voie qu'il se fraye le conduit à la surface extérieure du ligament capsulaire, ne va-t-il pas propager aux couches cellulaires qui s'insinuent entre les fibres dont se compose le ligament, aux faisceaux fibreux eux-mêmes, à la synoviale qui double leur surface profonde, l'état phlegmasique aigu qui est son propre principe?

Les points faibles de la capsule qui ouvrent insidieusement l'article aux influences morbides du dehors seront-ils, pour une pareille invasion, alors que l'ensemble de l'économie faiblit sous la réaction fébrile que fait naître en lui l'affection locale, une barrière bien longue à franchir? Et si, par une désastreuse coïncidence, l'anomalie que nous avons signalée existe, si la bourse séreuse du psoas et la synoviale sont en communication, quelle acuité inattendue n'emportera pas vers leur plus haute expression les lésions articulaires? Tels sont, dans les conditions pathologiques où nous place la coxalgie, les périls que comporte la formation de collections purulentes au milieu des parties molles qui enveloppent l'article. Puissions-nous, par ce que nous venons de dire touchant ce phénomène, qui confine entre la période d'état et celle qui la suit, avoir frappé l'esprit des chirurgiens! Au chapitre du traitement, nous reviendrons sur ce sujet. Dès à présent, hâtons-nous de le reconnaître, des conséquences aussi funestes ne sont pas inévitables. Pour les conjurer, il suffit que les abcès circonvoisins se dirigent vers la superficie de la cuisse, se fassent jour à l'extérieur, et se détergent intégralement.

Il existe entre les ravages dont ces abcès peuvent être l'origine, et ceux dont une circonstance spéciale menace l'articulation coxale, une analogie telle, que c'est ici le lieu de signaler cette particularité. Nous voulons parler des abcès ossifluents qui ont leur source dans la carie, ou dans la tuberculisation d'une ou plusieurs vertèbres lombaires, qui ont cheminé le long du psoas, et qui, s'ils ne suivent leur trajet jusque sous la peau au niveau du petit trochanter, peuvent étendre une nappe de pus au pourtour de la capsule articulaire. Pour n'entrer qu'à titre d'exception dans une description générale de la coxalgie, cette éventualité n'est pas extrêmement rare, et comporte toujours la plus haute gravité.

Affectant une marche tout opposée, la suppuration, au lieu de procéder vers l'articulation en partant d'une source plus ou moins distante, peut reconnaître pour centre de son élaboration, le centre articulaire lui-même. Elle l'immerge et y reste enfermée jusqu'à ce que l'étendue des altérations lui ouvre enfin une voie au dehors. Alors elle fuse en côtoyant les plans qui lui font résistance, dans des directions déterminées que nous aurons à reconnaître. Les collections purulentes de cette sorte, formées dans l'article aux dépens du tissu des parties qui entrent dans sa composition, et qui longtemps après se font jour en un lieu plus ou moins éloigné de leur origine, sont les abcès désignés avec tant de justesse par Gerdy sous le nom de *migrateurs* ou *ossifluents*.

Leur mode de production et celui des abcès extra-articulaires qui viennent d'être mentionnés, diffèrent sensiblement. L'époque de leur apparition n'est pas simultanée ; l'ordre de leur évolution n'a rien de commun.

Plus tardifs en général que les abcès extra-articulaires, et fruit d'altérations plus avancées, les abcès ossifluents demandent à être étudiés dans les phénomènes qui les annoncent ; dans ceux qui les accompagnent avant leur migration ; dans leurs migrations diverses ; et enfin dans les conséquences qu'entraîne l'évacuation de leur foyer.

Sollicitée vers une marche progressive par quelqu'une de ces exacerbations qui lui sont naturelles, entretenue dans cette tendance au progrès par la fièvre, autant que par l'œdème inflammatoire qui a envahi le tissu cellulaire de la hanche, la lésion osseuse s'élève à une acuité phlegmasique qui lui fait franchir les limites dans lesquelles elle se restreignait encore. Tubercule enkysté : le tissu osseux formant la paroi du kyste se raréfie, et celle-ci se perfore. Infiltration tuberculeuse : les lamelles osseuses s'enflamment, et la matière infiltrée dans les vacuoles qui la circonscrivent, passe à l'état puriforme. Carie : l'étendue de l'ulcération augmente. Ostéite simple : la carie se déclare, ou tout au moins la suppuration. Quelque rapidité nouvelle que lui imprime la participation de l'appareil ligamenteux à l'état phlegmasique, et l'existence d'un épanchement séreux dans la capsule, un pareil travail demande pour s'accomplir l'espace de plusieurs semaines, voire de plusieurs mois.

En général, il se traduit par une recrudescence notable dans les souffrances. Il n'est pas rare d'observer un retour soudain dans la douleur, depuis longtemps calmée, du genou, et de constater dans cette articulation un certain degré de tuméfaction. Ce dernier signe sur lequel Boyer a insisté, et dont il s'est peut-être exagéré la fréquence, n'a rien de constant.

Dans quelques cas, très-exceptionnels à la vérité, les douleurs n'augmentent pas, bien que la désorganisation osseuse progresse, et que la suppuration se prépare. D'ordinaire, après un laps de temps qui varie entre trois septénaires et quatre ou cinq mois, de la matière tuberculeuse ramollie, des détritus osseux nécrosés, les derniers vestiges des cartilages flottent mêlés à la sérosité et au pus épanchés dans la capsule orbiculaire.

Les caractères distincts que la nature de la lésion primitive confère, suivant les cas, à l'épanchement, et que nous aurons soin de démêler au chapitre de l'anatomie pathologique, deviendront par la suite un moyen de diagnostic rétrospectif. Bornons-nous, quant à présent, à remarquer qu'au nombre de ces éléments complexes, se trouvent le pus incessamment sécrété par les surfaces osseuses, et les séquestres déjà éliminés. Cela suffit pour faire comprendre à quelle puissante action désorganisatrice la capsule se trouve désormais exposée. Depuis longtemps malade, épaissie en certains de ses points, et tiraillée par la position vicieuse, ramollie d'ailleurs par l'état inflammatoire qui l'affecte, elle ne résiste pas. Distendue outre mesure, elle se déchire et livre passage au pus qui commence sa migration.

Une déchirure de la capsule orbiculaire livrant passage au pus : telle est effectivement l'éventualité qui répond à la pluralité des cas. Les directions que le pus peut suivre sont quelquefois la cavité pelvienne, le plus souvent la superficie de la cuisse. Dans l'une et l'autre circonstance, il est loisible de reconnaître que le liquide ne cesse d'obéir à la tendance générale en vertu de laquelle les abcès ossifluents se portent vers les parties déclives. Expliquons-nous : la route ordinairement suivie par le pus le conduit, à travers les espaces intermusculaires, jusque sous les téguments de la cuisse ; mais non vers un point quelconque indifférem-ment. Douée d'une laxité plus grande, la partie interne de la capsule est celle vers laquelle l'épanchement a pu s'accumuler. Dépourvue de résistance, c'est elle qui a fini par se rompre. Si le liquide s'est déversé entre le psoas iliaque et le pectiné, il fuse le long du bord interne du couturier, et peut venir faire saillie à la face interne et antérieure du membre, non loin de la gaîne des vaisseaux fémoraux, et vers le niveau du petit trochanter ; mais si la déchirure de la capsule est située sur un plan plus rapproché de la face postérieure, et si la voie offerte au pus le conduit en arrière du muscle pectiné, au-dessous de l'obturateur externe, au-dessus du bord supérieur du grand adducteur, et en avant du carré fémoral, il cédera à la tendance qui le porte dans les interstices des nombreux muscles insérés au grand trochanter. Contournant en quelque sorte le col du fémur, il viendra déceler sa présence à la région postérieure et externe de la cuisse, vers le niveau du pli fessier.

En somme, lorsque l'abcès se dirige vers la superficie du membre, c'est presque toujours en dedans, près du petit trochanter, ou en arrière et en dehors, un peu au-dessous du grand trochanter, que l'on est en demeure de constater un jour la fluctuation. Mais si l'on n'observe guère que la migration s'étende du côté du genou, au delà du tiers supérieur de la cuisse, c'est que le membre étant fléchi et ramené vers l'abdomen, le liquide devrait, pour cela, suivre une marche ascendante.

Le degré de la flexion peut être assez prononcé pour que la portion du psoas, rapprochée de son insertion fémorale se trouve, par suite du décubitus auquel le malade est condamné, sur un plan plus élevé que les portions intra-pelviennes du même muscle. Que la gaîne aponévrotique du psoas vienne alors à se perforer au niveau de la capsule articulaire, et à recevoir le pus qui y était enfermé, il gagne la cavité pelvienne en suivant un trajet qui, au premier abord, paraîtrait ascendant; mais qui, en réalité, ne l'étant pas, n'en devient que plus facile et plus à redouter. Les cas où la flexion est très-prononcée, donnent à une pareille circonstance une probabilité particulière. Le liquide provenant de la rupture de la capsule peut encore trouver accès dans le petit bassin par une autre voie. En effet, s'engageant sous la face profonde de l'obturateur externe, il se peut qu'il traverse le trou sous-pubien. Ce fait est rare, mais M. le professeur Velpeau en a observé de curieux exemples (1).

Il est enfin une porte de sortie tout opposée à la précédente, que la matière de l'épanchement intra-articulaire trouve ouverte quelquefois, et qui conduit immanquablement à la fosse iliaque. Dans certains cas qui, tout en rentrant dans l'exception, ne sont pas extrêmement rares, la lésion osseuse (infiltration tuberculeuse ou carie ordinairement), semble s'attaquer avec une préférence marquée à l'arrière-fond de la cavité cotyloïde. On sait de quelle faible épaisseur ce point du squelette est pourvu. Aussi ne tarde-t-il pas à se

(1) Velpeau, *Clinique chirurg.*, t. III, p. 229.

perforer; et le liquide se déverse dans la fosse iliaque interne. Une barrière toutefois, que l'abcès rencontre dans sa migration, et qui le retient plus souvent et plus longtemps qu'on ne saurait croire, consiste dans une sorte de hernie que fait le muscle obturateur interne à travers la perforation cotyloïdienne. En s'appliquant avec une exactitude parfaite sur les bords de l'ouverture pathologique, les faisceaux charnus la ferment à mesure qu'elle s'accroît, et ce n'est que lorsque le tissu musculaire subit lui-même l'influence de son dangereux voisinage, lorsque, macéré et ramolli, il a perdu toute force de cohésion, qu'il livre accès au pus dans la cavité pelvienne. Encore est-il que la lésion osseuse peut avoir détruit jusqu'aux derniers vestiges de cartilages, déformé l'ensemble de la cavité cotyloïde, réduit des deux tiers la tête du fémur, avant que la digue que le muscle obturateur oppose à la migration du pus, menace de céder.

Nous rapporterons plus tard une observation qui présente réunies des conditions semblables.

En résumé, les abcès ossifluents dans la coxalgie proviennent exceptionnellement de la perforation de l'arrière-fond du cotyle; et dans la grande majorité des cas, de la rupture de la capsule orbiculaire. Se portent-ils vers le bassin, les éventualités de leur séjour au voisinage des cavités splanchniques deviennent celles des collections purulentes qui se développent dans la fosse iliaque, ou qui, consécutives à une carie vertébrale, y ont fusé graduellement. Ils peuvent, en s'ouvrant dans un des viscères abdominaux ou dans le péritoine, devenir le point de départ d'accidents mortels; ou bien, disséquant les gaînes musculaires, contaminer le tissu des muscles iliaque et psoas qui, dès lors, compliquent de leurs lésions propres la maladie antécédente.

Adoptent-ils leur voie habituelle, ces abcès ossifluents parviennent, soit à la face postérieure et externe, soit à la face interne de la cuisse jusque sous la peau. Ils s'y décèlent sous forme d'une tumeur arrondie, molle dans toute son étendue, dans laquelle on perçoit une fluctuation toujours évidente, et qui reste longtemps sans modifier ni la coloration ni la température normales des téguments. Ces dépôts, en effet, qui dans la classe des abcès froids occupent le premier rang, se produisent à l'extérieur sans s'entourer d'aucun appareil phlegmasique. Celui dont leur origine a procédé, a fait place désormais à un état stationnaire qui peut se perpétuer durant le cours de plusieurs mois. Il est curieux d'observer la tolérance avec laquelle l'économie semble d'abord s'accommoder de la présence en un de ses points d'une collection purulente, même considérable. Cette tolérance pourtant en vient un jour à se démentir. La sécrétion incessante du pus entraîne deux conséquences funestes. Elle soustrait à l'ensemble de l'organisme ce qui lui reste de réserves, et le malade commence à dépérir. Elle distend à l'excès le kyste purulent, et suscite un travail phlegmasique inséparable de son évacuation spontanée. Abandonnée à elle-même, cette inévitable solution nécessite, de la part de la nature, des efforts qui exténuent des sujets déjà si profondément ébranlés. Pour que le pus s'écoule, il faut que le tissu cellulaire sous-cutané, et que la peau s'enflamment; que les téguments restent tendus et chauds pendant plusieurs jours; qu'ils rougissent et se perforent. Alors, un travail ulcératif convertit en orifice fistuleux l'ouverture de sortie du pus ; mais si tel est le seul et unique terme vers lequel puissent tendre les phénomènes locaux, ils ne sauraient y parvenir sans s'accompagner d'une réaction générale caractérisée par les frissons, la soif, une fièvre intense, une abolition complète de l'appétit. On saisit l'influence simultanée qu'exercent sur une région depuis longtemps malade et sur une constitution déjà épuisée, des troubles d'un ordre pareil. L'inflammation allumée à la superficie d'un foyer purulente, et localisée à son pourtour tant qu'elle est un besoin pour la sortie du pus, s'étend ensuite au tissu cellulaire profond, dont l'état physiologique a été, de longue date, rendu douteux par le contre-coup de l'affection articulaire. Alors la suppuration s'établit dans toute la longueur du trajet suivi par l'abcès.

La persistance dans l'action phlegmasique locale entretient les symptômes fébriles; et réciproquement ceux-ci prolongent la durée de la suppuration.

Une sécrétion abondante de pus fluide, fétide, contenant des détritus osseux, des flocons de matière tuberculeuse, laissant échapper par bulles les gaz dont il est mêlé ; une tension douloureuse des parties qui avoisinent le trajet fistuleux ; une rougeur et une chaleur notables des téguments qui bordent son orifice ; une fièvre ardente, voilà donc le cortége des symptômes qui suivent l'ouverture spontanée des abcès ossifluents. Eh bien, quelque acuité qu'ils revêtent, quelques puissantes causes d'aggravation qu'ils portent en eux, il est ordinaire d'observer que ces symptômes s'amendent au bout d'un ou de deux septenaires, et qu'ils sont suivis d'une amélioration sensible dans l'état local et dans l'état général.

Trop souvent cette rémission n'est que temporaire. La sécrétion purulente persiste; si le trajet fistuleux n'est pas direct, les anfractuosités qu'il présente retiennent le pus, qui y séjourne au lieu de s'écouler au-dehors. Ces clapiers ramènent de temps à autre un redoublement de fièvre, puis s'ouvre la série des phénomènes qui caractérisent l'infection putride : fluidité extrême, odeur âcre et fétide de la suppuration, fièvre continue présentant chaque soir un redoublement, inappétence absolue, désordres digestifs, diarrhée colliquative, amaigrissement, sécheresse et coloration terreuse de la peau, œdème malléolaire; tels sont les graves désordres qu'on voit apparaître, et qu'explique une intoxication véritable par résorption des matières purulentes en putréfaction.

Terminaisons.

A. *Mort.* — Si la progression d'accidents aussi graves que ceux qui viennent d'être exposés ne se relâche pas de la rapidité sous laquelle nous l'avons présentée, on comprend qu'elle conduise fatalement le malade au tombeau. L'œdème limité d'abord aux malléoles, envahit l'étendue des membres inférieurs. Des sueurs profuses se déclarent; elles amènent le marasme, et la mort ne se fait pas attendre.

Une complication qui, dans les circonstances, entre toutes, défavorables où nous nous plaçons, précipite fréquemment la terminaison, consiste dans l'existence de tubercules pulmonaires parvenus déjà à leur complet ramollissement.

B. *Guérison.* — On le voit, la principale, la plus pressante cause de mort dans la coxalgie, tient à la formation de vastes collections purulentes communiquant avec le centre articulaire, et venant s'ouvrir à la superficie de la cuisse. Mais, outre qu'un traitement approprié est susceptible de conjurer une partie des dangers inhérents à la migration du pus osseux, on aurait tort de désespérer, même en face d'altérations très-prononcées dans l'article. « La science, dit M. Maisonneuve (1), possède des faits de » guérison obtenue dans les circonstances les plus graves. » Larrey (2) a laissé plusieurs observations de ce genre propres à soutenir le courage du chirurgien.

Dans un de ces cas il s'agissait d'une coxalgie dans laquelle, non-seulement les surfaces osseuses étaient en suppuration, mais que compliquait une perforation de la cavité cotyloïde.

Malgré la coexistence d'une affection plus grave des vertèbres, la nature avait commencé dans l'articulation coxale un travail de réparation.

Voici un autre exemple encore plus complet de désordres qui eurent une issue favorable, malgré le degré extrême de leur gravité.

(1) Maisonneuve, *loc. cit.*, p. 258.

(2) Larrey, *Clinique chirurgicale.*

OBSERVATION XI.

Coxalgie avec destruction presque complète de la tête fémorale et altérations profondes du rebord cotyloïdien. — Abcès par congestion. — Déviation simulant une luxation spontanée. — Guérison.

(Larrey, *Mémoires et campagnes*, p. 412 à 417.)

Mademoiselle Constance D..... est d'une constitution scrofuleuse et rachitique par hérédité. Cette jeune personne, que nous avons suivie pendant le cours de sa maladie, éprouva au moment de son entrée dans l'adolescence, et peu de temps après avoir été vaccinée, des douleurs assez vives dans la région de l'articulation iliofémorale droite, et à celle du coude gauche, avec des symptômes annonçant un engorgement aux viscères abdominaux et une affection pernicieuse. On employa divers moyens qui dissipèrent par degré les symptômes; mais les douleurs de l'articulation augmentèrent, la jambe devint plus longue que celle du côté gauche, ses mouvements s'affaiblirent graduellement; elle se rétracta sur la cuisse et bientôt celle-ci sur le bassin, de manière à ce que le membre ne pouvait plus être ramené à sa rectitude naturelle.

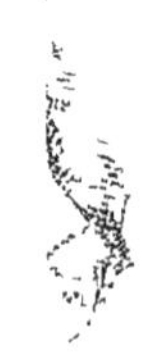

La malade et ses parents ne voulurent permettre aucune application pendant cette première période; en sorte que le mal alla en augmentant d'une manière progressive. Il se manifesta peu de temps après, derrière le trochanter et vers le milieu de la fesse, une tumeur molle ovoïde fluctuante, sans douleur, sans changement de couleur à la peau; cette tumeur s'accrut graduellement. Une fièvre toute symptomatique se déclara, et l'abcès, après avoir parcouru ses périodes ordinaires, s'ouvrit spontanément. D'après le rapport des parents il sortit de cet abcès environ une pinte de pus grisâtre mêlé de flocons épais et blanchâtres.

Cette ouverture spontanée fut suivie de symptômes alarmants, d'une maigreur extrême, et l'on s'attendait d'un moment à l'autre à voir périr la malade, qui cependant résista aux accidents qui se succédèrent; enfin on me fit appeler peu de temps après cette époque fâcheuse de la maladie : c'était en l'an 1810.

L'état de roideur et de flexion permanente où je trouvai l'extrémité malade, me permit à peine de la mettre en rapport avec celle du côté opposé pour en connaître la différence. La première était d'un demi-pouce plus courte que l'autre. Plusieurs médecins qui avaient vu cette jambe malade avant et après l'ouverture de l'abcès, avaient affirmé qu'il y avait luxation spontanée; que la tête du fémur étant sortie de sa cavité, il ne restait plus rien à faire. C'est ainsi que tous les malades de ce genre, arrivés à la troisième période de la maladie, sont condamnés à périr. J'affirmai qu'il n'y avait pas de luxation. L'introduction d'une sonde dans la plaie me fit découvrir une carie étendue dans les pièces articulaires, ce qui confirma mon jugement.

Sans perdre de vue l'affection locale, je prescrivis les anti-scorbutiques associés au quinquina ou à l'opium, selon les circonstances, ainsi que les limiments joints avec la teinture alcoolique de cantharides fortement camphrée. Des linges fins fenêtrés, enduits de styrax, furent placés sur les plaies, et des compresses de flanelle sur le tout. J'ordonnai, en outre, un régime nourrissant et tonique.

L'état de la malade s'améliora bientôt sensiblement, et le même traitement, convenablement modifié suivant les indications qui se présentaient, fut continué pendant l'espace d'une année.

Durant ce temps, plusieurs collections purulentes se formèrent dans des points plus ou moins éloignés de l'articulation; on en facilita le dégorgement par mon conseil, à l'aide de la potasse caustique qu'on appliqua sur les points les plus fluctuants de ces abcès. Plusieurs petites parcelles osseuses sortirent de la plaie fistuleuse primitive. La suppuration de toutes celles qui résultaient de l'ouverture des abcès, devint peu à peu de meilleure nature; au lieu de la terminaison funeste à laquelle on s'attendait, la petite malade reprit des forces; les fonctions digestives, dérangées par un flux diarrhéique, habituel se rétablirent graduellement.

Aux frictions avec la teinture de cantharides, je substituai l'application d'une série de moxas dans les intervalles séparant les plaies fistuleuses et sur toute l'étendue de l'articulation coxo-fémorale. Cinq à six mois après, la malade se trouvant mieux, on discontinua l'emploi du moxa et l'on revint à l'usage du liniment irritant précité. On continua les mêmes pansements ainsi que les anti-scorbutiques dépuratifs, comme on l'avait fait jusqu'alors.

Le 5 août 1817, époque où j'ai revu pour la première fois depuis mon départ pour l'armée, en 1812, cette demoiselle (actuellement âgée de seize ans), j'ai trouvé les plaies cicatrisées, le membre dans une rectitude parfaite, mais raccourci d'environ 1/2 pouce; le trochanter, dans la ligne de rapport avec le genou, beaucoup plus élevé que l'autre; le pied est plus petit d'un tiers que celui du côté opposé.

On ne peut se rendre raison d'un tel raccourcissement qu'en l'attribuant à la destruction complète de la tête du fémur par la carie, et à l'agrandissement de la cavité cotyloïde. Ces deux parties osseuses ont éprouvé ensuite un travail de cicatrisation, dont le résultat a été l'éburnation de l'une et de l'autre au point de leur contact. Le petit moignon formé par l'extrémité du col du fémur s'est probablement mis en rapport avec la paroi supérieure de la cavité cotyloïde profondément entamée par la carie. Il résulte de cet heureux *effort de la nature* que la cuisse exécute des mouvements en tous sens sur le bassin. Cette jeune personne marche sans béquilles à l'aide d'un chevalet de fer de quatre pouces et quelques lignes de hauteur adapté au soulier.

Il se peut, circonstance à la vérité très-rare, que la détersion du foyer finisse par être complète.

Tout au moins faut-il se souvenir que les abcès ossifluents ont une gravité subordonnée à l'abondance du pus qu'ils ont fourni, et aux sinuosités du trajet qu'ils se sont frayé.

Enfin on doit compter toujours avec la tendance si accusée de la coxalgie aux exacerbations et aux rémittences, aux saccades dans la marche. Il est donc possible que l'économie profite de ce qu'ont de favorable les conditions pathologiques dans lesquelles elle se trouve, et qu'elle échappe encore aux funestes conséquences de l'intoxication putride.

Alors, ce qu'il y a de plus probable, c'est que, abandonnée à son évolution naturelle, la lésion fera plus tard un progrès nouveau. Aux dépens du tissu des parties articulaires, la sécrétion du pus augmentera. Un temps viendra que le ligament capsulaire dilacéré sera réduit à d'inutiles lambeaux, que le rebord cotyloïdien sera résorbé par la carie; ou bien que la tête du fémur, si elle n'est pas détachée de son col et flottante dans l'article, sera réduite des deux tiers de son volume. Alors, sous l'influence de quelque brusque contact, si tant est que l'organisme résiste jusqu'au jour de l'accident, les débris de la tête fémorale pourront être chassés hors de leur cavité naturelle.

CHAPITRE III.

ANATOMIE PATHOLOGIQUE.

Prenant la coxalgie dès son début, et la suivant jusqu'aux limites les plus avancées de son évolution, nous avons dû, pour nous rendre compte des signes cliniques qu'elle présente, faire de nombreux appels aux notions anatomo-pathologiques. D'une autre part, notre classification étant fondée sur l'apparition de phénomènes presque initiaux : l'*allongement apparent* ou le *raccourcissement*, l'interprétation de ces faits primordiaux nous entraînait à réunir sans plus de retard autour de chacun d'eux le faisceau séméiologique qui s'y rattache; puis à montrer dans leurs réactions réciproques ces deux ensembles distincts de phénomènes. Renoncer de la sorte à la commode méthode usitée dans les traités didactiques, et qui donne aux descriptions une précision et une concision égales; surseoir, au lieu de commencer par lui, à l'exposé anatomo-pathologique de la question, c'était créer sans doute des difficultés nombreuses; c'était aussi, croyons-nous, préférer la marche la plus naturelle, la plus rigoureusement conforme à l'observation de chaque jour. Le tableau général des manifestations séméiologiques de la maladie a pu contenir des documents anatomo-pathologiques; mais une place secondaire leur étant forcément assignée, ils n'y sont entrés que d'une manière incidente.

Envisageons maintenant, dans un tableau général des désordres organiques, le problème sous une face nouvelle. Chaque altération anatomique que nous allons signaler nous rappellera l'altération fonctionnelle qui lui correspond, et qui en est la conséquence. Loin de nous départir de l'ordre que nous avons adopté, conservons les divisions précédemment établies. Décrivons à part les lésions de la coxalgie capsulaire, et celles de la coxalgie osseuse. Peut-être la justesse de nos assertions premières sur la réalité de ces formes distinctes aura-t-elle ainsi lieu de se confirmer? A coup sûr, le parallèle entrepris entre les deux types génériques que nous avons dit exister, trouvera son complément dans une semblable méthode. Par là, les caractères différentiels s'accuseront davantage; par là encore, notre étude acquerra dans son ensemble une unité plus parfaite.

I. — COXALGIE CAPSULAIRE.

Les lésions de la coxalgie capsulaire sont celles des arthrites externes. Elles ont, avec un degré d'acuité qui peut être extrême, la nature des inflammations franches.

Elles attaquent le tissu cellulaire péri-articulaire, le tissu fibreux et la synoviale, et respectent longtemps les autres organes constitutifs de la jointure. Sans admettre avec Dzondi (1), que la coxalgie externe soit la seule forme de l'affection qu'il soit donné d'observer, on doit reconnaître que, dans un grand nombre de cas, le siége originel de l'inflammation est, ainsi qu'il le dit, « la surface » extérieure de la capsule articulaire, le périoste qui re- » couvre la circonférence de la cavité cotyloïde, aussi bien » que celui qui recouvre la partie supérieure du fémur. »

A propos d'une observation présentée à l'Académie de médecine par M. Ballot, Gerdy (2) a donné la consécration de sa puissante autorité à l'opinion qui précède. Il adopte sans difficulté, pour le malade qui faisait le sujet de cette communication, l'hypothèse d'un rhumatisme inflammatoire ayant envahi le périoste du fémur, celui de l'os iliaque, les parties molles articulaires de la jointure de la hanche, les muscles de la cuisse, et remontant, pour l'origine, à l'époque où les premières douleurs s'étaient fait sentir au genou. Cette manière de voir, moins exclusive que celle de Duverney et Albers, par qui les débuts de l'état phlegmasique étaient strictement localisés au ligament fibreux; que celle de Rust qui, dans l'ordre successif des phénomènes, relègue au cinquième rang les altérations de texture des parties molles; que celles de J. L. Petit, qui érigeait l'hydropisie articulaire en phénomène initial constant; cette manière de voir, disons-nous, en ce qu'elle ne crée point, pour la maladie

(1) Dzondi, *Arch. gén. de méd.*, 2e série, t. IV, p. 309.

(2) Gerdy, l'*Expérience*, t. V, p. 98.

de l'articulation coxale, des conditions de développement exceptionnelles dans l'histoire des inflammations articulaires, nous paraît plus conforme à la vérité.

S'il doit rester à peu près impossible d'établir, par voie d'autopsie, sur lequel des tissus cellulaire, fibreux, ou synovial se concentrent les premiers efforts du travail pathologique, la physiologie (1), les vivisections (2) montrent avec quelle facilité et quelle rapidité un semblable travail se propage de l'un de ces tissus aux deux autres. Sous ce point de vue, la marche de la coxalgie ne nous paraît nullement s'écarter de celle que présentent les arthrites externes; et si, en général, cette classe d'affections débute par l'inflammation du tissu cellulaire péri-articulaire, il faut convenir que la constitution anatomique de l'articulation coxale l'expose, non moins fortement que toute autre jointure, à pareille forme d'arthrite.

Non-seulement la couche cellulaire qui double la paroi extérieure de la capsule articulaire contracte, par suite de l'inégalité d'épaisseur qu'offrent les différents points de ce manchon fibreux, des connexions presque immédiates avec les points correspondants de la synoviale; mais, nous l'avons déjà dit, cette couche cellulaire, qui se continue, d'une part, avec le tissu de même nature interposé aux muscles, se prolonge, d'autre part, jusque dans l'épaisseur du ligament en s'insinuant dans l'interstice des fibres qui le composent, et rencontre les prolongements par lesquels la synoviale s'interpose elle-même aux faisceaux fibreux (3).

(1) Bichat, *loc. cit.*

(2) Flourens, *loc. cit.*

(3) Voir *Considérations anatomiques et physiologiques*, p. 52 et 55.

Simultanée ou successive, dans les trois tissus qui concourent à la formation des parties molles articulaires, la lésion ne peut donc manquer bientôt de les intéresser tous, ni tarder à suivre dans chacun d'eux une progression parallèle. Ses effets se modifient selon les conditions histologiques qu'elle rencontre; mais de toutes parts ils trahissent sa nature inflammatoire. Les couches cellulaires tuméfiées deviennent œdémateuses, et des collections purulentes peuvent s'y former.

Le ligament fibreux vascularisé souffre et se rétracte. La synoviale, d'abord recouverte d'un piqueté vermeil, offre bientôt une arborisation vasculaire serrée; elle s'épaissit, et fournit une abondante hypersécrétion.

Envisageons dans leurs conséquences particulières ces troubles organiques dont l'origine est une.

A. *Tissu cellulaire péri-articulaire.* — L'état œdémateux de la couche cellulaire, qui enveloppe la capsule orbiculaire, peut rester longtemps limité à cette couche, aux couches glutineuses même, qui se prolongent entre les faisceaux fibreux, et ne se trahir à l'extérieur par aucune déformation de la région malade; mais dès lors, les prolongements que cette couche envoie dans l'interstice des faisceaux fibreux, deviennent par le fait de leur épaississement une cause de compression pour les fibres ligamenteuses.

D'autres fois, la tuméfaction se propage assez rapidement jusqu'aux masses adipeuses intermusculaires. Alors, la région inguino-crurale, puis la région fessière, offrent un empâtement auquel participent la partie moyenne, et même la partie inférieure de la cuisse.

Plus ou moins prononcé, cet état peut rester stationnaire, rétrograder, ou bien acquérir un degré tel qu'en peu de jours il revêt les caractères propres au phlegmon diffus.

D'une manière générale, l'œdème inflammatoire du tissu cellulaire qui environne l'articulation coxale, est en raison de l'acuité qu'a prise dès l'abord la marche de l'affection principale. Il se modèle ensuite sur les regressions de celle-ci. Il est fréquent de le voir diminuer, mais non se résoudre, lorsque les accidents suraigus des premiers temps se calment. Entrant alors dans une voie de chronicité interminable, l'œdème amène le tissu cellulaire profond à une consistance lardacée qui explique, au moins en partie, l'entrave apportée à l'accomplissement des fonctions musculaires. Dans certains cas, enfin, lorsque l'état inflammatoire a été très-aigu dès le principe, ou bien lorsqu'il se prend à entrer dans une de ces phases d'exacerbation dont nous avons parlé, la tuméfaction du tissu cellulaire parvient à suppuration. Ces abcès, qui ont été décrits sous le nom de circonvoisins et dont la marche a été soigneusement indiquée, offrent un danger contre lequel on ne saurait trop se prémunir : celui, on s'en souvient, de cheminer vers l'article.

B. *Tissu fibreux.* — Les détails circonstanciés consacrés plus haut à l'étude des propriétés du système fibreux, au degré de son aptitude à l'action congestive et phlegmasique, à son mode de sensibilité (1), ainsi qu'aux premiers effets produits par l'inflammation sur la trame

(1) Considérations sur l'anatomie et la physiologie, p. 62 et suiv.

ligamenteuse (1), nous autorisent à laisser désormais toute discussion et à n'exposer de ces faits que le résumé le plus bref possible.

D'un aspect blanc jaunâtre dans l'état physiologique, la fibre ligamenteuse ne tarde pas, sous une influence appropriée, à prendre une couleur rougeâtre puis vermeille, due à la turgescence de ramuscules vasculaires qui la traversent. Sa sensibilité, très-obscure à l'état sain, s'exalte. Enflammée et comprimée par la couche glutineuse tuméfiée elle-même, qui l'enveloppe, la fibre devient le siége de douleurs très-vives. Douloureuse, elle se rétracte. La rapidité de cette rétraction de l'appareil ligamenteux est un fait incontestable, sur la nature et sur les conséquences duquel le savant Gerdy a jeté une vive lumière.

« Qui n'a été frappé, dit Gerdy (2), des phénomènes de » rétraction qui s'observent dans les maladies articulaires, » dans les arthrites aiguës et chroniques ? Combien de » fois n'ai-je pas vu des malades tombés depuis quelques » jours, depuis quarante-huit heures seulement, sur le » sol ou sur un corps très-dur, se trouver dans l'impossi- » bilité d'étendre la jointure contuse par la chute, celle » du coude par exemple ! Que s'est-il passé alors ? Voilà » la difficulté, et cette difficulté ne pouvait se résoudre » que par des observations multipliées, très-minutieuses.

» On est d'abord disposé à croire que le malade tient » l'articulation immobile, parce que l'articulation étant » douloureuse, il craint d'augmenter ses souffrances par

(1) Étude de l'allongement, p. 167 et suiv.

(2) Gerdy, *Communication à l'Académie de médecine*. (*Bulletin de l'Académie de méd.*, t. IX, p. 772 et suiv.)

» le moindre mouvement. Il est même certain que cette » circonstance concourt à l'immobilité que le malade con- » serve. Néanmoins il est certain aussi que le patient ne » peut réellement étendre le membre ou le fléchir autant » que dans l'état sain. C'est ce dont on peut s'assurer » dans les arthrites chroniques et dans les arthrites sub- » aiguës, où l'articulation affectée est peu douloureuse ou » peu sensible. On s'en assure même dans les arthrites » aiguës en fléchissant et étendant très-doucement la » jointure. Alors il arrive presque toujours un moment » où le mouvement mécaniquement imprimé est arrêté » par une résistance mécanique que le malade ressent » dans l'articulation ou autour de l'articulation, et dont » il détermine la position précise. Souvent alors on sent » soi-même, en palpant la partie, des brides, les rubans » fibro-cellulaires, des cordes fibreuses, qui soulèvent la » peau et se tendent pendant que l'on fait des efforts » modérés pour en vaincre la résistance. Dans certains » cas, les muscles restent mous et inactifs pendant ces » tentatives; dans d'autres, ils se contractent en même » temps pour résister aux efforts. Mais le malade ne souffre » presque jamais alors dans les muscles tendus; dans » d'autres cas, au contraire, il y souffre réellement.

» On supposera peut-être, d'après les intéressantes » expériences de M. Bonnet (de Lyon) que les rétractions » articulaires dont nous venons de parler pourraient bien » tenir à la distension des synoviales par l'épanchement, » par l'hydropisie qu'on observe souvent dans les arthrites; » mais les inflexions, les rétractions articulaires se mani- » festent dans les arthrites sans épanchement, ou presque » sans aucun épanchement; au reste, les synoviales pour-

» raient bien participer aux rétractions articulaires par » suite de leur structure albuginée, et surtout par suite » des lames fibreuses qui les doublent fréquemment; mais » nous n'avons aucune preuve qu'il en soit ainsi.....

» Maintenant, continue Gerdy, que nous connaissons les » tissus qui sont le théâtre des rétractions fibro-cellulaires » ou non musculaires, que nous connaissons leurs causes » éloignées ou externes, leurs causes prochaines ou in- » ternes, parlons brièvement de *leurs symptômes et de leur* » *marche.*

» Leurs symptômes locaux consistent dans la rigidité, » la tension, la dureté, quelquefois dans le ratatinement, » la déformation, les déviations, les espèces de mutilations » qui se manifestent dans les tissus rétractés ou dans les » parties auxquelles ils concourent à donner la forme, » l'étendue, et la direction qui les caractérisent.

» Ces symptômes locaux ne sont accompagnés de dou- » leurs, de gonflement, de chaleur, de rougeur, d'ulcéra- » tion, de suppuration, etc., que lorsqu'il y a en même » temps inflammation aiguë ou chronique, ulcération et » suppuration. Bien que les tissus malades soient quelque- » fois épaissis ou hypertrophiés, rarement les parties où » s'observent des rétractions se montrent hypertrophiées...

» Les symptômes fonctionnels consistent dans la gêne » ou l'impuissance que les rétractions apportent aux mou- » vements des parties malades, quelquefois aux attitudes » actives et immobiles, et parfois encore à d'autres trou- » bles fonctionnels... Développées sous l'influence d'une » excitation mécanique répétée, les rétractions se forment » avec lenteur et peuvent être portées à différents degrés. » Développées sous l'empire d'une inflammation évidente,

» elles marchent avec plus de rapidité, se propagent quel- » quefois très-vite et très-loin, et atteignent aussi diffé- » rents degrés. Au premier, elles se bornent à diminuer » l'étendue des mouvements naturels, et déforment à » peine les parties... Au deuxième, l'articulation malade » a perdu la moitié ou plus de la moitié de l'étendue de » ses mouvements, et ses parties sont angulairement flé- » chies; au troisième, l'immobilité est complète, ou à peu » près complète, que la partie soit droite et rigide, ou » qu'elle soit infléchie au point d'être devenue presque » parallèle avec celle sur laquelle elle est infléchie. On en » voit un exemple lorsqu'une jambe est couchée d'une » manière permanente sur la surface postérieure de la » cuisse. »

Les conséquences d'une semblable altération de tissu portent sur le ligament fibreux lui-même, sur la position du membre, et intéressent la marche de la maladie tout entière.

1° La rétraction des fibres ligamenteuses détermine en un court délai le raccourcissement de la capsule dans son ensemble; mais loin d'être égale pour tous les points du ligament, la somme du raccourcissement est en raison de l'épaisseur offerte par les divers faisceaux qui le constituent. C'est pour cela qu'elle l'emporte à la face antérieure du ligament, doublée du faisceau de Bertin.

2° Le raccourcissement du ligament fibreux entraîne la cuisse dans une position déterminée qui résulte de la direction des faisceaux ligamenteux, dans lesquels se concentre le *maximum* du raccourcissement. C'est pour cela que la cuisse arrive à la demi-flexion, à l'abduction légère, à la rotation en dehors.

L'explication de ces phénomènes a été donnée; leur mécanisme a été exposé : il serait superflu d'y insister de nouveau.

3° Enfin la lésion du tissu fibreux, par les atroces douleurs dont elle est l'origine, exerce sur les progrès de la maladie une action qui se manifeste particulièrement au début, alors que les accidents ne se sont pas relâchés de leur acuité première; se renouvelle à chaque fois qu'une phase d'exacerbation se déclare; et se traduit toujours par une accentuation plus profonde dans le degré des déviations.

C. *Synoviale.* — Dans la coxalgie capsulaire, les lésions de la synoviale ne diffèrent point de celles que produit, sur les séreuses articulaires, un état phlegmasique quelconque. Ce qu'elles ont de remarquable, c'est la rapidité habituelle de leur développement, et l'intensité extrême à laquelle parfois elles parviennent.

La rapidité de leur développement s'explique par une disposition anatomique qui a déjà été mentionnée. Nous avons effectivement invoqué la proximité de contact dans laquelle se trouvent, au niveau des points faibles du ligament fibreux, le tissu cellulaire péri-articulaire et la synoviale, pour rendre compte de la prompte propagation d'un travail phlegmasique, développé en dehors de l'article, aux divers tissus qui composent les parties molles articulaires. La même raison fait comprendre la facilité avec laquelle un travail phlegmasique né dans la synoviale se propage au tissu cellulaire péri-articulaire, et enveloppe dans ses envahissements le tissu fibreux lui-même.

Subordonnées, pour le degré de leur intensité, à celui

de l'acuité, que revêt l'éréthisme inflammatoire, les altérations de la synoviale consistent, ainsi qu'il ressort des recherches entreprises par M. Richet (1) : d'abord, dans l'injection vasculaire du tissu sous-séreux; puis dans l'apparition sur la surface synoviale elle-même de granulations comparables à celles qui recouvrent la surface profonde de la paupière dans les blépharites.

Les progrès de ces granulations entraînent la chute de l'épithélium pavimenteux qui tapisse la surface séreuse, et donnent à celle-ci un aspect fongueux, tomenteux. Devenues saignantes, mollasses et plus volumineuses, les fongosités se recouvrent de fausses membranes qui dépassent le rebord des cartilages. En même temps, le tissu cellulaire sous-séreux, dont le réseau vasculaire est remarquablement riche, s'engorge, se tuméfie, de sorte que son épaisseur s'accroît notablement.

Alors, ou bien l'état inflammatoire se prend à rétrograder, et une incomplète résorption de la lymphe plastique épanchée dans les mailles du tissu sous-séreux, laisse la synoviale blafarde, épaissie, lardacée; ou bien, poursuivant sa marche envahissante, l'inflammation élève à un degré encore plus prononcé la désorganisation de la séreuse. Mais avant qu'une tendance à la régression ait eu le temps de se faire sentir, et sans qu'il soit non plus besoin d'un mouvement progressif plus étendu dans l'éréthisme phlegmasique, les lésions que nous venons de décrire, sont aptes par elles-mêmes à déterminer un phénomène qui entraîne des conséquences d'une haute gravité : nous voulons parler de l'épanchement dû à l'hyper-

(1) Richet, *Annales de la chirurgie*, 1844, numéros de mai et juin.

sécrétion de la synovie. Abstraction faite de la nature du fluide épanché entre les parois de la capsule articulaire, nous avons reconnu la tendance de ce fluide à s'accumuler vers les points où ces parois offrent une laxité plus grande ; c'est-à-dire à la partie interne du ligament. Les expériences de Bonnet ont montré que la capsule est distendue et ballonnée par sa présence, et que le membre arrive sous cette influence à une position déterminée, celle précisément qui caractérise la forme de coxalgie dont il est ici question.

La conséquence d'un état inflammatoire développé dans la synoviale est donc la production d'un épanchement ; et les conséquences de l'épanchement sont la distension des faisceaux dont le ligament fibreux se compose, l'exagération de la disposition spiroïdale qu'ils présentent, la réduction de l'espace qui sépare les insertions iliaques et fémorales de ces faisceaux, le raccourcissement en définitive du ligament.

Outre les conséquences de cet ordre purement physique, l'épanchement, par la distension qu'il fait subir aux faisceaux fibreux enflammés, exalte leur sensibilité pathologique, excite leur contractilité, et provoque leur rétraction. Donc l'action physiologique et l'action purement physique que l'épanchement intra-articulaire exerce sur la capsule orbiculaire, ont pour résultante une réduction notable dans la longueur du manchon ; et, disons-le de suite à titre de corollaire, une augmentation dans l'épaisseur de ses parois. A leur tour, de semblables modifications dans les dimensions de l'appareil ligamenteux amènent presque invinciblement la cuisse à la position vicieuse dont les caractères et la raison ont été ci-dessus exposés. Enfin l'épanchement entraîne encore d'autres conséquences qui portent sur les organes articulaires et ressortissent à sa nature. Or sa nature dépend du degré d'acuité auquel s'élève l'éréthisme phlegmasique.

Dans les termes moyens où d'ordinaire elle se renferme, l'inflammation provoque l'hypersécrétion d'un fluide séreux qui, d'abord limpide, ne tarde pas à devenir louche, lactescent, et finit par contenir en suspension des flocons albumineux.

Des cas exceptionnels dans lesquels rentre la remarquable observation communiquée à M. Maisonneuve par M. Nath. Guillot (1), et que nous avons reproduite *in extenso* (p. 140), dépassent de beaucoup les limites habituellement respectées par l'acuité des accidents. Alors, comme dans cet exemple, le court espace de quelques jours suffit pour qu'on trouve la capsule distendue par une notable quantité de pus concret, feuilleté et appliqué par couches superposées sur les surfaces osseuses et synoviales.

Si la continuité des membranes articulaires, et si l'intégrité du tissu des surfaces osseuses peuvent s'accommoder longtemps de la présence d'un épanchement séreux, on comprend de quelle violence doit être sur la texture de ces organes la réaction d'un épanchement primitivement puriforme.

Il faut signaler en dernier lieu une forme d'épanchement, dont l'analogie, à la vérité, bien plutôt que la constatation directe, nous engage à admettre ici l'éventualité. Onctueux et filant comme la synovie, de couleur jaunâ-

(1) Maisonneuve, *loc. cit.*, p. 33.

tre, pur de flocons albumineux, dégagé enfin de tout caractère inflammatoire, le liquide reconnaîtrait pour origine une hydropisie simple, de nature identique à celle qui, pour les autres centres articulaires, constitue les hydarthroses.

La situation profonde de l'articulation coxo-fémorale s'oppose à ce que la fluctuation y puisse être perçue. D'une autre part, les douleurs de l'hydarthrose sont très-obscures, sinon complétement nulles; les dénégations qui ont été opposées à la réalité de l'hydarthrose coxo-fémorale n'ont donc probablement d'autre motif que la difficulté même du diagnostic.

Compatible avec une indolence presque absolue de la jointure malade, un épanchement de semblable nature, venant à s'accumuler entre les parois de la capsule orbiculaire, exercerait sur les dimensions et sur la direction des faisceaux fibreux, ainsi que sur la position du membre, les conséquences communes à tout épanchement; en même temps, il aiderait à expliquer certains exemples, aussi curieux que rares, de coxalgies anciennes et caractérisées par de profondes déviations, mais auxquelles le symptôme *douleur* a presque toujours fait absolument défaut.

On le voit, les lésions de la coxalgie capsulaire se prêtent à trois ordres de terminaisons. L'apogée de leur gravité est-il, comme chez le malade de M. Nath. Guillot, brusquement atteint; par elles-mêmes alors, et indépendamment de toute autre altération de tissu, elles peuvent ébranler à tel point l'organisme qu'une perturbation aussi violente soit au-dessus de ses forces, et que la mort s'ensuive dans l'espace de quelques jours. Ou bien encore l'abondance de l'épanchement acquiert rapidement des proportions excessives. La capsule ballonnée outre mesure s'ulcère et se rompt. Le liquide séro-purulent fuse dans les interstices musculaires, et l'on voit surgir le cortége des accidents propres aux abcès par congestion.

Si, au contraire, la modalité qu'affectent les lésions se retranchent dans les limites d'une bénignité heureuse, ou si, par une intervention opportune et rationnelle, on est parvenu à les maintenir dans ces termes favorables, rien dans la nature de ces lésions ne s'oppose à ce qu'elles entrent dans une voie de franche et complète résolution. L'œdème du tissu cellulaire peut disparaître; l'état congestif dans les vaisseaux du ligament et de la surface synoviale qui le double, faire place à une circulation libre et facile; l'épanchement lui-même se résorber en totalité.

Si enfin, et cette éventualité répond à la pluralité des cas, la lésion dans l'appareil ligamenteux, sans atteindre ce degré de violence, qui rend sa léthalité presque inévitable, dépasse pourtant le degré de bénignité qui offre à la médication les plus belles conditions de succès : à l'acuité initiale de l'éréthisme inflammatoire succède une demi-chronicité qui laisse les altérations dans un état stationnaire, et permet à l'économie de tolérer temporairement leur présence. La tuméfaction du tissu cellulaire fait place à un état lardacé; le ligament s'épaissit, s'hypertrophie en quelque sorte; l'hypersécrétion de la séreuse subit un ralentissement progressif. Les choses en restent là jusqu'au moment où, par un de ces soudains retours déjà maintes fois signalés, la maladie entre dans une phase d'exacerbation nouvelle. Alors les progrès de la lésion pourront se traduire par les désordres mortels dont il vient d'être fait mention; ou bien (circonstance plus habituelle) par l'apparition des symptômes qui caractérisent la coxalgie osseuse. Désormais, en effet, les surfaces articulaires participeront aux altérations; la maladie passera de sa première à sa seconde forme, et c'est dans l'étude anatomo-pathologique de cette seconde forme que l'on pourra maintenant suivre les transformations successives des lésions.

On le reconnaîtra pourtant, celles qui viennent d'être décrites constituent, non moins que les troubles qui en sont la conséquence, un ensemble morbide nettement tranché. Elles ont une commune nature : la nature inflammatoire. Elles comprennent dans leurs envahissements les diverses parties dont se compose un même appareil : l'appareil ligamenteux. Elles n'ont besoin d'aucune influence auxiliaire pour déterminer un phénomène capital : la rétraction de la capsule orbiculaire.

Sans rien perdre de leur intégrité, elles sont susceptibles de se résoudre et de guérir, d'affecter une marche chronique ou de causer une mort rapide. Au point de vue de l'anatomie pathologique, non moins qu'au point de vue des manifestations cliniques, c'est donc à bon droit que la coxalgie capsulaire mérite d'être regardée comme une forme particulière.

Sous le rapport du diagnostic et du pronostic, sous celui du traitement, c'est comme telle encore qu'il conviendra de l'envisager.

II. — COXALGIE OSSEUSE.

En procédant du simple au composé, les lésions osseuses, propres à déterminer la coxalgie, consistent :

A. dans une *Ostéite;* celle-ci peut-être simple et primitive, indépendante de tout état pathologique préalable, ou bien consécutive et liée, soit à un travail phlegmasique, développé dans les parties molles de l'articulation, soit à une lésion spécifique et profonde du tissu osseux;

B. Dans une *Tuberculisation,* laquelle peut se présenter sous forme d'une *infiltration tuberculeuse,* ou bien sous celle de *tubercules enkystés;*

C. Enfin, par une exception dont les exemples sont très-rares, l'affection articulaire peut avoir pour origine une *Dégénérescence cancéreuse* (1) des extrémités articulaires.

A. *Ostéite.* — Dans un très-grand nombre de cas, l'ostéite est la lésion essentielle à laquelle il convient d'imputer les accidents de la coxalgie.

L'étude du raccourcissement nous a fourni l'occasion de signaler les altérations initiales que l'état inflammatoire fait subir à la texture du tissu osseux.

Elles consistent avant tout en une vascularisation morbide dont l'excès est subordonné à la richesse physiologique du réseau nourricier de l'os. Cet état congestif détermine ensuite un phénomène propre au système osseux, l'agrandissement des aréoles par raréfaction de tissu ; puis

(1) Maisonneuve, *loc. cit.*, p. 36.

la combinaison de ces deux troubles organiques produit le ramollissement de la trame osseuse.

Lorsque les lésions de l'ostéite ne sont troublées dans leur évolution par aucune cause pathogénique propre, comme le serait un tubercule enkysté, à les tenir localisées en un point particulier des extrémités osseuses; ou de nature, comme le serait une infiltration tuberculeuse, à influencer gravement leur modalité, alors ces lésions circonscrivent leur lieu d'élection aux parties du squelette de la hanche dans lesquelles prédomine le système vasculaire. Or, l'os iliaque est plus abondamment pourvu de vaisseaux que la tête fémorale; c'est donc sur la cavité cotyloïde qu'il faut s'attendre à constater les ravages les plus prompts et les plus profonds. La vascularisation, en outre, du tissu osseux entraînant sa raréfaction et son ramollissement, c'est aux points les moins résistants du cotyle, ou à ceux qui supportent les plus énergiques pressions que la déformation l'emportera. Or, nous l'avons déjà dit, la résultante des tractions exercées par les muscles pelvi-fémoraux, tombe sur la voûte formée par la partie supérieure du sourcil cotyloïdien; et dans cet endroit, le cotyle offre une faible épaisseur. Aussi observe-t-on que sur la partie supérieure du rebord cotyloïdien, le degré atteint par les altérations prédomine. Cette particularité offre la plus haute importance. Elle se produit sous son jour le plus éclatant dans les cas où la nature phlegmasique de la lésion garde ses caractères de simplicité initiale.

Dans ceux où la complexité des lésions nuit à la pureté d'aspect des altérations anatomiques, elle reste encore assez notable pour échapper à tout conteste.

Ce document une fois acquis, on peut dire d'une manière générale que les conséquences de l'ostéite portent sur la cavité cotyloïde, sur la tête fémorale, sur les cartilages diarthrodiaux.

1° Moins résistante que les points environnants, soumise à des pressions plus fortes, la portion postéro-supérieure du rebord cotyloïdien enflammée et ramollie se déprime. Elle se modèle en quelque sorte sur la tête du fémur qui glisse contre elle. Ce refoulement en haut du rebord cotyloïdien a pour effet d'accroître la capacité de la cavité cotyloïde. Dans l'attraction en haut, à laquelle elle obéit, la tête fémorale abandonne tout contact avec la partie antéro-inférieure du rebord cotyloïdien ; et le repos comparatif dans lequel cet isolement place la portion du cotyle qui répond à la grande échancrure de la cavité ne nous paraît pas dépourvue de toute influence sur l'état d'intégrité que conserve fréquemment, en cet endroit, le tissu osseux. Les recherches entreprises par M. Labbé sur les pièces conservées au musée Dupuytren ont fourni à cet observateur l'occasion de reconnaître cette particularité. « La cavité cotyloïde, dit M. Labbé (1), présente presque » constamment dans le point voisin de la grande échan- » crure une certaine étendue de tissu sain ; ce fait que » nous ne pouvons expliquer, nous a frappé par sa con- » stance. » De notre côté, nous avons profité des collections du musée d'anatomie pathologique pour éclairer notre jugement, et nous avons remarqué que les pièces qui offrent le caractère particulier dont il est ici mention, sont précisément celles où l'élargissement de la cavité

(1) Labbé, *De la coxalgie*, p. 24. — Thèse de concours, Paris, 1863.

cotyloïde coïncide avec une résorption partielle de la tête fémorale; celles, en un mot, dans lesquelles sont réunies les meilleures conditions pour l'isolement du rebord antéro-inférieur de la cavité. Aussi croyons-nous que le fait même de cet isolement a une part dans l'intégrité de tissu que l'on constate habituellement en ce point du squelette. En tout état de cause, à mesure que la tête du fémur, entraînée dans sa projection en haut et en dehors, glisse sur la surface aplatie du bord postéro-supérieur du cotyle, il se forme au point opposé un vide que vient remplir l'épanchement, dans les cas où préalablement il distendait la capsule. C'est à titre de phénomène consécutif au déplacement de la tête fémorale (déplacement dont le mécanisme a été exposé plus haut) (1), que nous admettons la possibilité de la pénétration du liquide dans l'interligne articulaire; pour tous les cas, au moins, où il n'existe ni perforation de la cavité cotyloïde, ni destruction considérable du tissu spongieux des extrémités osseuses.

2° Les conséquences de l'ostéite du rebord cotyloïdien, sur la tête du fémur, sont de deux ordres: la déformation du cotyle favorise la propulsion en haut et en dehors de l'extrémité fémorale restée intacte; l'état inflammatoire développé dans le cotyle se propage au tissu contigu de la tête du fémur. C'est alors que, amenée à des rapports vicieux qui fixent le membre dans l'adduction et la rotation interne, la tête fémorale se trouve comprimée par le rebord cotyloïdien. Cette pression se reconnaît à une empreinte ordinairement située au lieu de réunion du tiers externe avec le tiers moyen de la surface diarthrodiale,

(1) Voyez *Étude du raccourcissement*, p. 199 et suiv.

et dirigée d'avant en arrière, et de dedans en dehors. La profondeur de cette sorte d'encochure est en rapport avec l'époque plus ou moins reculée à laquelle remonte la cause qui l'a produite; mais elle est surtout subordonnée au degré plus ou moins avancé du ramollissement dans le tissu spongieux de la tête fémorale.

3° Enfin les cartilages d'encroûtement participent eux-mêmes aux altérations. Non pas qu'ils puissent, ainsi que le croyait Brodie, fournir pour l'évolution de lésions actives un terrain propice. Les assertions émises par l'auteur anglais, sur l'ulcération des cartilages, sont absolument controuvées de nos jours. Nous l'avons déjà dit, les progrès modernes, dont l'anatomie de texture est redevable au microscope (1), ne permettent plus d'admettre dans les cartilages diarthrodiaux, que des altérations purement passives ainsi que leur vitalité, et consécutives aux perturbations subies par la nutrition des organes aux dépens desquels s'entretient leur existence parasitaire.

Le rôle primordial dans l'histoire des tumeurs blanches, dont on avait investi les altérations du tissu cartilagineux, a suscité sur ce point d'anatomie pathologique des recherches approfondies. Voici, en quelques mots, l'état de la science sur ce sujet :

Dans les articulations affectées de tumeurs blanches, les désorganisations que présentent les cartilages d'encroûtement varient depuis la perte de l'élasticité, l'amincissement, l'usure, les érosions, jusqu'au ramollissement, et jusqu'à la décortication.

(1) V. Meckauer, Henle, Burgraeve ; et MM. Richet et Gavarret.

Ainsi que l'a dit Delpech (1), qui, le premier, paraît avoir constaté cette particularité, la diminution de l'élasticité se reconnaît à ce que la pointe d'un scalpel qu'on enfonce dans le cartilage, au lieu d'être repoussée, reste *fichée* dans sa substance. A cette qualité pathologique se joint presque toujours, au bout d'un temps plus ou moins long, un certain affaiblissement de consistance. Selon M. le professeur Nélaton, l'amincissement peut débuter par la face superficielle ou par la face profonde, être partiel ou général. La substance cartilagineuse alors paraît s'être progressivement résorbée, et dans certains points la lame compacte de l'os est visible par transparence.

L'usure, les érosions qui caractérisent des pertes de substance d'étendue variable, ne sont guère autre chose qu'un degré plus avancé de la même altération. « Les » érosions des cartilages, dit M. Nélaton (2), aussi appe- » lées par MM. Brodie, Russell, etc., ulcérations, ont des » bords irréguliers, taillés à pic comme si l'on avait enlevé » avec un emporte-pièce irrégulier une portion de la sub- » stance cartilagineuse jusqu'à l'os. Les contours de la » solution de continuité ne présentent jamais ni rougeur » ni vascularisation ; le cartilage au pourtour de cette per- » foration n'a rien perdu le plus ordinairement de ses » qualités normales. Le fond de l'érosion est constitué » tantôt par la substance osseuse mise à nu, d'autres fois » par des bourgeons saignants qui, dans certains cas, s'élè- » vent de l'os, font hernie dans la cavité articulaire;... » les pertes de substance constituent-elles des ulcérations

(1) Delpech, *Mémorial des hôp. du Midi*. — Citation de M. le professeur Nélaton, *loc. cit.*, t. II, p. 201.

(2) Nélaton, *loc. cit.*, t. II, p. 202 et 203.

» proprement dites dans le sens que tous les pathologistes » attachent à cette expression? ou bien ne sont-elles que » des érosions survenues sous l'influence de maladies ayant » leur siége dans l'os ou la synoviale?

» La première opinion a été soutenue par M. Brodie, et » elle est encore actuellement admise par plusieurs chi- » rurgiens. MM. Cruveilhier, Velpeau, etc., combattent » cette manière de voir. »

L'amincissement, l'usure, l'érosion, tels sont, en définitive, les ravages que l'ostéite simple est de nature à exercer sur les cartilages diarthrodiaux. Plus tard, à un degré plus avancé de la désorganisation osseuse coïncideraient des désorganisations plus profondes du tissu cartilagineux : son ramollissement putrilagineux, sa décortication, préludes d'une destruction complète. Bornons-nous à remarquer pour le moment que l'érosion, la prétendue ulcération dont on a tant parlé, est si bien une lésion de nature passive et dégagée de tout caractère phlegmasique, qu'on ne rencontre ni vaisseaux sur ses bords, ni suppuration sur sa surface; mais qu'elle avoisine toujours, ainsi que l'a montré M. Richet (1), une portion de la substance osseuse fortement contaminée par l'inflammation.

Dans l'histoire de l'ostéite de la hanche, un point anatomo-pathologique qu'il importe de bien déterminer, est l'état des parties molles articulaires. Rien d'ailleurs de plus nettement tranché. L'état inflammatoire s'est-il propagé dans l'article, de l'appareil ligamenteux au squelette; il est évident que la synoviale et la capsule fibreuse

(1) Richet, *Bulletins de la Société anatomique.*

offriront à un degré plus où moins intense les traces des altérations qui ont été décrites au chapitre précédent.

L'ostéite est-elle indépendante de toute condition pathologique préalable, est-elle primitive ; il est curieux de constater alors dans le squelette des désorganisations même très-avancées, en coexistence avec une intégrité presque parfaite de l'appareil ligamenteux. L'observation suivante que nous empruntons à Brodie (1), en est un exemple. Ici, la destruction du cartilage, attribuée par l'auteur à l'ulcération primitive du tissu cartilagineux, était, suivant M. Maisonneuve (2), la conséquence d'une carie superficielle.

OBSERVATION XII.

« Louis Catnack, âgé de quarante-quatre ans, fut reçu » à l'hôpital Saint-Georges, le 29 septembre 1813 ; il » ressentait des douleurs dans le membre inférieur du » côté droit ; elles s'étendaient de la hanche au genou et » ressemblaient à des douleurs rhumatismales. Il attri- » buait ces douleurs au froid auquel il s'était exposé un » mois environ avant son admission.

» Il était aussi affecté de douleurs d'entrailles, dont il » mourut le 4 décembre.

» A l'ouverture, on ne découvrit rien d'extraordinaire, » si ce n'est dans la hanche droite. Le ligament capsu- » laire et la membrane synoviale étaient dans leur état » naturel ; les cartilages enveloppant la tête du fémur et

(1) Brodie, *Traité des maladies des articulations*, traduction de L. Marchant. Paris, 1819. Obs XXIV, p. 84.

(2) Maisonneuve, *loc. cit.*, p. 39.

» tapissant la cavité cotyloïde étaient détruits par l'ulcé- » ration dans toute leur étendue, et partout où le carti- » lage était aminci, une surface ulcérée mettait l'os à » découvert.

» Le ligament rond se déchirait facilement, en consé- » quence de l'ulcération qui l'avait envahi vers la partie » où il prend son insertion à la cavité cotyloïde. Les os » avaient leur texture et leur dureté naturelles. L'articu- » lation ne renfermait point de pus. On observa que la » surface ulcérée de la cavité correspondait à celle du » fémur, car ces surfaces étaient restées dans un contact » fixe, le malade ayant toujours gardé la même position. »

Les doctrines régnantes s'opposent à ce qu'on admette, avec Brodie, que les os aient conservé chez le malade dont il a tracé l'histoire *leur texture et leur dureté naturelles ;* mais l'absence d'épanchement fait foi de l'intégrité de la synoviale.

Les lésions qui viennent d'être décrites, dont la nature phlegmasique est incontestable, qui offrent pour caractère fondamental la congestion, la raréfaction, le ramollissement du tissu osseux, et qui affectent pour siége d'élection le bord postéro-supérieur du sourcil cotyloïdien, peuvent s'acheminer vers trois terminaisons distinctes : la résolution, la suppuration, la carie.

L'observation porte-t-elle sur une articulation coxo-fémorale qui les ait subies, et dans laquelle, suivant une marche régressive, elles soient spontanément parvenues à résolution ; on reconnaît leur passage à la dépression du sourcil cotyloïdien, à la rainure correspondante qui se dessine sur la tête fémorale, à la disparition plus ou moins complète des cartilages. Le mécanisme qui amène ces différents effets, et l'enchaînement qui les régit, nous ont assez longuement occupés pour qu'il soit superflu d'insister davantage. Ajoutons seulement ceci : les déformations articulaires que ces désordres ont pour conséquences, sont définitives.

On le voit : même dans l'éventualité la plus désirable pour les conditions pathologiques au sein desquelles nous nous trouvons, même lorsque l'affection entre dans une voie de résolution franche, elle peut laisser après elle d'irrémédiables infirmités. En faut-il davantage pour conclure à l'opportunité d'une intervention prompte et persistante?

Il faut noter encore une augmentation de densité et de volume acquise dans certains cas par le tissu osseux, et qui répondrait à la forme d'ostéite décrite par Gerdy sous le titre d'ostéite *condensante*. L'éburnation du tissu spongieux, que ce maître range parmi les conséquences directes de l'inflammation osseuse, et que M. le professeur Nélaton penche à considérer comme le résultat d'une affection spéciale de l'os, s'est offerte à l'observation à titre de phénomène tout à fait exceptionnel dans la coxalgie. Sans prétendre expliquer une transformation semblable du tissu osseux, nous croyons qu'elle se rattache à un état phlegmasique dont il aurait été préalablement affecté.

Par malheur, il est commun de voir l'ostéite s'engager dans une marche progressive. Aux altérations que jusqu'ici nous avons constatées, succèdent alors, suivant les cas, deux états très-graves l'un et l'autre du tissu osseux : la suppuration et la carie.

Les phénomènes qui caractérisent la suppuration dans

l'ostéite du tissu compacte ont été l'objet d'une étude approfondie; et comme leur série se déroule sous l'œil en quelque sorte de l'observateur, ils sont aujourd'hui connus d'une manière complète.

Les notions que possède la science, touchant la formation du pus dans le tissu spongieux, sont moins précises; mais, comme le fait remarquer M. Nélaton (1), l'analogie, les résultats partiels obtenus par des expériences instituées dans ce sens, la constatation directe, sur les os des pieds et des mains de sujets scrofuleux, de l'état auquel arrive, en pareil cas, le tissu spongieux, autorisent, dès à présent, les affirmations suivantes.

La suppuration, dans les extrémités osseuses enflammées, s'accompagne d'une vascularisation plus serrée de la substance médullaire qui remplit les vides laissés par les aréoles.

Elle développe, dans la tendance à la raréfaction, une activité nouvelle.

Elle produit un affaiblissement rapide dans la consistance de l'os, dont les éléments constitutifs sont réduits graduellement à un état liquide séro-purulent.

Les conséquences de la suppuration sur les extrémités articulaires atteintes d'ostéite consistent donc en une déperdition notable de tissu, en un ramollissement plus prononcé, en une viciation plus profonde; puis naît, des progrès mêmes de la désorganisation osseuse, un phénomène nouveau : l'épanchement, dont la présence exerce sur la marche ascendante de la maladie une action excitatrice puissante.

(1) Nélaton, *loc. cit.*, t. II, p. 591.

Bien autrement rapide encore est la destruction du tissu osseux, lorsque l'ostéite dont il est affecté revêt la forme ulcéreuse. L'aspect de la lésion est si radicalement modifié, qu'une dénomination nouvelle, celle de carie, lui est imposée. La carie toutefois ne saurait être dégagée de l'ostéite; et déjà nous l'avons dit, aux yeux de MM. Michon, Malgaigne, Samson, Nélaton, la carie constitue au fond une phlegmasie de tissu osseux, ayant dans sa marche d'étroites analogies avec les phlegmasies ulcéreuses.

Augmentation remarquable de la vascularité se constatant même en un point éloigné de celui qui est malade; raréfaction, ramollissement, disparition des éléments osseux s'effectuant avec une rapidité en rapport avec l'intensité de la congestion sanguine; développement de bourgeons fongueux et saignants; coupe de l'os trahissant l'importance des déperditions subies, par la faible résistance que sa consistance mollasse oppose à l'instrument, et laissant sourdre en abondance un fluide séro-sanguinolent : tels sont les caractères par lesquels l'ostéite ulcéreuse se distingue de l'ostéite suppurée. A proprement parler, les altérations des tissus ne varient pas; seulement elles procèdent, dans l'ostéite ulcéreuse, avec une intensité notablement plus grande, et si leur résultat définitif — la destruction de la substance osseuse — est atteint par la carie dans un plus bref délai que par l'ostéite, il reste cependant commun à ces deux états pathologiques. Quant à leurs conséquences plus immédiates sur les extrémités articulaires, elles ne sont pas plus dissemblables : le ramollissement et la déformation en constituent l'expression la plus nette, de même que l'épanchement purulent est celle de la désorganisation complète de l'os. La carie toutefois, par l'excès de vascularité dont elle s'accompagne, donne à l'épanchement un premier caractère : c'est une teinte rougeâtre due à la sérosité sanguinolente dont le fluide se trouve mêlé. Il est pour l'épanchement un second caractère dû à la forme ulcéreuse de la phlegmasie : des fragments osseux séquestrés nageant au sein du liquide séro-purulent.

On comprend que des altérations qui se traduisent par la fonte purulente des os frappent le tissu cartilagineux de désorganisations non moins radicales. C'est le ramollissement putrilagineux, la décortication, qui réduit les cartilages à l'état de détritus flottants au milieu du liquide épanché. C'est leur résorption, leur disparition complète, qui laisse à nu les surfaces osseuses dénudées de leur couche de tissu compacte.

B. *Tubercules.* — Le développement dans le centre de l'articulation coxale d'un produit morbide tel que le tubercule, imprime aux lésions articulaires un cachet de spécificité inséparable de la nature hétéromorphe de ce produit. Et d'abord, quelle que soit la forme affectée par la tuberculisation osseuse, infiltration ou dépôt enkysté, il est un point de son histoire générale qu'il convient ici de mettre en saillie. Si c'est presque exclusivement au tissu spongieux des os que s'attaque le tubercule, ce n'est point à celui de tous les os indifféremment. Le tissu spongieux, en effet, selon qu'on l'examine aux extrémités des os des membres ou dans les os du tronc, se présente sous deux états parfaitement distincts. Les aréoles qui le composent sont comblées par un amas de matière celluleuse, *adipeuse*, jaune dans le premier cas, et pourvue dans le second d'un réseau vasculaire assez serré pour la colorer fortement en rouge.

Or, le tubercule paraît avoir pour ce deuxième état du tissu spongieux une préférence marquée. Si maintenant on compare le squelette d'un enfant avec celui d'un adulte, on reconnaît que la distinction qui précède, acquiert chez celui-ci une netteté bien supérieure. Les déductions à tirer de ces faits sont faciles : 1° les extrémités des os des membres constituent dans le jeune âge un terrain plus propice que dans l'âge adulte à la tuberculisation; 2° l'articulation coxo-fémorale est plus qu'aucune autre exposée à l'invasion tuberculeuse, parce qu'elle est constituée par l'os iliaque dont les aréoles contiennent pendant toute la vie un tissu celluleux vasculaire, et par le fémur dont l'extrémité supérieure, n'arrivant que lentement à son développement complet (1), conserve tardivement ce caractère des premières années; 3° enfin, s'il est impossible de déterminer lequel du cotyle ou de la tête fémorale est, chez l'enfant, le siége le plus fréquent de la dégénérescence, on doit prévoir que, chez l'adulte, la paroi de la cavité cotyloïde est le lieu d'élection que

(1) D'après M. le professeur Cruveilhier, des trois points d'ossification de la tête du fémur, le premier apparaît au centre de la tête de l'os à la fin de la première année qui suit la naissance. Le col n'a pas de point osseux particulier; il se forme par l'extension de l'ossification du corps. Le point osseux du grand trochanter se forme de trois à quatre ans; celui du petit, de la treizième à la quatorzième année.

L'ordre de réunion n'est pas à beaucoup près le même que celui d'apparition; la réunion ne commence qu'après la puberté, et ne se termine qu'après l'époque de développement complet.

le tubercule choisit. Il importait d'appeler l'attention sur ces particularités, parce qu'elles confirment les assertions que nous avons émises sur les caractères sémiologiques, qui distinguent la coxalgie osseuse de la coxalgie capsulaire.

En outre, si un tubercule enkysté au centre de la tête fémorale maintient longtemps, par la lenteur de son évolution, les déterminations symptomatiques de l'affection en dehors de leur aspect habituel, la tuberculisation du bord postéro-supérieur du cotyle fournira bien vite l'application de nos principes généraux. En fixant ainsi les limites qui le restreignent, on mesure mieux le champ qui reste à l'exception.

D'une manière générale, et sans revenir sur ce que nous avons dit déjà des deux formes de la tuberculisation osseuse, nous ferons remarquer, en nous étayant des savantes recherches de M. Nichet (1) et de M. le professeur Nélaton (2), que le tubercule enkysté se présente sous forme d'un amas jaunâtre, dont la consistance et l'aspect rappellent le mastic. Enchatonné au milieu de la substance osseuse, il reste longtemps indolent et sans allumer dans les parois de la cavité qui le renferme aucun travail phlegmasique. Le tubercule enkysté est isolé d'ordinaire; sur le même sujet il est plus fréquent de n'en trouver qu'un seul, que d'en rencontrer un très-grand nombre.

Au bout d'un laps de temps souvent fort long, la ma-

(1) Nichet, *Mémoire sur la nature et le traitement du mal vertébral de Pott* (*Gazette médic.*, 1835).

(2) Nélaton, *Recherches sur l'affection tuberculeuse des os*, thèse inaugurale, 1836. (Thèses de Paris, n° 376).

tière tuberculeuse se prend à se ramollir. Elle se conduit à la manière d'une collection purulente, se fait de son kyste un foyer, dont les parois subissent un amincissement graduel et se perforent dans le point qui oppose une résistance plus faible. Or il faut noter un fait extrêmement curieux : à mesure que la matière tuberculeuse cherche à se frayer une issue vers la périphérie de l'os, le périoste se vascularise et sécrète incessamment des couches osseuses supplémentaires, qui compensent les déperditions subies par la face correspondante de la paroi kystique. Du côté du cartilage, la matière tuberculeuse ne rencontre pas un semblable obstacle à son passage. Aussi, un tubercule enkysté, soit dans la tête fémorale, soit dans la paroi de la cavité cotyloïde, a-t-il, par cela seul que la pièce osseuse qui le recèle est, sur une de ses faces, encroûtée de cartilage et dépourvue de périoste, une prédisposition notoire à progresser vers le centre articulaire et à s'y déverser après ramollissement. Si enfin il convient d'admettre, avec M. Nichet, que le tubercule enkysté produit des excavations dans la substance osseuse en usant, en érodant cette substance par un mécanisme essentiellement distinct de l'action inflammatoire, on doit pourtant reconnaître, avec M. Nélaton (1), que le ramollissement de la matière tuberculeuse peut « déterminer » une suppuration dans les parois du kyste et les parties » voisines, et une véritable *ostéite* suivie de carie ».

Quant à la deuxième forme de la dégénérescence osseuse, à *l'infiltration*, son étude appartient presque tout entière à M. Nélaton. Voici, en quelques mots, d'après les

(1) Nélaton, thèse inaugurale, p. 20, et *Éléments de pathologie chirurgicale*, t. II, p. 67.

études du maître, les caractères anatomiques qui la spécifient. Nous donnerons d'ailleurs une observation qui nous paraît renfermer un exemple de cette sorte de lésions (voy. obs. XIII). « L'infiltration tuberculeuse, dit » M. Nélaton (1), peut se présenter seule ou unie à la » variété précédemment décrite (le tubercule enkysté); » mais jamais elle ne lui succède. Elle se présente sous » deux états différents que l'on peut considérer comme » deux degrés de la même forme, et désigner sous les » noms *d'infiltration demi-transparente*, et *d'infiltration* » *puriforme* ou *opaque*. »

Au degré d'infiltration puriforme avant lequel d'ordinaire il n'est pas donné de l'observer, la matière tuberculeuse se présente sous l'aspect d'une tache uniforme d'un jaune opaque, dépourvue de vaisseaux. La matière dont elle se compose, à peine environnée d'un réseau vasculaire appréciable, est concrète, résiste au jet d'eau; et lorsqu'elle parvient à la diffluence, elle est blanche, opaque, caséeuse. Enfin les aréoles osseuses qui la contiennent, au lieu d'avoir subi une raréfaction de tissu, semblent plutôt le siége d'une condensation, d'une hypertrophie interstitielle.

Ajoutons que l'infiltration tuberculeuse entraîne nécessairement la nécrose du tissu infiltré, et que tout en différant essentiellement de l'inflammation, elle peut, suivant M. le professeur Nélaton, être l'origine d'une ostéite consécutive, qui s'allume non dans la partie primitivement infiltrée, mais dans le tissu osseux qui confine à ce point.

(1) Nélaton, thèse inaugurale, p. 22.

G. *Dégénérescence cancéreuse.* — Au nombre des lésions osseuses de nature à déterminer la coxalgie, M. Maisonneuve (thèse citée, p. 36) admet la dégénérescence cancéreuse. Il en donne (p. 77) un exemple emprunté à Samuel Cooper (1), qui l'avait lui-même extrait du livre de J. Burns (2).

Il s'agissait d'un fongus hématode siégeant à l'articulation de la hanche. « On crut reconnaître d'abord une » coxalgie ; le membre paraissait allongé..... » Au bout de quelques mois le malade mourut. « A l'autopsie, » M. Burns trouva l'articulation de la hanche complète- » ment entourée d'une matière molle cérébriforme, et » l'on rencontra, répandues çà et là, d'autres cavités rem- » plies d'une eau légère et sanguinolente. La cavité de » l'articulation et la tête du fémur étaient cariées. Les » muscles étaient entièrement décolorés. On trouva dans » le bassin la même espèce de substance, et la plus grande » partie des os affectés étaient cariés. »

Ce fait nous paraît se rapporter à des lésions tout à fait distinctes de celles qu'on trouve dans la coxalgie. Nous l'avons rapporté à cause de son intérêt diagnostique. Ajoutons d'ailleurs que, d'après M. Nélaton, la teinte grise, opaline, de l'infiltration tuberculeuse demi-transparente, offre singulièrement l'aspect d'une dégénérescence encéphaloïde.

L'étude des lésions osseuses capables de déterminer la coxalgie met en relief un fait propre à frapper l'esprit : la constance de l'ostéite. Primitive ou consécutive, essen-

(1) Samuel Cooper, *Dictionn. de chirurgie*, t. Ier, p. 222.

(2) J. Burns, *Dissertation sur l'inflammation*, t. II, p. 322.

tielle ou symptomatique, elle trouve toujours, à travers le cours de l'évolution morbide, le moment propice d'occuper la scène. Franche et rapide à se montrer, ou bien tardive et atténuée par la nature spécifique de la maladie principale, son intervention n'en a pas moins pour résultat invariable la vascularisation, la raréfaction, le ramollissement du tissu osseux. Et ces lésions, d'ordre inflammatoire, qui constituent le caractère fondamental de l'ostéite, ont pour conséquence nécessaire de ramener les déterminations sémiologiques de la coxalgie osseuse vers l'unité typique précédemment tracée.

Un autre fait non moins digne de remarque, c'est que toutes les lésions qui ont été décrites, parvenues au degré auquel nous les avons suivies, convergent vers la production d'un même phénomène : l'accumulation d'un liquide dans le centre articulaire. Quelle que soit la nature intime des altérations primitives, pour peu que le mal progresse, l'épanchement en effet est inévitable. L'exacerbation dont sa présence est cause, imprime à son apparition un caractère de gravité que modifient les conditions pathologiques qui l'ont produit et les éléments morbides qui le composent. Conservant, dans la coxalgie capsulaire lorsqu'elle n'est douée que d'un degré très-médiocre d'acuité, la consistance, la couleur, l'aspect de la synovie, il devient séreux si l'élément phlegmasique prend un rôle plus actif, et peut être d'emblée purulent si l'inflammation s'élève à la forme suraiguë. Ces différentes éventualités de la coxalgie capsulaire déterminent de bonne heure la formation de l'épanchement, et si, dans les deux premières, l'économie et les parties articulaires s'accommodent assez aisément de sa présence, nous avons rapporté un exemple des désordres que, dans la troisième, il provoque sur tout l'organisme. Tardif, au contraire, dans la coxalgie osseuse, l'épanchement est purulent lorsqu'il provient de l'ostéite suppurée ; séro-sanguinolent, mêlé de détritus osseux nécrosés, lorsque c'est la carie qui l'a déterminé. La tuberculisation le rend séreux fluide ; des flocons de matière tuberculeuse ramollie, des débris de cartilages, des portions d'os séquestrées le surnagent.

Ce que nous avons dit préalablement, et ce qui précède met en évidence le rôle transitoire qui revient à l'épanchement. Sauf le cas d'une simple hypersécrétion synoviale ou séreuse, laquelle peut, durant un temps fort long, ne pas compromettre l'intégrité des parties articulaires encore saines, on voit jusqu'à son avénement la lésion primitive garder la pureté de son caractère générique. Est-il une fois formé, son action désorganisatrice, qu'explique si bien d'ailleurs le disparate des éléments dont il se compose, se révèle. Le pus (comme celui des abcès qui propage l'inflammation aux couches successives des tissus limitrophes du foyer jusqu'à ce que sa voie se soit frayée) altère les parties articulaires que l'action morbifique avait épargnées antérieurement. Les détritus osseux (qui agissent à la manière de corps étrangers) sont en quelque sorte une cause incessante de traumatismes, soit de la périphérie vers le centre, soit du centre vers la périphérie, et un progrès nouveau ne tarde pas à s'accomplir.

De la part des organes constitutifs de l'articulation, la participation à l'état pathologique est le signal de ce progrès ; et la maladie qui, au point de vue des désordres anatomiques comme à celui des manifestations cliniques, conservait encore une physionomie modelée sur sa cause génératrice, perd son cachet initial. Elle entre dans sa phase de terminaison.

Désormais, les altérations tendent à se confondre. Elles portent sur tous les tissus qui concourent à la composition de l'article et sur ceux qui le séparent de la superficie du membre. Partout on suit leurs traces aux désorganisations profondes et définitives qu'elles ont causées. Tel est le véritable lien de communauté qui rapproche ces altérations diverses. Devant lui s'effacent ces caractères originels qui, de prime abord, les différenciaient. Elles doivent être étudiées sur les parties osseuses, sur les parties molles qui constituent l'articulation, sur les parties qui lui confinent.

1° *Altérations des parties osseuses.*

L'usure, les érosions, la résorption partielle ou totale des cartilages diarthrodiaux entraînent une disproportion notable entre la capacité de la cavité cotyloïde qui paraît agrandie, et le volume de la tête fémorale qui ne la comble plus exactement.

Le cotyle n'a pas seulement subi dans ses dimensions un excès d'amplitude, il est déformé. Son bord postéro-supérieur est, comme nous l'avons dit, déjeté en haut, déprimé. Il arrive qu'on y constate, comme indices de tubercules, de véritables cavernes ayant servi de kyste au produit morbide avant son ramollissement.

Au lieu et place de la courbe saillante qu'il doit décrire, sa destruction est parfois complète. On ne trouve plus en ce point qu'une dépression dont l'étendue variable peut être assez vaste, et contre laquelle la tête du fémur finit par arc-bouter. La résorption de la couche de tissu compacte qui supporte le cartilage, n'est pas la seule perte de substance que puisse éprouver la cavité cotyloïde.

La désorganisation poursuit sa marche dans le tissu spongieux mis à nu. Il est bientôt détruit, et l'arrière-fond, si mince, du cotyle perforé.

Agrandissement, déformation, destruction partielle, perforation, tel est pour la cavité cotyloïde le dernier terme des désordres.

Ils peuvent acquérir un degré fort avancé, sans que la tête du fémur soit elle-même très-profondément altérée. L'ostéite seulement a-t-elle affaibli sa consistance; on remarque sur son tiers externe un sillon (empreinte laissée par le rebord cotyloïdien) dont nous avons signalé l'existence et le mécanisme. Mais la carie, la tuberculisation, sont pour la masse spongieuse qui compose cette extrémité osseuse, des causes de destruction puissamment actives. Aussi trouve-t-on la tête fémorale érodée, aplatie, déformée et même partiellement résorbée. Quelquefois, tout à fait séparée de son col, elle n'est plus qu'un volumineux séquestre qui flotte au milieu du liquide épanché. Cette circonstance, par bonheur, est rare. Plus souvent, la tête fémorale arrive à être réduite du tiers, de la moitié, des deux tiers de son volume.

2° *Altérations des parties molles.*

Parlerons-nous des altérations du paquet adipeux et du ligament rond? Ce qui a été dit dès le début de ce travail, touchant la nature des lésions dont ces organes sont susceptibles, montre l'importance secondaire que nous concédons à leur état pathologique. La période ultime de la maladie d'ailleurs les respecte peu. Infiltrés, ramollis, déchirés, ils ne tardent pas à disparaître, et d'ordinaire il n'en reste aucun vestige.

Chose curieuse! Au milieu des désordres les plus avancés, la capsule orbiculaire peut conserver longtemps une intégrité relative. Sans doute les faisceaux fibreux qui la composent sont épaissis; ils ont pris une couleur terne; ils ont perdu leur souplesse. La surface synoviale est tuméfiée, rugueuse ici, fongueuse là. Ses fonctions sécrétoires sont perverties; le tissu cellulaire interstitiel est œdématié; mais la continuité du manchon capsulaire est intacte. Il est le réceptacle des produits morbides les plus disparates : du pus, des détritus cartilagineux, des flocons de matière tuberculeuse, de volumineux séquestres y sont pêle-mêle contenus, et cependant il résiste. C'est que le tissu fibreux est doué d'une propriété que déjà Bichat avait signalée. En lui, l'état phlegmasique, loin de déterminer la suppuration, excite la contractilité et produit promptement la rétraction. Le ligament finit toutefois par se ramollir. Il subit ainsi une transformation véritable qui l'amène à un état en quelque sorte gélatineux, et lui enlève toute propriété de résistance. Le plus ordinairement il se déchire en un ou plusieurs points bien circonscrits, et qui correspondent aux parties faibles de sa surface. Il paraît alors dilacéré et réduit en lambeaux. Quelquefois sa destruction est plus complète, et l'on a quelques exemples de sa disparition presque absolue.

3° *Altérations des parties qui avoisinent l'article.*

La plus étroite déchirure du ligament capsulaire suffit pour que le liquide épanché dans le centre articulaire se déverse entre les organes environnants. Une autre issue qu'il trouve parfois ouverte consiste dans la perforation de l'arrière-fond du cotyle. Nous avons déjà insisté sur ces faits, parce qu'ils sont le point de départ d'un ordre nouveau de symptômes, de ceux qui se rattachent à la migration des abcès ossifluents.

Nous avons énuméré les directions diverses qui sont offertes au liquide, et précisé les issues auxquelles il parvient; quelque intérêt qu'ils comportent, nous n'avons plus à revenir sur les phénomènes dépendants de la migration du pus. Disons seulement qu'à l'autopsie, la route qu'il a parcourue se reconnaît aux décollements longs et sinueux qu'on poursuit à travers les espaces intermusculaires. Sur le cours de ces trajets fistuleux, il n'est pas rare de rencontrer de distance en distance des clapiers au fond desquels le pus s'accumule. Une membrane pyogénique organisée tapisse toute l'étendue de leurs parois. Enfin la tuméfaction des couches cellulaires interposées aux muscles, des foyers purulents isolés (abcès circonvoisins), des adénites suppurées ou non, une coloration pâle, une rétraction plus ou moins prononcée des faisceaux charnus, une infiltration générale du membre : tels sont les troubles anatomiques qui complètent le tableau des désordres habituellement décelés par l'examen nécroscopique.

Nous omettons de ranger dans la série qui précède, les modifications de rapports subies par les surfaces articulaires; c'est à dessein. A nos yeux, la *luxation* dans la coxalgie constitue bien plutôt un mode de terminaison accidentel, qu'une altération intrinsèque. L'importance réelle d'un semblable désordre, celle qu'on lui attribue, les circonstances que réclame sa production, les caractères tout spéciaux qu'il emprunte aux conditions de son mécanisme, la place légitime qui lui revient dans le cortége séméiologique de l'affection : toutes ces questions, d'un vif intérêt, méritent d'être étudiées dans un chapitre à part.

L'observation suivante est un exemple de la gravité à laquelle peuvent parvenir les désordres sans que la tête fémorale cesse d'être contenue dans la cavité cotyloïde.

OBSERVATION XIII.

Coxalgie osseuse. — Évolution rapide. — Tubercules pulmonaires. — Mort. — Autopsie. — Dégénérescence tuberculeuse des surfaces articulaires. — Perforation de la cavité cotyloïde.

Le 3 janvier 1863, le nommé Duguet, âgé de vingt-cinq ans, soldat au 16e bataillon de chasseurs à pied, est entré à l'hôpital de Vincennes dans le service de M. le médecin principal, J. Périer.

Cet homme, d'une santé habituellement bonne, d'une constitution moyenne, est malade depuis quatre jours seulement, et l'examen ne décèle rien de plus chez lui qu'un engouement pulmonaire.

A partir du 10 janvier, il accuse dans la longueur du membre inférieur droit des douleurs vagues erratiques offrant tous les caractères d'une névralgie sciatique, et qui, considérées comme telles, furent combattues par l'application de vésicatoires suivis de pansements morphinés.

Vers le 11 février, les douleurs, loin de céder, deviennent plus aiguës ; elles siégent à la région fessière, et particulièrement au niveau du genou, des deux côtés de la rotule. A l'approche de la nuit, elles ne présentent pas d'exacerbation. En outre, depuis quelques jours, la position gardée de préférence est le décubitus dorsal; la cuisse est légèrement fléchie : elle affecte l'abduction et la rotation en dehors. Un examen attentif permet de reconnaître que le membre droit paraît un peu plus long que le gauche, et que le talon de ce côté dépasse de quelques millimètres celui du côté opposé. On fait alors lever le malade, et l'on voit se succéder, avec une régularité parfaite, les phénomènes suivants :

D'abord, dans la station verticale, la cuisse droite (côté malade) reste fléchie et portée dans l'abduction et la rotation externe; la jambe s'étend; la pointe du pied, déviée en dehors, arrive à effleurer le sol un peu en avant du plan sur lequel repose la partie congénère.

Invité alors à marcher, le malade ramène la pointe du pied droit vers l'axe du corps, de manière que sa face plantaire s'appuie sur le sol. A mesure que ce mouvement s'exécute, l'épine iliaque droite s'abaisse et se porte en avant. Le bassin, par un mouvement combiné de torsion et de bascule, se dévie pour suppléer à la rigidité qui maintient au même degré qu'auparavant la flexion de la cuisse. On dirait l'extrémité supérieure du fémur rivée à l'os iliaque par une ankylose. Enfin, pour replacer les épaules sur le même plan horizontal, et ramener la tête dans la rectitude, on voit le malade infléchir, incliner la colonne lombaire.

Il est placé de nouveau dans le décubitus dorsal. L'attitude caractéristique préalablement acquise, mais que vient d'accentuer l'exploration de tout à l'heure, persiste désormais sans subir la plus légère atténuation. De ce moment on constate une différence de niveau de 15 millimètres entre les deux talons. Le membre du côté malade paraît allongé d'autant. L'épine iliaque antéro-supérieure correspondante occupe un plan antérieur et de 25 millimètres plus bas que la même éminence du côté sain.

Diagnostic. — Coxalgie. Évacuation du malade dans un service de chirurgie.

Jusqu'au milieu du mois de mars, état stationnaire; quelques plaques de cautère sont appliquées sans avantage autour de l'articulation coxo-fémorale.

Vers le 15 mars, la santé générale, qui s'était soutenue jusque-là, se prit à s'altérer. La cause déterminante de ces troubles nouveaux fut une bronchite, qui ne tarda pas à contracter une forme chronique, et à mettre en évidence les signes stéthoscopiques du plus mauvais aloi : craquements humides des deux côtés, au niveau des fosses sus et sous-épineuses; expectoration muco-purulente; sueurs fréquentes; amaigrissement rapide.

Dans le même temps (durant le cours des mois de mars et d'avril), l'intensité des douleurs articulaires s'est accrue notablement, seulement le siége de leur localisation et leurs caractères se sont modifiés. Le genou en est exempt d'une manière à peu près complète. Désormais c'est à la hanche presque exclusivement qu'elles se font ressentir. La pression sur le grand trochanter les réveille; mais le plus sûr moyen de les exciter consiste à provoquer dans la cuisse des efforts d'extension. Les retentissements de ces douleurs se concentrent sur le côté antérieur et interne de l'article. Plus violentes la nuit, elles déterminent dans les muscles des soubresauts, des contractions spasmodiques, cause incessante d'exacerbation.

Dès le commencement de mai, une modification remarquable s'opère dans la longueur et la position du membre : au lieu de paraître allongé, il est raccourci ; le degré de la flexion toutefois ne varie pas ; l'abduction et la rotation externe persistent, mais elles sont moins prononcées ; la cuisse a subi un retour évident vers la ligne médiane ; la torsion et l'inclinaison pelvienne et vertébrale sont les mêmes ; le talon du côté malade occupe un plan plus élevé que celui du côté sain ; la mensuration permet d'évaluer à 8 millimètres le raccourcissement réel.

Jusqu'à la fin de juin, état local stationnaire ; affaiblissement progressif ; fièvre le soir.

Le mois de juillet est marqué par une rémittence sensible dans les douleurs articulaires, et par une accentuation plus forte du raccourcissement. La différence de longueur entre les deux membres est évaluée par la mensuration à 15 millimètres. Aggravation simultanée des troubles respiratoires ; râles caverneux, expectoration puriforme ; sueurs profuses ; diarrhée colliquative.

Dès les premiers jours d'août, réaction fébrile continue ; dyspnée progressive ; infiltration des extrémités inférieures ; marasme.

Le 10 août, subdelirium, dyspnée suffocante.

Le 11, mort.

Autopsie (vingt-quatre heures après la mort). — Rigidité cadavérique assez prononcée ; sur la table à dissection, le membre droit est dans l'attitude qu'il a conservée depuis le mois de mai (quart de flexion de la jambe sur la cuisse et de la cuisse sur le bassin, très-léger degré d'abduction et de rotation externe, torsion et inclinaison pelvienne, ensellure lombaire) ; œdème des extrémités ne dépassant pas le tiers inférieur de la jambe. Du côté malade, pas de tuméfaction de la hanche, aplatissement de la fesse.

Les muscles sont décolorés et émaciés ; leurs interstices ne contiennent aucune collection purulente; tous les organes qui avoisinent l'articulation coxale ont conservé leur intégrité.

Isolée des couches charnues et graisseuses qui l'enveloppent, l'articulation est disséquée avec soin : la continuité de la capsule orbiculaire est intacte; sa surface

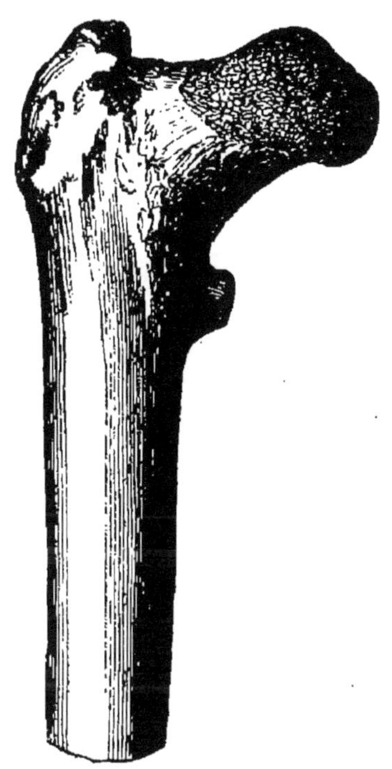

Fig. 17.

extérieure a pris une teinte mate et grisâtre ; elle est distendue par un épanchement abondant; la fluctuation qu'il détermine indique une couche de liquide d'autant plus épaisse qu'on se rapproche pour percevoir ce signe vers le côté interne et inférieur du manchon fibreux. La tête du fémur n'est pas sortie de sa cavité.

Section de la capsule orbiculaire : un liquide séro-purulent, fluide, au sein duquel nagent des flocons de matière caséeuse, blanchâtre, semi-concrète, s'écoule en abondance. On reconnaît à la coupe, un épaississement notable du ligament fibreux. La surface synoviale qui

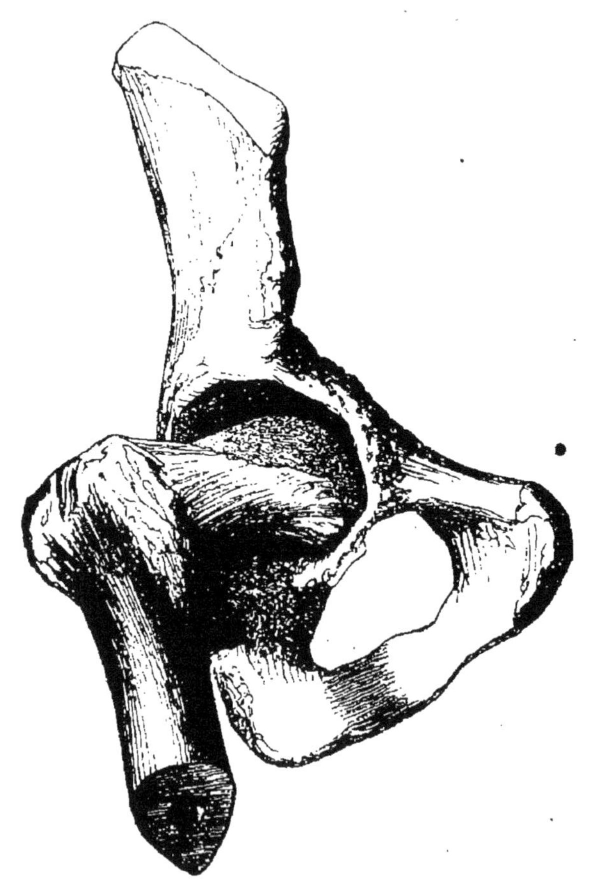

Fig. 18.

double sa paroi profonde est elle-même épaissie; elle a perdu son poli, et offre çà et là des marbrures noirâtres. Surfaces articulaires : il n'existe plus aucun vestige ni du ligament rond, ni des cartilages; la tête fémorale (fig. 17), réduite au tiers de son volume, présente une surface bosselée, inégale; elle occupe l'arrière-fond de la cavité cotyloïde; la capacité de celle-ci offre une notable augmentation (fig. 18).

Les deux surfaces osseuses sont imprégnées d'un enduit opaque de couleur jaunâtre ou grise. Les aréoles du tissu spongieux sont pénétrées de cette matière, qui leur est assez adhérente pour résister à un filet d'eau.

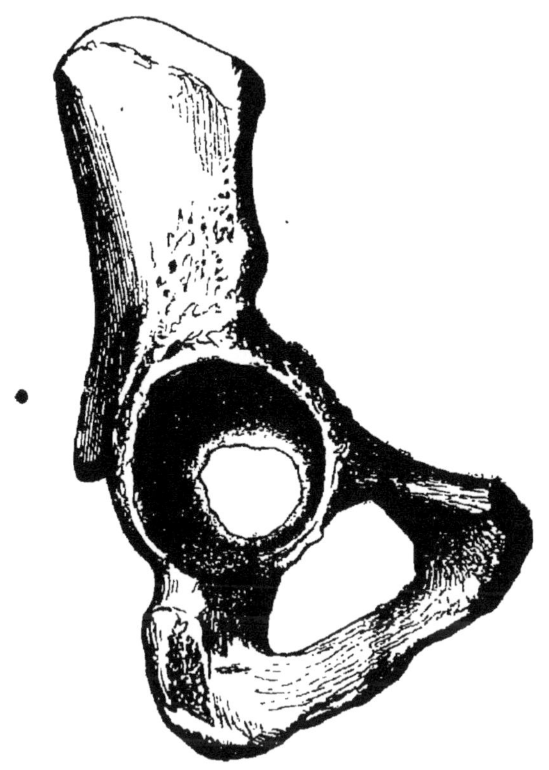

Fig. 19.

L'arrière-fond de la cavité cotyloïde est le siége (fig. 19 d'une perforation irrégulièrement triangulaire, de 3 centimètres sur 2 centimètres de diamètre. Les faisceaux charnus de l'obturateur interne s'appliquent exactement contre cette perforation. Le tissu de ce muscle est intact.

On constate d'une manière absolue l'absence de fusées purulentes dans la cavité pelvienne.

Le bord postéro-supérieur du sourcil cotyloïdien a subi une dépression qui le fait paraître plus élevé et moins saillant. La partie correspondante de la paroi du cotyle est le siége d'une anfractuosité de 9 millimètres de profondeur, et dont l'arrière-fond commence à se faire jour par un étroit pertuis au-dessus du sourcil cotyloïdien, à la face externe de l'os iliaque. En dedans de cette caverne se remarque une autre cavité beaucoup plus exiguë, mais de nature identique. Ces deux cavités contenaient une matière caséeuse qui s'échappe par flocons sous l'action d'un filet d'eau.

En outre, au pourtour du cotyle, la tête externe de l'os iliaque est surmontée de stalactites osseuses qui donnent au tissu compacte une rugosité pathologique.

La partie antéro-inférieure du rebord cotyloïdien, au point qui correspond à la grande échancrure du sourcil, offre, ainsi que le col du fémur, une remarquable intégrité du tissu.

A l'exception enfin des poumons, qui sont le siége de cavernes multiples remplies de matière tuberculeuse ramollie, les cavités splanchniques ont conservé leurs caractères physiologiques.

On le voit : l'articulation coxale a été, en même temps que le poumon, le théâtre d'une évolution tuberculeuse. Dans le tissu osseux, comme dans le tissu pulmonaire, sa marche a affecté une rapidité remarquable. La tuberculisation osseuse s'est présentée à la fois sous sa double forme. En même temps que les anfractuosités profondes remarquées sur divers points de la cavité cotyloïde attestent l'existence de tubercules enkystés, la couleur jaunâtre, et plus généralement grise, l'opacité, la cohésion, l'adhérence particulière de la matière qui, presque partout, imprégnait les aréoles du tissu spongieux, nous révèlent une infiltration tuberculeuse.

Pas de vascularisation étendue, comme dans l'ostéite primitive; pas de fongosités saignantes, comme dans la carie; et si, à certaines places, les surfaces osseuses, dénudées de leur lame compacte, offrent un agrandissement aréolaire incontestable, à beaucoup d'autres le tissu osseux paraît avoir échappé à ce mode de raréfaction. Enfin, la trame des extrémités articulaires, dont une couche déjà épaisse a été détruite, n'a pas subi dans les couches qui persistent un affaiblissement sensible de consistance. Il faut en excepter toutefois la paroi supérieure du cotyle.

Les caractères de l'épanchement sont en accord avec ceux qui précèdent. Une sérosité louche, mêlée de pus fluide, le compose. Des flocons blancs, caséeux, le surnagent, preuve du degré avancé de la lésion tuberculeuse; mais le liquide est exempt de la teinte sanguinolente que lui donne la carie, et il ne contient pas de séquestres volumineux. L'affection articulaire a bien pour principe une tuberculisation.

Est-ce à dire que les désorganisations profondes que nous avons sous les yeux proviennent tout entières du tubercule, et qu'il faille dénier à l'inflammation des parties molles, à celles des os, ou bien à la carie (cette autre ostéite à forme ulcéreuse), toute part dans leur production? A cause du rapide accomplissement des désordres, à cause de l'abondance et de la fluidité de l'épanchement, à cause de l'épaisissement notable du ligament fibreux et de la surface synoviale, à cause, enfin, de l'acuité à laquelle les douleurs se sont élevées à une certaine époque de la maladie, il nous répugnerait d'admettre une hypothèse aussi exclusive. Pour avoir produit dans le court espace de quelques mois les résultats pathologiques qui ont été constatés, une lésion spécifique dont le processus est d'ordinaire beaucoup plus lent a dû, ce nous semble, trouver dans un travail phlegmasique un auxiliaire indispensable. Si le malade avait succombé à quelque cause de mort accidentelle avant que la fonte tuberculeuse ait été consommée dans les poumons, il est probable qu'on eût pu reconnaître dans l'articulation coxale des traces d'inflammation qui ont dû aller en s'atténuant à mesure que l'affection pulmonaire progressait. Mais, d'autre part, la lésion articulaire a conservé jusqu'à la fin des caractères de spécificité assez tranchés pour qu'on relègue au second plan l'élément inflammatoire.

Et puis, la destruction des surfaces osseuses n'a-t-elle pas été activée par une cause purement mécanique résultant des connexions conservées par ces surfaces et du défaut d'immobilisation du membre ? Peut-être les mouvements involontaires provoqués par les contractions spasmodiques et qui retentissaient si douloureusement au centre de la jointure malade, ont-ils déterminé entre ces surfaces devenues rugueuses des frottements réciproques ; et l'effet de ces frottements a-t-il été une sorte d'usure des couches osseuses préalablement altérées. Cette supposition rendrait un compte assez exact de l'état auquel le squelette de la hanche se trouve réduit.

Toujours est-il que les deux surfaces articulaires n'ont

point cessé d'être en contact, et que la tête du fémur est appliquée contre le fond du cotyle; or, une couche épaisse de liquide l'entourait. Bien que l'arrière-fond de la cavité cotyloïde ait été largement perforé, le muscle obturateur interne, exactement appliqué contre cette perforation, avait opposé à la migration intra-pelvienne de l'épanchement une barrière qu'il avait respectée sans paraître avoir fait d'efforts pour la franchir. La continuité de la capsule, d'autre part, était intacte; l'épanchement intra-articulaire se trouvait donc ici dans les conditions requises pour provoquer, comme on l'a dit, l'expulsion de la tête du fémur, et cependant, loin que la luxation se soit produite, la tête fémorale s'est, au contraire, enfoncée de plus en plus dans sa cavité naturelle. A mesure que les ravages de la lésion réduisaient son volume, elle a compensé, en quelque sorte, la cause qui aurait dû la séparer de la paroi cotyloïdienne, en s'engageant dans ce sens plus profondément. Le liquide au sein duquel elle était plongée, non-seulement ne l'a pas refoulée en bas, mais est resté tout à fait impuissant contre son mouvement ascensionnel; si bien que c'est le liquide, au contraire, qui a été refoulé, et qu'il est venu s'accumuler au segment inférieur du manchon capsulaire, à sa partie interne — la plus extensible — particulièrement.

On n'accusera point de l'allongement observé au début de l'affection une hypersécrétion de synovie accumulée dans l'interligne de la diarthrose; cet allongement, légèrement sensible avant que le décubitus dorsal ait été troublé, s'est prononcé en l'espace de quelques secondes par le seul fait de la station verticale imposée au malade. En se déroulant sous nos yeux, son curieux mécanisme a démontré jusqu'à l'évidence qu'ici l'allongement se réduisait à une apparence pure et simple, et que le degré de son accentuation, était comme l'ont dit plusieurs auteurs (Morgagni, J. Hünter, S. Cooper, Brodie, etc.), en raison directe de la déviation pelvienne.

Plus indépendant encore de l'épanchement, s'il est possible, est, dans l'espèce, le raccourcissement. Produit par l'épanchement, le raccourcissement ne saurait se comprendre que consécutif à la luxation; or, la luxation n'a pas eu lieu; il serait superflu d'insister. Réel cette fois et évalué à 15 millimètres, le raccourcissement a reconnu pour causes, d'abord la déperdition très-notable de substance osseuse subie par la tête du fémur, puis la puissance musculaire dont l'action continue a progressivement élevé cette extrémité osseuse dans la cavité cotyloïde à mesure que la désorganisation donnait un intervalle à combler. Ainsi non-seulement a été maintenu le contact entre l'arrière-fond perforé du cotyle et la tête du fémur, mais a été déterminée la position particulière affectée par ce dernier os. Une terminaison moins rapide eût ménagé une éventualité prochaine : l'élargissement de la perforation cotyloïdienne, et la migration intra-pelvienne du liquide contenu dans l'article. Il devenait dès lors presque impossible de se rendre compte de la tolérance réciproque dans laquelle avaient pu longtemps rester les parties articulaires et les produits de formation morbide. Mais le degré précis que les altérations n'avaient pas franchi encore à l'époque où il a été loisible de les observer, paraît de nature à faire révoquer en doute l'incompatibilité d'un épanchement dans l'articulation coxale avec l'intégrité de rapport des surfaces osseuses; partant, à dévoiler l'insuffisance du liquide épanché comme agent de la luxation.

Nous venons de dire que la tête du fémur appliquée contre l'arrière-fond perforé du cotyle conservait en ce point une position déterminée. Dans le corps de l'observation a été reconnue la coexistence du raccourcissement avec l'abduction et la rotation externe. La simultanéité de ce triple caractère une fois constatée, est-il permis d'en tirer, pour l'étude des positions vicieuses dans la coxalgie, quelque déduction générale? L'examen nécroscopique a donné, touchant la position gardée par le membre pendant les derniers mois de la maladie, une explication qui éclaire sur les causes *tout individuelles* de cette attitude. En effet, il suffit de rapprocher la tête du fémur de la perforation cotyloïdienne pour voir ces deux parties s'emboîter exactement. Alors le corps de l'os est modérément fléchi, un peu écarté de la ligne médiane, et légèrement incliné en dehors. Cette position, celle précisément que la cuisse avait affectée, provient donc simplement du degré d'ouverture temporairement acquis par la perforation. D'origine incidente, elle était destinée à être transitoire. Une déperdition de substance un peu plus profonde du côté du fémur, un degré de plus dans l'étendue de la perforation, et elle éprouvait une modification fondamentale. Ce serait donc forcer la portée de cet assemblage de phénomènes, que de chercher à systématiser les lois de leur coïncidence.

Une mort moins prématurée eût montré que la série des déviations était loin d'être épuisée. A cet égard, l'inspection des pièces anatomiques autorise deux hypothèses : ou bien, continuant le mouvement de régression vers la ligne médiane qui avait eu déjà un commencement d'exécution, le fémur se fût porté dans l'adduction, et la tête de l'os se fût appliquée contre la paroi postéro-supérieure du cotyle, siége de tubercules enkystés; alors se succédaient des troubles d'un ordre nouveau au milieu desquels l'adduction et la rotation interne s'accentuaient de plus en plus; ou bien, les efforts de la désorganisation venant à se concentrer vers l'angle supéro-externe de la perforation, cette portion osseuse, déjà très-amincie, se fût détruite. L'issue de la tête fémorale, à travers le cotyle, eût fini par s'effectuer, et l'on eût été frappé du progrès soudain du raccourcissement.

Dans cette dernière éventualité, si l'on admet qu'une fois la luxation produite, l'abduction ne dût pas cesser d'exister, alors de tous les muscles pelvi-fémoraux, les adducteurs seuls n'étant pas condamnés à l'impuissance, et le relâchement forcé de leurs antagonistes ne faisant plus contre-poids à leur action, les adducteurs auraient probablement fait basculer le fémur autour de la perforation comme centre, et le membre aurait fini par dépasser la ligne médiane et par s'affaisser sous son propre poids. Mais de ce que, chez le sujet dont il s'agit, l'abduction et la rotation en dehors qui se sont manifestées au début en même temps que l'allongement apparent, ont persisté depuis la production du raccourcissement jusqu'à la fin, il n'est permis d'en rien conclure, sinon qu'une cause tout incidente a entretenu cette position du membre, et que, dans la jointure, l'évolution morbide a été interrompue inopinément.

CHAPITRE IV.

DE LA LUXATION ET DE L'ANKYLOSE.

Les notions désormais acquises sur les manifestations cliniques et sur les désordres anatomiques qui caractérisent la coxalgie, permettent d'apprécier avec exactitude les modalités habituelles de son évolution. Si dans l'état actuel de la quèstion, la mort est l'issue trop fréquente des lésions articulaires, on constate pourtant qu'il y a place au milieu d'elles, pour une guérison solide et définitive. La mort arrive par le contre-coup que portent à tout l'organisme l'abondance et la pérennité de la suppuration ; la guérison s'obtient par la résolution de l'élément phlegmasique. Dans la gravité du *processus* morbide, il est un moyen terme qui respecte la vie et engendre une infirmité. Il a pour issue la luxation ou l'ankylose. Le moment est venu d'étudier dans leur accomplissement, et de ramener à leur acception juste et légitime, ces modes défectueux de terminaison.

ARTICLE PREMIER.

DE LA LUXATION DITE SPONTANÉE.

Sans revenir sur ce qui précède, il convient de rappeler que la luxation a été longtemps considérée comme une conséquence *inévitable* de la coxalgie.

Aussi, certains auteurs ont-ils confondu les acceptions diverses de la maladie sous la désignation impropre, vicieuse de *luxation spontanée*. Puis les uns, jaloux de signaler la raison particulière de cet étrange écartement qu'ils croyaient s'effectuer de lui-même entre les deux surfaces diarthrodiales les plus solidement articulées de l'économie, se sont évertués à en pénétrer le mécanisme. Leurs séduisantes hypothèses n'ont pas toujours contribué à la solution du problème. Les autres, attentifs à surprendre les plus fugitifs indices de la luxation, ont appliqué tous leurs efforts à la réduire. Efforts infructueux qui portaient à faux, car le plus souvent la luxation n'existait point. Enfin, en démontrant qu'un grand nombre de coxalgies parviennent à leurs périodes les plus avancées sans que la tête fémorale cesse un seul instant d'occuper la cavité cotyloïde, des autopsies réitérées ont ébranlé une croyance accréditée, de nos jours encore, trop communément.

Nous avons eu déjà occasion de le dire, c'est à Larrey que revient le mérite d'avoir mis en évidence cette vérité, que, dans la coxalgie, la luxation du fémur est une exception.

Dès le siècle dernier, toutefois, ce fait avait été reconnu par Paletta qui en avait pressenti l'importance (1).

(1) « Sed non semper femoris caput coxario morbo laborantibus excedit; ideoque » silentio premere non possum quod in rustico post obitum dissecto animadverti; » quia hæc affectio facile ad speciem traduci potest, quæ ab nervi hydrope pro» ficiscitur. (Paletta, *Exercit. pathol.*, ch. V, p. 39.)

» Mais chez les malades atteints de *morbus coxarius*, la luxation du fémur » n'est pas un fait constant; aussi ne puis-je passer sous silence les remarques » que j'ai faites dans l'autopsie d'un paysan, parce que la disposition particulière » dont je parle peut aisément amener une confusion avec une espèce nosologique » dont le point de départ serait l'hydropisie du nerf. » (*Suit l'observation.*)

Il n'est pas sans intérêt de remarquer que cette observation a été précisément invoquée à l'appui de l'hypothèse de J. L. Petit, sur le rôle de l'épanchement comme agent de la luxation. (*Voir* p. 119.)

Mais les preuves nécroscopiques apportées par Larrey à l'appui de la même proposition l'ont mise à l'abri de toute attaque. « La tête du fémur, dit ce savant chi- » rurgien (1), se déplace-t-elle, comme l'ont avancé » certains auteurs? Ou, s'il n'en n'est pas ainsi, que » devient-elle?

» Avant qu'elle soit arrivée au rebord de la cavité coty- » loïde, l'érosion du ligament inter-articulaire et des » cartilages diarthrodiaux a lieu; et à moins d'une chute » ou d'un mouvement forcé de la cuisse, susceptible de » déplacer l'extrémité articulaire du fémur alors dé- » pourvue de son ligament d'insertion, elle ne s'établit » point spontanément, et si, à l'ouverture du cadavre » on a trouvé la tête de cet os déplacée en dehors de » sa cavité, on doit en rapporter la cause essentielle » à une chute ou à une précussion violente dônt les effets » ont porté sur l'extrémité de l'os de manière à produire » une luxation primitive ou consécutive..... Mais (ajoute- » t-il page suivante), à moins d'une cause mécanique » concomitante, la tête du fémur, déjà réduite d'ailleurs » par la carie, ne se luxe point. Je n'en ai pas vu un » seul exemple, bien que j'aie eu l'occasion de faire » l'ouverture des cadavres d'un grand nombre de per- » sonnes mortes de femoro-coxalgie. »

On n'est pas plus explicite. Des auteurs, qui ont écrit depuis, ceux-là mêmes que dirigeait une conviction inverse ont compris la nécessité d'une concession aux documents fournis par Larrey.

(1) Larrey, *Campagnes et mémoires de chirurgie militaire*, t. IV, p. 394 *Mémoire sur le cautère actuel*), 1817.

C'est ainsi que dans leur ouvrage (1), MM. Humbert et Jacquier reconnaissent que la luxation peut manquer, et cèdent à une réflexion singulièrement avantageuse pour l'opinion qu'ils combattent. « La chirurgie, disent-ils, » est, sans contredit, redevable de plus d'un avantage à » l'esprit d'indépendance dont M. Larrey a fait preuve » dans ses écrits touchant plusieurs points de l'art de » guérir ; mais nos obligations ne peuvent s'étendre à tout » ce qui lui est propre relativement à la femoro-coxalgie. » Il est de fait, d'après les observations qu'il a recueillies, » que cette maladie est moins souvent suivie de luxations » qu'on ne le pensait..... etc. » Puis, en note, ils ajoutent : « La présence constante de la tête du fémur, ou à son » défaut, du col de cet os, dans la cavité cotyloïde, sur » tous les cadavres des personnes qui ont succombé à la » femoro-coxalgie, et dont M. Larrey a fait l'ouverture, » dépendrait-elle de l'uniformité de la cause (le rhuma- » tisme) qui a donné lieu à la maladie, du repos que ce » chirurgien célèbre sait obtenir de ses malades, et au- » quel il peut facilement contraindre les militaires sou- » mis à la discipline dans un hôpital, du bandage avec » lequel il le favorise, du mode de traitement em- » ployé ? etc. »

Eh mais ! si le *repos* et l'immobilité permettent *constamment* d'éviter la luxation, n'est-ce pas que les mouvements, les pressions extérieures, une force extrinsèque, en un mot, sont indispensables pour la produire, et que sa spontanéité est une illusion ? Enfin, parmi les travaux plus ré-

(1) Humbert et Jacquier, *Essai et observations sur la manière de réduire les luxations spontanées ou symptomatiques de l'articulation ilio-fémorale*. 1835, p. 101.

cents, celui qui renferme sur l'état de la question les documents les plus variés et les plus complets, la thèse de M. Maisonneuve, nous présente (1) la luxation du fémur comme *exceptionnelle* avant que la capsule soit rompue, et avant que des désordres considérables aient eu lieu. En *règle générale*, le fémur n'abandonne ses rapports que « lorsque la capsule est détruite en tout ou en partie, » lorsque les bords du cotyle sont érodés, lorsque la tête » est déformée. » De son côté, M. Gosselin (leçons cliniques), cité par M. Labbé (2), n'admet qu'exceptionnellement le mécanisme indiqué par M. Parise. Il fait remarquer que la suppuration existe presque toujours chez les malades lorsque survient la luxation. « Alors, comme » l'ont prouvé les recherches nécroscopiques, les ligaments » sont détruits plus ou moins complétement; les moyens » d'union accidentels sont ramollis, et tendent à disparaître, et la luxation peut se produire facilement sous » l'influence des positions vicieuses. Lorsque l'abcès est » ouvert, l'air atmosphérique peut pénétrer dans la cavité cotyloïde, l'équilibre de pression est rétabli et la » luxation se produit. Donc, destruction des ligaments, » disparition des adhérences accidentelles, position vicieuse, entrée de l'air, toutes circonstances qui se » montrent à la période de suppuration. Voilà, dit » M. Labbé, quelles seraient, pour M. Gosselin, les causes » de production de la luxation. »

Qu'à une époque avancée, alors que le ligament est réduit en lambeaux, ou bien que le rebord du cotyle est

(1) Maisonneuve, *loc. cit.*, p. 45.

(2) Labbé, *De la coxalgie*, Thèse de concours. Paris, 1843, p. 19.

détruit, la tête du fémur vienne assez souvent à quitter sa cavité, c'est là un fait incontestable; mais nous croyons qu'en pareil cas la cause productrice de la luxation est, ainsi que dans les traumatismes, de nature accidentelle. Les ravages de la lésion articulaire ont rendu moins solides les connexions entre les deux os; une violence beaucoup plus faible suffit à les séparer. Voilà la véritable raison de la fréquence relative de la luxation pendant le cours des coxalgies. Quant à la possibilité de la luxation avant que les parties articulaires aient subi de la part de la maladie les graves atteintes dont il vient d'être fait mention, nous ne faisons aucune difficulté de l'admettre, mais, sous l'influence de quelque violence extérieure, et à titre de coïncidence pure et simple. Ici enfin, la luxation, si elle venait à se produire, rentrerait de droit dans la classe des traumatismes; dans la coxalgie, l'écartement des surfaces articulaires ne reconnaît pas un mécanisme spécial; seulement, les conditions de son accomplissement sont plus favorables qu'en dehors d'un état pathologique de l'article.

Quoi d'étonnant dès lors que la luxation dans la coxalgie garde avec la luxation traumatique une remarquable communauté de caractères. Les variétés sont les mêmes. les déformations et les troubles fonctionnels du membre sont analogues. C'est qu'à proprement parler la nature de la cause est identique; c'est que la luxation, lorsqu'elle s'effectue pendant le cours d'une coxalgie, est une seconde affection consécutive à une première, mais non un symptôme intrinsèque de celle-ci; à plus forte raison ne saurait-elle en être considérée comme le phénomène capital. Pour s'offrir de pair avec les troubles de date ancienne dont la jointure est le théâtre, les signes constitutifs de la luxation n'en conservent pas moins leur intégrité d'aspect.

Comme celle qui se produit en toute autre circonstance, la luxation qui survient pendant le cours de la coxalgie est complète le plus souvent, incomplète quelquefois.

Les positions que la tête fémorale peut occuper par rapport au bassin sont :

1° La fosse iliaque externe ;

2° La fosse ovale ;

3° Le pubis ;

4° L'échancrure sciatique.

La tête du fémur peut encore pénétrer dans l'intérieur du bassin, à travers une perforation de la cavité cotyloïde ; mais, suivant la judicieuse remarque de M. Maisonneuve (1), un déplacement semblable ne constitue pas, à proprement parler, une luxation. Enfin, selon beaucoup d'auteurs, la tête fémorale resterait arc-boutée contre un point quelconque du rebord de la cavité, la luxation alors serait *incomplète*. Avec M. Laugier (2), nous croyons que, d'une manière générale, cette dernière variété doit être rare ; « ou bien la tête retombe dans la » cavité cotyloïde, et il y a réduction spontanée ; ou bien » elle s'échappe par un des côtés de l'articulation, et la » luxation est nécessairement complète ». Mais dans la coxalgie, le rebord du cotyle étant presque toujours plus ou moins profondément malade et déformé dans le point où l'extrémité du fémur pourrait venir arc-bouter, la luxa-

(1) Maisonneuve, *loc. cit.*, p. 163.

(2) Laugier, *Dictionnaire de médecine*, t. XV, p. 51.

tion *incomplète* donne lieu à des phénomènes d'ordre distinct, dont l'étude va nous occuper tout à l'heure. Quant aux symptômes qui caractérisent les luxations complètes, concomitantes à la coxalgie, ils ne diffèrent guère de ceux fournis par les déplacements traumatiques qu'en raison de la déperdition plus ou moins étendue subie au premier cas par le tissu des surfaces osseuses.

En adoptant la classification de Gerdy, on peut résumer ces symptômes dans le tableau suivant (voyez page 346).

N. B. — Gerdy distingue encore une cinquième variété, qu'il désigne sous le nom du luxation *ischiatique*. Nous ne sachions pas qu'un semblable déplacement des os ait coïncidé à la coxalgie, et que les symptômes qui lui seraient propres aient été l'objet de quelque description.

Mais laissons ces cas d'une rareté extrême pour porter notre attention sur la luxation iliaque, de beaucoup la plus fréquente. Qu'elle se produise pendant la coxalgie, ou en dehors de cette affection, les troubles qui en résultent ne varient pas sensiblement. Le membre est raccourci d'une manière notable : il est porté dans l'adduction et dans la rotation interne.

La ligne de rapports qui existe entre l'épine iliaque, l'échancrure trochantérienne et le condyle externe du genou, est brisée. La partie supérieure de la cuisse est élargie ; la région fessière est saillante ; les mouvements ne sont pas abolis d'une manière absolue ; enfin, dans les deux cas, une exploration attentive permet de reconnaître à la partie postéro-supérieure de la fosse iliaque, sous les muscles fessiers, une tumeur résistante et globuleuse. Et si l'on imprime au membre un mouvement de rotation,

VARIÉTÉS DE LA LUXATION.	SYMPTOMES FONDAMENTAUX. I. MODIFICATIONS DE LA LONGUEUR DU MEMBRE.		II. POSITION DE LA CUISSE.		III. CONSERVATION DES MOUVEMENTS.	IV. DÉFORMATION DE LA RÉGION.
	RACCOURCISSEMENT	ALLONGEMENT.	FLEXION.	ROTATION.		
1° Luxation dans la fosse iliaque. (Luxation iliaque de Gerdy.)	Racc. toujours prononcé et proportionnel du fémur au-dessus de la ligne bicotyloïdienne.		Demi-flexion.	Rotation en dedans.	1er cas. Articulation nouvelle. Glissement des surfaces l'une sur l'autre. Élévation et abaissement successif de la tête du fémur.	Saillie de la fesse, élévation du pli fessier. Augmentation de volume de la partie supérieure de la cuisse. — Tumeur plus ou moins arrondie et volumineuse à la partie postérieure de la fosse iliaque.
2° Lux. dans la fosse orbite (sous-pubienne de Gerdy.)		Allongement de quelques lignes.	Flexion légère.	Rotation en dehors, adduction impossible.	Progression possible en *fauchant*.	Tumeur arrondie au-dessous de l'arcade crurale, état de tension de muscles adducteurs.
3° Lux. sur le pubis (sus-pubienne de Gerdy)	Raccourcissement léger.		Flexion légère.	Rotation en dehors.		Tumeur arrondie sur la côte interne de laquelle on sent les vaisseaux cruraux. Aplatissement notable de la fesse.
4° Lux. dans l'échancr.	Raccourcisse-		Flexion très-	Rotation en		Quelquefois, tumeur appréciable dor-

on sent rouler sous les doigts cette tumeur formée par la tête du fémur.

La constatation d'une tumeur osseuse dans la fosse iliaque et celle de sa mobilité, voilà bien le caractère pathognomonique de la luxation. Quelles que soient les circonstances qui aient présidé à l'écartement des os, ce caractère se retrouve, et il prime tous les autres. A la vérité, le degré de son évidence varie; mais quand bien même la tuberculisation ou la carie auraient détruit en totalité la tête du fémur, on pourrait encore, si cet os était *effectivement* luxé, apprécier le relief que ferait son col sous les muscles fessiers. Puis la résistance de cette tumeur, jointe à sa mobilité, fixerait sur sa nature. En face d'un signe aussi positif, toute hésitation tombe; mais particulièrement dans la coxalgie, on doit, en son absence, se garder de conclure, en se fondant seulement sur l'ensemble symptomatique dont ce signe s'entoure, que les surfaces articulaires ont cessé d'être en contact. Combien de fois pourtant l'existence d'un raccourcissement notable, de l'adduction, et de la rotation interne, celle de la saillie et de l'élévation du grand trochanter jointes à la croyance accréditée en l'accomplissement spontané de la luxation, ont-elles entraîné un diagnostic affirmatif? Si le moyen d'investigation dont nous parlons avait été interrogé, il aurait bien souvent répondu négativement; il ferait défaut dans la plupart des cas où tous les autres symptômes de luxation iliaque sont manifestes. Ces divers désordres, en effet, — demi-flexion — rotation interne — saillie du trochanter — élargissement de la hanche — roideur du membre, découlent comme autant de conséquences de l'adduction. Or, l'adduction et le raccourcissement, troubles communs à la luxation iliaque et (sauf circonstances exceptionnelles) à toute coxalgie osseuse, sont dus presque toujours, dans cette dernière maladie, à l'état pathologique dont est frappée la partie postéro-supérieure du sourcil cotyloïdien.

Les motifs qui font de cette portion du cotyle le lieu d'élection des lésions osseuses ont été exposés plus haut : — richesse du réseau vasculaire — faiblesse d'épaisseur — plan d'intersection de la résultante des efforts musculaires. Les effets de ces lésions sur ce point du squelette ont été soigneusement décrits : — affaiblissement de la consistance — ramollissement — dépression de la voûte cotyloïdienne.

Nous l'avons vu : un plan incliné en haut et en dehors remplace le crochet cotyloïdien qui maintenait, dans sa fixité normale, la tête du fémur. Celle-ci glisse sur ce plan incliné; elle en suit la direction, c'est-à-dire que par degrés, elle se porte en haut et en dehors. De là, le raccourcissement et l'adduction qui entraînent presque tout entier le cortége symptomatique de la luxation iliaque.

Doit-on dire dès lors que le fémur est luxé? oui; si l'on s'en tient rigoureusement à la lettre de cette définition adoptée par Boyer (1) : « On entend par la luxation » un changement permanent et plus ou moins étendu » dans les rapports naturels des surfaces articulaires des » os, survenu à l'occasion de quelque violence extérieure, » ou par l'effet de quelque altération organique. » Oui, car il est évident que tel point de la tête fémorale corres-

(1) Boyer, *Traité des maladies chirurgicales*, t. IV, ch. II, *Des luxations en général*.

pondant à tel autre point de la cavité est désormais éloigné de celui-ci par une étendue déterminée, et que les rapports naturels entre les surfaces articulaires sont changés. Non, si l'on remarque que dans une luxation incomplète les surfaces articulaires ne se correspondent que dans une partie de leur étendue ; tandis qu'ici la tête fémorale peut être contenue encore en totalité dans la la cavité cotyloïde, bien qu'il existe déjà dans des proportions notables un raccourcissement dû à la dépression du crochet cotyloïdien, et une adduction due à l'obliquité en haut et en dehors du plan osseux de contact. Par le fait, la capacité du cotyle s'est accrue ; la tête du fémur a subi un mouvement ascensionnel ; mais la surface diarthrodiale de son extrémité supérieure est encore logée tout entière dans la cavité cotyloïde déformée.

En présence du degré d'altérations qui nous occupe, on ne dira point que le fémur est luxé, surtout parce que la luxation confirmée apporte dans les manifestations de la coxalgie une modification fondamentale à laquelle les conditions présentes restent tout à fait étrangères.

Ces vues ne sont point purement spéculatives. Elles reposent sur des documents cliniques et anatomo-pathologiques. L'observation VIII et la pièce qui l'accompagne en constituent un exemple frappant.

Que si maintenant la lésion progresse, on voit se dérouler la période d'état de la coxalgie osseuse avant que le fémur quitte la cavité ; puis l'altération du bord postéro-supérieur du sourcil devenant de plus en plus profonde, la tête fémorale ne trouve plus dans la capsule un soutien suffisant. Elle peut glisser au delà de la portion altérée de l'os iliaque sur la surface externe de cet os et la luxation se complète. Elle peut encore rester arc-boutée contre l'échancrure pathologique qui tient lieu et place du bord postéro-supérieur de la cavité. Elle reste située mi-partie en dedans, mi-partie en dehors.

Ce dernier déplacement mérite, à tous égards, la dénomination de luxation incomplète; mais, ainsi que celui qui précède, il n'est susceptible de se produire que pendant la période terminale, alors que l'articulation est ouverte et que le pus a déjà opéré quelqu'une de ses nombreuses migrations.

Complet ou incomplet, ce déplacement des os reconnaît donc d'ordinaire pour causes prédisposantes, les ravages produits par la lésion sur le bord postéro-supérieur du cotyle, et la participation du ligament à l'état pathologique. Ce déplacement a pour cause efficiente quelque violence extérieure.

Ces conditions pathologiques diffèrent essentiellement de celles qui leur sont antécédentes, avec lesquelles on les confond trop souvent, et desquelles, par bonheur, elles ne sont pas une conséquence nécessaire.

La dépression du sourcil cotyloïdien : voilà la cause ordinaire du raccourcissement et de l'adduction qui font croire à la luxation du fémur.

Il est établi maintenant que dans de nombreuses coxalgies qui s'étaient traduites par un raccourcissement et une adduction notables, le cours des événements a démontré plus tard que la luxation n'avait pas eu lieu. Il faut donc, pour être en droit d'assigner le nom de *luxation* aux rapports réciproques dans lesquels la dépression du sourcil cotyloïdien place les surfaces articulaires, quelque chose de plus que le raccourcissement et l'adduction, qui sont les conséquences directes de la dépression du sourcil. En d'autres termes, il faut trouver la tête du fémur ou arc-boutée contre le bord du cotyle, ou complétement sortie de sa cavité. Dans le dernier cas, elle occupe généralement la fosse iliaque. Dans le premier, elle est traversée par un sillon, par une rainure dont il a déjà été fait mention. Il ne faut pas s'y tromper pourtant, ce sillon lui-même en a maintes fois imposé. Sa constatation est une cause d'erreur; il peut s'être creusé sur la tête du fémur, sans que celle-ci ait été luxée. Il suffit pour cela que, appliquée contre la paroi supéro-postérieure du cotyle et portée dans l'adduction, l'extrémité fémorale ait été elle-même ramollie par l'ostéite. Dans l'état physiologique, l'adduction combinée à la demi-flexion fait descendre le bord externe de la surface diarthrodiale du fémur au-dessous du rebord correspondant du cotyle. Qu'altérée dans son tissu, la tête du fémur reste maintenue dans cette position, et appliquée fortement par l'action musculaire contre la surface diarthrodiale de la cavité ; on comprend que l'arête aiguë du sourcil laissera bientôt l'empreinte dont nous parlons. La luxation incomplète n'est donc pas plus la condition indispensable de l'existence du sillon, que la présence de celui-ci n'est un signe certain de la luxation. On remarquera seulement que lorsque l'empreinte est indépendante d'un déplacement notable des os, elle occupe un segment de la surface diarthrodiale plus rapproché de la partie externe de sa circonférence.

Le raccourcissement, l'adduction et leurs conséquences, qui proviennent en général de la dépression du sourcil cotyloïdien, se distinguent donc nettement de la luxation. L'apparition de ces désordres laisse à l'évolution pathologique la liberté de suivre son développement régulier et complet, et d'arriver à ses déterminations ultimes, sans qu'il se produise de phénomènes d'un ordre nouveau. Au contraire, dans les cas où la luxation a été authentiquement constatée, elle est devenue, dès ce moment, le point de départ d'un travail morbide inhérent, on peut le dire, à son existence.

Ce travail porte, sur la cavité cotyloïde délaissée par la tête du fémur, sur la surface de l'os iliaque désormais en contact avec cette extrémité osseuse, et sur cette extrémité osseuse elle-même.

1° Il est ordinaire d'observer qu'à partir du moment où le cotyle est évacué, une rémittence fondamentale se déclare dans les accidents qui proviennent du centre articulaire. La suppuration se prend à se tarir. Les trajets fistuleux se détergent, et leurs parois commencent à se cicatriser; la cavité du cotyle, frappée d'inutilité, diminue de profondeur. Des exsudats plastiques se stratifient à son arrière-fond; ses bords subissent une sorte d'affaissement de la circonférence au centre, comme s'ils tendaient à se confondre sur l'axe de la cavité, pour la combler intégralement. Tel est, en effet, le but que se propose la nature; mais ici cet effort n'est jamais couronné d'un résultat complet. On trouve la capacité du cotyle considérablement réduite; elle n'est jamais oblitérée en totalité.

2° Du côté de la tête fémorale plus ou moins profondément altérée, et de la surface ordinairement saine de l'os iliaque contre laquelle elle est désormais appliquée, trois sortes de phénomènes peuvent se produire. Ou bien les deux os conservent l'un par rapport à l'autre une mobilité parfaite; et il est loisible de s'en assurer en faisant exécuter au fémur des mouvements de haut en bas pendant lesquels l'extrémité fémorale glisse sur la table externe de l'os iliaque, dans une étendue qui fait varier à volonté de plusieurs centimètres la mesure du raccourcissement; ou bien, maintenue dans une immobilité plus grande, l'extrémité du fémur exerce sur la partie correspondante de l'os iliaque une pression continue, grâce à laquelle celle-ci se modèle sur la forme de celle-là. Les dépôts plastiques fournis par les parties circonvoisines finissent par constituer une sorte de ligament, un moyen d'attache entre les deux parties osseuses, et le malade jouit des bénéfices d'une fausse articulation.

Il convient de noter que bien souvent, en pareil cas, la surface de l'os iliaque, primitivement saine, en subissant le funeste contact de l'extrémité fémorale malade, se prend elle-même à s'altérer, et que la pseudarthrose devient, au même titre que l'articulation normale, une source intarissable de suppuration.

Si, enfin, l'activité si remarquable du périoste à la génération du tissu osseux ne rencontre pas trop d'entraves, des stalactites parties de la surface iliaque se groupent, s'agglomèrent autour de l'extrémité du fémur, et les deux os sont soudés par une ankylose étroite et définitive.

Quelque imparfaits que soient ces divers résultats, on sera frappé de leur tendance réparatrice. Ils ne sont à espérer qu'au prix d'une rupture complète entre les connexions des surfaces diarthrodiales. Ils donnent à l'avénement de la luxation une signification pronostique qu'il importe de connaître; mais dans l'affection qui nous occupe, si la disjonction des os autorise l'espoir d'un travail réparateur bien déterminé, l'absence de toute trace d'un pareil travail pendant le cours de coxalgies nombreuses montre l'inconstance de la disjonction des os. La période nouvelle que la luxation ouvre à la maladie a pour raison d'être la séparation définitive des surfaces articulaires. L'inutilité du cotyle marque son début. Mais la luxation elle-même est subordonnée à des désorganisations profondes, irrémédiables. Nous avons vu que l'allongement du membre ne constitue rien moins que son premier degré. Il répugnera de désigner comme tel la projection en haut et en dehors qu'à partir du moment où le rebord postéro-supérieur du sourcil commence à se déprimer, la tête du fémur décrit dans l'intérieur de la cavité cotyloïde, et sans se séparer d'elle. Cela répugnera parce que, tout en donnant lieu aux signes apparents de la luxation, cette projection de la tête fémorale ne s'accompagne d'aucun des phénomènes qui se présentent après la disjonction des os.

Pour que la luxation se produise et entraîne son cortége symptomatique spécial, il faut donc, ou une impuissance absolue de la part des agents de contention entre les deux surfaces osseuses, ou une violence extérieure assez énergique pour triompher de la résistance dont ils sont capables encore. On le voit, chaque alternative dépouille la luxation consécutive à la coxalgie de sa prétendue spontanéité.

ARTICLE II.

DE L'ANKYLOSE.

Autant la question qui précède est litigieuse, autant celle que nous abordons est précise. Les savants travaux de Percy, de Béclard, de MM. Cloquet, Velpeau, Cruveilhier, Tessier (de Lyon), ont puissamment contribué à la mettre en lumière. Enfin la description du musée Dupuytren, entreprise par M. Lacroix, et un travail du même auteur, publié dans les *Annales de l'anatomie pathologique*, sont riches de documents qui s'appliquent particulièrement à notre sujet. A l'exemple de M. Maisonneuve, nous ferons donc appel aux recherches de M. Lacroix, et avec lui nous dirons que l'ankylose entre le cotyle et la tête du fémur n'est pas une terminaison très-rare de la coxalgie. M. Lacroix en compte trois variétés.

La première se produit par ossification des ligaments. Suivant la juste remarque de M. Maisonneuve, les lésions de la coxalgie se prêtent difficilement à une pareille transformation de tissu. Il nous semble, en effet, que si la résolution du travail phlegmasique a été obtenue en temps opportun, l'ossification n'est pas à craindre, et que, dans le cas contraire, les altérations subies par la capsule ne permettront plus de l'espérer.

La deuxième variété d'ankylose est due à l'augmentation de la tête du fémur, ou à la diminution de l'étendue de la cavité.

M. Lacroix rapporte l'avoir observée chez un individu

assez jeune. « Même dans le cas, dit-il, où il y a seulement » immobilité des os et pas encore réunion, on observe » des altérations qui sont tout à fait en rapport avec celles » que l'on remarque dans le cas de soudure complète. » Ainsi on remarque un accroissement de la lame com- » pacte sous-cartilagineuse, et elle est beaucoup plus » marquée au niveau de la partie antérieure et interne » soit de la tête, soit de la cavité cotyloïde qui répond, » pour la position, aux parties que l'on rencontre hyper- » trophiées dans une articulation soudée. »

La troisième variété, enfin, consiste dans la soudure directe des surfaces osseuses, et l'on comprend que, dans la coxalgie, elle doive être la plus fréquente, puisque, d'une manière générale, c'est cette ankylose qui fait suite aux maladies articulaires.

En pareil cas, lorsque les os ont été le siége d'une suppuration abondante, les lamelles compactes de leurs extrémités, leurs cartilages d'encroûtement sont perforés ou détruits; alors, si une rémission se déclare dans l'affection primitive, des bourgeons charnus se forment sur les surfaces osseuses érodées. Ils finissent par se rencontrer; par contracter entre eux des adhérences qui s'encroûtent à leur tour de phosphate calcaire, et produisent une sorte de cal analogue à celui qui réunit après suppuration, les deux fragments d'un os fracturé.

Il se peut encore qu'un mécanisme tout à fait différent produise la soudure entre les deux os. Des stalactites qui naissent au delà des surfaces de glissement et affectent la forme et la direction du ligament, s'élèvent sur tout le pourtour de la cavité cotyloïde ; elles peuvent être assez nombreuses pour se souder elles-mêmes les unes aux autres, et former un véritable collier qui enserre le col du fémur : la tête de cet os reste alors enclavée dans la cavité.

M. Lacroix fait remarquer que pendant le temps nécessaire à la production de l'ankylose, les déviations du fémur peuvent atteindre leur degré extrême. Il est alors constant d'observer du côté où le bassin et le col fémoral décrivent ensemble une concavité, que l'accumulation du tissu osseux de nouvelle formation est beaucoup plus considérable que du côté opposé. Du côté de la convexité, au contraire, la raréfaction du tissu compacte pourrait être portée à ce point de réduire les parties à une véritable coque.

D'ordinaire, le fémur, déjà depuis longtemps dans l'adduction et la rotation interne, continue, pendant que le travail de l'ankylose s'accomplit, à s'affaisser sous son propre poids; le grand trochanter est porté sur le plan antérieur du membre. Le condyle externe obéit à la même impulsion, et c'est désormais exclusivement par lui que se transmettent les pressions venant du tibia.

En outre, l'ankylose une fois produite, les mouvements de la jambe correspondent directement à la partie postérieure du bassin et à la colonne lombaire. De là, l'atrophie du segment antérieur du pelvis et l'hypertrophie de son segment postérieur.

Il importe de noter qu'un grand nombre d'ankyloses sont d'une solidité plus apparente que réelle : elles doivent ce caractère à l'induration des ligaments, à la formation d'un tissu inodulaire dans le cours des trajets fistuleux, à la rétraction des ligaments, des tendons ou des aponévroses, la cuisse étant fixée dans une position vicieuse.

Peut-être alors une immobilisation rationnelle et opportune, en corrigeant de bonne heure les déviations auxquelles le membre est enclin, eût-elle permis d'éviter, et cette défectueuse cicatrisation du tissu cellulaire, et cette rétraction invincible des tissus aponévrotiques, causes d'une immobilité désormais croissante.

La plupart des auteurs, enfin, ont avancé que l'ankylose était, pour le tissu musculaire, le point de départ d'une transformation fibreuse. Des recherches, dont M. Labbé reproduit les conclusions (1), ont été entreprises sur ce sujet par M. Broca. Elles démontrent que la fibre musculaire s'atrophie, qu'elle présente souvent à divers degrés l'altération graisseuse, que l'élément aponévrotique devient prédominant; mais que le tissu musculaire lui-même ne se transforme pas en tissu fibreux.

En résumé, dans la coxalgie, l'ankylose est une terminaison défectueuse qui, sans être très-fréquente, n'est pas non plus d'une rareté extrême. Cette infirmité est presque toujours consécutive à une soudaine régression dans la marche des accidents articulaires, après qu'ils ont acquis une gravité du pronostic le plus fâcheux. Elle est souvent, ainsi qu'on l'a vu dans l'article qui précède, le dernier terme de la luxation du fémur; mais dans beaucoup de cas, elle s'établit directement entre les deux surfaces articulaires, et sa fréquente constatation dans cette dernière circonstance, fournit un argument de plus contre la constance de la luxation.

Réelle et complète, l'ankylose est habituellement due

(1) Labbé, *loc. cit.*, p. 21.

soit à la production de bourgeons charnus entre les surfaces osseuses suppurées, et à l'encroûtement calcaire de leurs adhérences, soit à la formation de stalactites toujours plus nombreuses sur le pourtour du cotyle que sur le col du fémur.

Apparente, encore incomplète, l'ankylose a pour degré le degré même des déviations, et provient principalement d'obstacles qui ont pour siége les parties extra-articulaires, savoir : épaississement et induration de la peau, brides cellulaires, cicatrices vicieuses et rétraction des tissus fibreux.

Si maintenant, dans l'une comme dans l'autre éventualité, la soudure entre les extrémités articulaires est maintes fois favorisée par la curieuse prédisposition individuelle dont Samuel Cooper, Larrey (de Toulouse), Percy, et, après eux, M. le professeur Velpeau, ont relaté des exemples, on ne saurait trop tôt compter avec cette idiosyncrasie. Le plus sûr moyen dès lors n'est-il pas de placer de bonne heure le membre dans une position régulière? Si tant est que l'ankylose par soudure osseuse doive devenir un jour inévitable, au moins elle s'établira dans les conditions les plus favorables pour le sujet.

Si, au contraire (et ce cas est le plus fréquent), la soudure entre les os doit avoir pour intermédiaires l'induration des tissus cellulaire et fibreux, la formation des brides inodulaires et leur rétraction ; on aura, par une immobilisation opportune, gagné tout le temps qu'il faudrait plus tard consacrer à triompher de ces obstacles. Ce temps est précieux, car c'est celui peut-être dont l'ankylose osseuse aura besoin pour se former.

CHAPITRE V.

CONSIDÉRATIONS SUR L'ÉTIOLOGIE ET SUR LA NATURE DE LA COXALGIE.

Une maladie dont le début se voile d'une obscurité insidieuse, lorsqu'il n'éclate pas avec une brusquerie inattendue, dont l'issue trop souvent funeste, peut l'être aussi bien au bout d'un temps fort court qu'après de longues années de souffrances, qui offre dans ses modalités diverses les dissemblances les plus tranchées, que ne conjurent pas toujours les conditions les plus heureuses de la vie, et dont la désespérante ténacité se trahit, chez ceux qu'elle atteint, par les retours soudains et réitérés de sa marche progressive, une telle maladie devait se présenter à l'œil des observateurs, avec un stigmate de spécificité qui lui assignât une place réservée dans le cadre nosologique. La recherche des causes qui la font naître a été pour beaucoup un sujet de graves préoccupations. La série de ces causes s'est accrue des investigations de chacun.

Les éléments pathogéniques les plus dissemblables se sont ainsi trouvés accumulés; puis, lorsqu'il s'est agi de les classer, de démêler la part de chacune de ces influences sans affinité apparente, dans un but commun et défini, l'embarras fut grand. On reconnut alors le rôle secondaire, le caractère occasionnel de la plupart des causes qu'on avait invoquées, et le génie spécifique de l'affection parut s'accuser d'autant plus fortement. Une inconnue à dégager ouvrait le champ des hypothèses. But séduisant, car une fois atteint, on aurait la clef peut-être des acceptions multiples sous lesquelles apparaît tour à tour l'affection dont on s'évertuait à scruter la nature. Fondées donc sur l'idée de spécificité, impressionnées par les doctrines régnantes de l'époque, plusieurs opinions se sont produites, toutes empreintes d'un esprit plus ou moins exclusif. Entre beaucoup d'autres, c'est ainsi que Schwenke, Vermandois, Callisen, Plenk, Gorter, Monro, etc., attribuent la coxalgie à l'engorgement des glandes synoviales qu'ils pensaient exister dans le centre articulaire.

Camper, Van Swieten, Ford, trouvent sa cause dans la congestion, l'épaississement et l'altération de la synovie.

Portal, van der Haar, Haster, Platner, Dehaen, Richter, subordonnant l'invasion de l'affection coxale à un état maladif préalablement acquis, voient en elle une métastase sur les articulations.

Dzondi (1) proclame que l'*irritation rhumatique*, c'est-à-dire la suppression ou la répercussion de la transpiration cutanée dans un moment où les fonctions s'exécutent avec un haut degré d'énergie, est la *seule et unique* cause de la coxalgie.

Rust (2) enfin, qui ne donne pas de l'affection une explication beaucoup moins arbitraire, se plaint de ce que la *cause prochaine* n'en ait été indiquée nulle part jusqu'à lui.

Les opinions plus éclectiques qui ont été opposées à

(1) Dzondi, *Arch. gén. de méd.*, 2e série, t. XLVI, p. 308.

(2) Rust, *Arthrokakologie, oder Ueber die Verrenkungen durch innere Bedingungen, und Ueber die Heilkraft Wirkungs- und Anwendungsart des Glucheisens bei diesen Krankheitsformen.* Vienne, 1817.

ces vues exclusives et personnelles ont (en ce qu'elles s'écartaient moins de l'observation clinique de chaque jour), plus que celles-ci peut-être, approché de cette *cause prochaine* dont parle Rust; mais elles ne l'ont pas pour cela découverte. Pour nous (et de notre part cet aveu est facile), non plus que nos devanciers, nous ne sommes en mesure de la définir. Derrière les circonstances appréciables et visibles, il est en effet quelque chose de caché, d'inexplicable, qui constitue ce qu'on nomme la nature intime du mal, et qui tend plus ou moins nécessairement, plus ou moins fatalement, à telle ou telle terminaison.

Cette réserve faite, si l'on se livre à un examen attentif des réflexions d'ordre divers successivement invoquées comme causes de la coxalgie, malgré leur multiplicité, à travers leurs nombreux caractères de dissemblance, on arrive à saisir entre elles un lien de communauté, qui permet de les envisager sous un jour moins douteux que celui d'une énumération froide et inféconde.

Quelque soit le principe duquel elles procèdent, quelles que soient les règles particulières qui régissent le mode de leur action, elles ont pour effet initial, immédiat, de mettre en jeu l'élément congestif et phlegmasique. Ce caractère de leur modalité s'oppose à ce qu'on les classe en groupes séparés; ils ne seraient pas naturels. Ce caractère leur est commun, il est le signe de leur activité ; il est fondamental, il les relie toutes en un même faisceau. En outre, quelque diversité qui règne entre les circonstances où se développent les influences étiologiques dont nous parlons, la similitude de leur action ne donne pas sans doute le dernier mot, mais éclaire sur la nature de la maladie qu'elles engendrent. Et si, procédant ensuite du simple au composé, on met en ligne de compte, à mesure qu'elles interviennent dans les cas particuliers, les conditions individuelles, accidentelles, extrinsèques, qui peuvent venir peser sur les causes plus directes de la maladie, son type primitif ne s'en reconnaîtra pas moins sans peine derrière les transformations à travers lesquelles il passe, car il subsistera sans se défigurer.

Toute action pathogénique capable de déterminer la coxalgie, manifeste, disons-nous, sa présence par un phénomène identique : une perturbation dans la nutrition de la jointure qui va être attaquée, un état congestif du réseau sanguin qui se ramifie dans chacune des parties constituantes de l'article.

Cette hypérémie n'est pas l'inflammation encore ; mais elle en est la condition première. La faible distance qui sépare ces deux états limitrophes est si rapidement franchie dans un certain ordre de cas, que d'emblée l'inflammation offre sur le lieu de son siége précis (le réseau capillaire artériel et veineux), la plus incontestable notoriété ; d'autres fois elle a besoin, pour revêtir ses caractères fondamentaux, d'une préparation plus longue ; mais en passant en revue les influences étiologiques qui nous occupent, nous allons les voir toutes concourir, dans la mesure de leur génie particulier, à hâter à assurer cette préparation indispensable.

Trois grandes voies différentes sont ouvertes à l'irruption de l'état congestif phlegmasique dans l'articulation coxale.

A. — Spontanément, quelquefois, et indépendamment de toute circonstance appréciable, plus souvent à la suite d'un traumatisme, il l'envahit tout à coup et y procède avec une acuité franche.

B. — Il se fait précéder de quelque diathèse et se produit à sa faveur. Il reste sous sa dépendance, et modèle sa physionomie et sa marche sur la marche et la physionomie de celle-ci.

C. — Il profite d'une perturbation générale ou locale, de nature morbide ou physiologique, dans la circulation, pour prendre possession de son siége anatomique.

Tant que le sang ne fait qu'affluer en plus grande abondance que de coutume dans les vaisseaux capillaires, mais en continuant à y circuler, à y conserver sa fluidité normale, ce n'est là que de l'hypérémie; mais dès que le sang s'arrête dans les capillaires et y change d'état, voilà, suivant les micrographes, le moment précis d'où il faudrait dater le début de l'inflammation. Eh bien! l'une ou l'autre des trois éventualités qui précèdent, place sur le chemin de l'inflammation toutes les causes de coxalgie énumérées par les auteurs. Voyons maintenant jusqu'à quel point chacune d'elles, en particulier, favorise l'avénement de l'état phlegmasique.

Nous parlions d'*inconnue* il n'y a qu'un instant; or, voici que tout de suite nous en rencontrons une en face de laquelle force est bien de nous incliner. Pourquoi, au milieu d'un état de santé florissant, sans qu'on puisse en donner quelque cause appréciable, ni locale, ni générale, brusquement, dans l'espace d'une nuit, l'articulation coxo-fémorale se prend-elle à souffrir, et devient-elle le siége de l'arthrite aiguë la plus nettement caractérisée? La raison de ce fait nous échappe; mais le fait en lui-même n'est pas contesté. En revanche, le développement d'un état inflammatoire aigu dans une jointure parfaitement saine, et sur des sujets vigoureusement constitués, trouve dans toute excitation portée à l'excès, une explication plausible. Les excitations excessives des parties constituantes de l'article comprennent : 1° les marches forcées ; 2° la pénétration dans le centre articulaire d'un liquide irritant : le pus d'un abcès circonvoisin par exemple ; point important sur lequel M. Maisonneuve (1) appelle soigneusement l'attention, dont nous avons fait prévoir la possibilité dans nos considérations anatomiques (2), et que signale M. Labbé (3) en assignant à la coxalgie qui en est la suite, la dénomination heureuse de *coxalgie secondaire ;* 3° les violences extérieures de toute sorte, les traumatismes proprement dits : chutes sur le genou ou le grand trochanter ; écarts.

Les chutes ont pour effet de déterminer dans la jointure une contusion que J. L. Petit (4) considérait comme la cause unique, universelle des coxalgies.

Les écarts produisent une distension brusque et excessive de l'appareil ligamenteux : distension à laquelle revient une large part dans le développement des accidents initiaux.

Si elles s'exercent avec quelque puissance sur une constitution vigoureuse, les influences étiologiques qui viennent d'être indiquées ne manqueront pas d'allumer dans l'article une réaction inflammatoire franchement aiguë.

(1) Maisonneuve, *loc. cit.*, p. 89.

(2) Voy. considérations anatomiques et physiologiques, p. 10.

(3) Labbé, *loc. cit.*, p. 29.

(4) J. L. Petit, *Maladies des os*, t. Ier, p. 310.

L'épanchement d'un liquide irritant dans le centre articulaire ne saurait se produire sans s'accompagner de graves accidents.

Les fatigues excessives ont rendu Lesauvage, de Caen (1), témoin de phénomènes non moins sérieux; et l'observation communiquée à M. Maisonneuve par M. Nath. Guillot (2), est un exemple remarquable des conséquences rapidement funestes d'une chute dont le contre-coup avait allumé dans l'articulation coxale un état phlegmasique suraigu.

De ce que les parties molles articulaires sont les victimes accoutumées des violences extérieures, il ne faudrait pas conclure que les parties osseuses soient à l'abri de leurs effets. L'immunité de celles-ci est presque une question de hasard. Elle dépend du point où la puissance que comporte le traumatisme se brise contre la résistance que lui opposent les tissus organiques. Combien de violences extérieures respectent les couches cellulaire, fibreuse, musculaire qui recouvrent les os, pour porter sur la diaphyse de ceux-ci la somme de leur action désorganisatrice? Les périostites, les ostéites, les fractures directes nous en fournissent des exemples journaliers. De même, dans les circonstances actuelles, on admettra sans peine qu'une impulsion venant du dehors concentre sa violence sur le squelette même de la jointure; on sera plutôt étonné que la voûte cotyloïdienne n'en subisse pas plus souvent les très-sérieuses conséquences; mais on comprendra sans plus de difficulté que le tissu remarqua-

(1) Voy. ch. II, *De l'allongement*, obs. VI et VII.

(2) Maisonneuve, *loc. cit.*, p. 33. Cette remarquable observation se trouve rapportée *in extenso* page 140.

blement vasculaire qui la compose, une fois contusionné, se congestionne et s'enflamme. En l'absence de toute autre raison, une chute sur les pieds ou sur le genou peut donc être le point de départ d'une coxalgie osseuse aussi bien que d'une coxalgie capsulaire.

En l'absence maintenant des causes occasionnelles qui viennent d'être indiquées, voyons l'état phlegmasique de l'articulation coxale se produire comme conséquence d'une maladie générale, diathésique, qui intéresse l'organisme tout entier. Le rhumatisme, la scrofule, la syphilis, telles sont les conditions pathologiques par excellence pour préparer l'articulation coxo-fémorale aux lésions constitutives de la coxalgie. Dans l'un et l'autre cas, le mode de préparation ne varie pas essentiellement. Par-dessus tout il consiste dans le développement de la tendance à l'inflammation.

Rattachant le rhumatisme, sous quelque forme qu'il se présente, à une cause *essentielle et unique :* l'impression du froid, M. le professeur Bouillaud éclaire, et sur la nature de la maladie elle-même, et sur celle de la disposition dans laquelle elle place l'ensemble de l'économie. « La cause dont il s'agit, dit M. Bouillaud (1), s'appliquant le plus souvent à un grand nombre de points à la » fois et à l'économie presque tout entière, il doit en résulter des affections *multiples*, quoique essentiellement » les mêmes au fond, et une sorte de diathèse générale » ou d'affection *constitutionnelle* qui, dans un grand » nombre de cas du moins, semble dominer les affections » locales, multiples et *disséminées*. Or, cette nouvelle con-

(1) Bouillaud, *Traité clinique de rhumatisme articulaire*, p. 6.

» séquence, ou cette nouvelle *induction* est elle-même » admirablement conforme à l'observation journalière, » pourvu qu'elle soit exacte et *bien faite*. En effet, chez » les individus qui ont reçu dans toute sa plénitude, dans » toute son énergie, l'impression de l'influence que nous » signalons, ce n'est pas seulement une seule articulation » ou un seul muscle, mais plusieurs, ce ne sont pas seulement les parties extérieures, mais aussi plusieurs or- » ganes intérieurs, spécialement le cœur et l'appareil » vasculaire tout entier, qui se prennent ; et de là cette » grande fièvre dite *rhumatismale*, véritable type de l'état » général décrit sous le nom de *fièvre inflammatoire*. En » présence de cette fièvre inflammatoire modèle, en pré- » sence de ces affections locales tant extérieures qu'inté- » rieures dans lesquelles éclate le génie inflammatoire » dans toute sa pureté, n'est-ce pas une chose des plus » étonnantes que de voir encore aujourd'hui des hommes » qui se piquent d'être observateurs, s'obstiner à repous- » ser de la classe des inflammations un rhumatisme arti- » culaire bien caractérisé ! »

Puis, à propos des caractères anatomiques du rhumatisme articulaire chronique, M. Bouillaud (1) s'exprime en ces termes : « La plupart des diverses lésions *orga-* » *niques* que le rhumatisme articulaire prolongé entraîne » à sa suite, sont plutôt du ressort de la chirurgie que de » la médecine proprement dite. Ces lésions sont essen- » tiellement, en effet, celles que l'on rencontre dans les » affections chirurgicales vulgairement désignées sous les » noms de *tumeurs blanches* et d'*ankyloses*. » En outre,

(1) Bouillaud, *loc. cit.*, p. 224.

faisant appel à l'autorité de M. le professeur Cruveilhier, M. Bouillaud ajoute en note : « La terminaison du rhumatisme articulaire que nous signalons ici a été expressément admise par M. Cruveilhier : « *Le rhumatisme* » *articulaire*, dit-il, *est une inflammation qui a pour ré-* » *sultat toutes les terminaisons possibles de l'inflammation*, » *et en particulier la suppuration et les dégénérations de* » *tissu connues sous le nom de tumeurs blanches.* » (*Anat. pathol. du corps humain*, 4e livraison.) Ajoutons que MM. Hardy et Béhier (1), dans leur ouvrage classique, se rangent aux conclusions de M. le professeur Bouillaud.

Les autorités les plus imposantes servent donc à établir que le rhumatisme est une affection de nature phlegmasique, qu'il place l'organisme sous la dépendance d'une diathèse, et que ses conséquences éventuelles sont les altérations propres aux tumeurs blanches. Faut-il maintenant citer, entre tant d'autres, un exemple notoire de coxalgie consécutive à l'état inflammatoire allumé dans l'articulation coxale par le rhumatisme ; nous signalerons alors l'observation présentée par M. le docteur Ballot à l'Académie de médecine, et le savant rapport dont elle fut l'objet de la part de Gerdy (2).

S'il n'est pas très-rare d'observer la coxalgie chez des sujets doués d'une constitution vigoureuse, offrant le type sanguin, ayant joui jusque-là d'une santé parfaite ; combien encore n'est-il pas plus fréquent de la rencontrer chez des individus entachés de scrofules ou simplement de lymphatisme? A quoi donc peut tenir un pareil excès

(1) Hardy et Béhier, *Traité de pathologie interne*, t. IV, *Du rhumatisme*.
(2) Voyez *l'Expérience*, année 1840, numéros 136 et 137.

de fréquence ? Ce rapport intime de coexistence entre la coxalgie et la diathèse scrofuleuse vient-il de ce qu'ici l'affection articulaire reconnaît quelque cause *sui generis?* S'il est exact de dire que l'inflammation a pour siége précis plutôt encore le réseau capillaire veineux que le réseau artériel ; s'il est plausible de soutenir que la proportion excessive de la fibrine dans le sang, par rapport à celle des globules, est une condition primordiale dans le développement des phlegmasies ; les sujets chez lesquels la faible quantité des globules laisse celle de la fibrine dans un excès relatif, et qui offrent en même temps une prédominance marquée des systèmes vasculaires lymphatique et veineux, seront, par ce fait même, particulièrement prédisposés à l'action phlegmasique. L'intervention de quelque cause étrangère sera donc inutile pour expliquer, chez des individus ainsi constitués, la fréquence remarquable d'une maladie contre l'invasion spontanée de laquelle tous les attributs de la vigueur ne sont pas, en toute occasion, une sauvegarde suffisante.

Chez les sujets vigoureux, l'affection se présente avec une acuité franche qui met hors de conteste sa nature inflammatoire. Chez les scrofuleux, elle suit une marche subaiguë ou chronique en rapport avec la force de réaction de la constitution qu'elle attaque. Elle n'a fait, en rencontrant des conditions éminemment favorables à son développement, qu'approprier à ces conditions mêmes le genre de sa modalité.

Trop de fois il arrive que la diathèse sous l'empire de laquelle se trouve l'organisme, engendre dans l'organe malade le produit de formation nouvelle qui la caractérise le plus expressément : complication désastreuse, le tubercule articulaire imprime alors à la coxalgie le cachet de sa spécificité. Mais la dégénérescence tuberculeuse n'est-elle pas elle-même consécutive à un état morbide préalablement acquis par les tissus qui la subissent?

En vertu maintenant d'un fait d'observation incontestable (c'est que les causes occasionnelles les plus légères suffisent chez les scrofuleux à déterminer la coxalgie); en vertu du caractère franchement inflammatoire que les causes du même ordre, portées seulement à un degré d'intensité plus grande, impriment à la maladie chez les sujets vigoureux; en vertu enfin de la prédisposition très-notable des scrofuleux aux congestions veineuses, et du rôle que joue l'état congestif dans le développement de l'inflammation, n'est-on pas dans la nécessité de conclure que, chez les individus à type lymphatique comme chez ceux qui sont doués du type sanguin, les lésions primitives, essentielles, de l'affection articulaire sont de nature phlegmasique?

Une maladie dont les ravages se propagent des parties périphériques vers les parties centrales, et qui, répandue comme la syphilis, porte sur les os ses dernières et plus cruelles atteintes, ne saurait rester complétement étrangère au développement et aux progrès des tumeurs blanches en général. Lloyd, Brodie, Crowther ont appelé l'attention sur ce point; et la plupart des auteurs contemporains, sans inscrire la syphilis au même rang que le rhumatisme et la scrofule, sont loin cependant de repousser son influence sur le développement de la coxalgie.

L'intervention de la syphilis complique le problème d'un élément de spécificité qui prendra une importance primordiale au point de vue de la thérapeutique ; à celui de l'étiologie, les conséquences en restent secondaires. Il n'en résulte aucune différence fondamentale dans le mode suivant lequel les accidents se présentent et se poursuivent. On le sait, en effet, les *phénomènes tertiaires*, phase extrême de la syphilis, consistent dans des accidents de périostite et d'ostéite. C'est donc encore ici, comme dans les circonstances qui précèdent, un état phlegmasique des parties articulaires qui ouvrira la marche des troubles constitutifs de la coxalgie ; seulement la syphilis portant à cette dernière période son action sur les os, la forme de coxalgie qui sera sous sa dépendance sera la forme osseuse particulièrement. L'ostéite syphilitique maintenant, ayant une tendance à la terminaison par carie et nécrose, il faudra redouter, en pareil cas, cette destruction des surfaces diarthrodiales. Les douleurs ostéocopes enfin, manifestation de l'affection spécifique, se joindront la nuit aux douleurs propres à l'affection articulaire pour investir celles-ci d'un caractère plus apparent que réel de recrudescence périodique.

Quelle que soit la diathèse, on le voit, qui, préalablement à l'invasion de la coxalgie, ait pris possession de l'organisme, la nature intime de la maladie articulaire n'est point changée ; son aspect seul reçoit l'empreinte de l'affection constitutionnelle qui l'a précédée, et qui a favorisé ses débuts.

Type des phlegmasies, le rhumatisme lui laisse un caractère d'acuité franche. Cette acuité s'atténue sous l'influence de la scrofule, et se complique parfois de la dégénérescence tuberculeuse.

La syphilis, en ajoutant les symptômes qui lui sont propres, à ceux qui dépendent de l'état pathologique de l'article, imprime à l'ensemble des phénomènes un cachet qui trahit l'intervention dans leur origine, d'un principe spécifique.

Il nous reste à indiquer maintenant quelques circonstances très-distinctes entre elles, et qui ont été signalées comme ayant sur le développement de la coxalgie une action plus ou moins directe. Elles se rattachent entre elles en ce qu'elles sont liées à une perturbation dans les fonctions circulatoires ; de même que la tendance à l'hypérémie qu'elles engendrent, rapproche ces circonstances de celles qui précèdent.

Au premier rang des influences étiologiques dont nous parlons se placent les fièvres éruptives graves, la scarlatine particulièrement. Il paraît, en effet, aujourd'hui hors de doute que la scarlatine soit suivie assez souvent de coxalgie. Deux raisons nous semblent expliquer autrement que par une simple coïncidence les observations que la science possède de ce rapport de succession.

La première, la plus éloignée, consiste dans l'excès de fibrine que contient le sang pendant le cours des fièvres éruptives; non lorsque ces maladies se maintiennent dans les limites d'une absolue simplicité (alors, au contraire, les savantes recherches de MM. Andral et Gavarret, démontrent qu'aucun changement appréciable ne se manifeste dans la composition du sang) ; mais bien, lorsqu'elles se compliquent de pleurésie, de pneumonie ou de quelque autre inflammation séreuse ou parenchymateuse. Cette dernière éventualité crée, en effet, pour toutes les séreuses de l'économie, l'imminence de l'action phlegmasique ; et la moindre cause occasionnelle peut suffire pour que cette influence générale trahisse localement son activité.

La seconde raison consiste dans la tendance aux hydropisies qui couronne l'évolution de la fièvre scarlatine. Liées toujours, d'après les célèbres recherches de Bright et les savantes doctrines professées par M. Rayer, à une néphrite albumineuse, ces hydropisies s'accompagnent d'une réaction inflammatoire d'autant plus prononcée, qu'elles atteignent elles-mêmes à un degré d'intensité plus haut. Si maintes fois elles entraînent et l'hydrocéphale aiguë et l'hydropneumonie, nous ne faisons nulle difficulté d'admettre que la disposition générale de laquelle elles procèdent, puisse aussi choisir pour théâtre de ses manifestations un des centres articulaires les plus étendus de l'organisme.

Une autre cause de coxalgie dont l'action est mise en jeu par une perturbation dans la circulation générale, et qui, à son tour, réagit sur la circulation articulaire en y suscitant des troubles de nature à favoriser l'inflammation, est celle dont l'observation appartient à M. Gibert (1).

« Au moment de la menstruation, dit cet auteur, chez » les jeunes filles sujettes à des épistaxis fréquentes et ré- » gulières, les règles ont de la peine à s'établir. Alors, si » l'on voit subitement les épistaxis se suppléer à cet écou- » lement physiologique, une congestion plus ou moins

(1) Gibert, thèses de Paris, 1859.

» active se fait vers les grandes articulations et spéciale-
» ment vers la hanche. Si l'arthrite s'établit, la menstrua-
» tion ne s'établit pas, ou si elle a déjà commencé, elle
» cesse. »

Nous accueillons d'autant plus volontiers l'authenticité des observations de M. Gibert que nous avons été témoin de faits analogues.

Nous comprenons d'ailleurs, que le siége d'élection de ces congestions articulaires soit l'articulation coxale, puisque le système nourricier de cette articulation offre, dans les conditions physiologiques, une richesse exceptionnelle. Et de plus, nous constatons que dans cette circonstance, comme dans celles qui précèdent, l'invasion de l'affection articulaire reconnaît pour principe un état congestif de l'article, et pour nature un état inflammatoire.

Il n'est pas enfin jusqu'aux conditions les mieux appropriées au développement du squelette de la hanche, qui ne puissent, pour peu qu'elles franchissent les strictes limites de leur activité physiologique, devenir le point de départ de la coxalgie.

MM. Gosselin et Marjolin, cités par M. Labbé (1), insistent beaucoup, au dire de ce dernier auteur, sur l'influence que peut avoir à ce point de vue l'*exagération du travail de nutrition* des os qui se fait au moment de la soudure des épiphyses. « Dans l'articulation coxo-fémorale
» il y a deux épiphyses qui doivent se souder ; celle du col
» et celle de la cavité cotyloïde. Au moment de leur ossi-
» fication, sous l'influence de fatigues trop grandes, il sur-

(1) Labbé, *loc. cit.*, p. 27.

» vient facilement des ostéites épiphysaires (Gosselin); » l'inflammation peut se propager, déterminer une arthrite » de voisinage qui, mal soignée chez un individu scrofu- » leux et placé dans des conditions hygiéniques peu favo- » rables, donnera facilement lieu à la production de la » coxalgie. »

On le voit : quelle que soit la cause particulière à laquelle on s'adresse, c'est partout et toujours la congestion et l'inflammation, soit des tissus séro-fibreux, soit du tissu osseux dont la jointure se compose, qui ouvrent la série des désordres si nombreux, si divers, si alarmants de la coxalgie.

Dans l'application clinique, loin de rester distinctes et isolées, chacune de ces causes se marie avec les autres. L'une d'elles prédomine, et voilà tout. Mais son activité reçoit de celles qui l'entourent, une impulsion d'autant plus forte que le mode d'action de ces diverses influences est sensiblement commun. Si pourtant on interrogeait la statistique pour savoir lesquelles de ces causes l'emportent en fréquence et en intensité, la réponse serait péremptoire. C'est la scrofule et le rhumatisme : la première, chez l'enfant; la seconde, chez l'adulte (Larrey).

Rien de plus commun d'ailleurs, suivant M. Gosselin, que de reconnaître chez le même sujet l'action simultanée de ces deux grandes influences étiologiques.

Certains auteurs se sont encore préoccupés de savoir lequel des deux sexes se trouve le plus enclin à la coxalgie. Les résultats auxquels ils sont arrivés sont négatifs.

« Sur un relevé de plus de cent observations, dit » M. Maisonneuve (1), nous l'avons rencontrée presque

(1) Maisonneuve, *loc. cit.*, p. 88.

» aussi souvent chez un sexe que chez l'autre. Mais, ajoute » le même auteur, la maladie s'est présentée un bien plus » grand nombre de fois du côté gauche que du côté droit. » L'explication de ce fait nous échappe absolument.

Au point de vue de l'âge, au contraire, les différences que présente la fréquence de la maladie sont considérables, et la raison en est moins difficile à saisir. Extrêmement rare chez les sujets d'un âge avancé, la coxalgie s'observe cependant quelquefois dans la vieillesse; mais l'affection est entourée d'un appareil symptomatique trop spécial pour qu'il n'y ait pas lieu alors de lui assigner une dénomination particulière. M. Maisonneuve (1) signale, entre la coxalgie du vieillard et le *morbus coxæ senilis*, une identité parfaite. Et dans un travail récent, M. Colombel, adoptant après MM. Gosselin (2), Legendre et Bastien (3), la même opinion, désigne, à l'exemple de ces derniers auteurs, le *morbus coxæ senilis* sous le nom d'*arthrite sèche.*

«M. Gosselin, dit M. Colombel (4), admet l'identité » du *morbus coxæ senilis* et de l'arthrite sèche, états mor- » bides identiques, qui, selon lui, caractérisent la coxalgie » des adultes et des vieillards, essentiellement différente » de celle des jeunes sujets. » Puis il ajoute (p. 102), formulant ainsi nettement son opinion : « Chez le vieillard, » le plus souvent, la coxalgie n'est autre chose que le » *morbus coxæ senilis* qui, lui-même, dégagé des autres

(1) Maisonneuve, *loc. cit.*, p. 88.

(2) Gosselin, *Bulletin de la Société de chirurgie*, année 1859.

(3) Legendre et Bastien, *Déformation de l'articulation coxo-fémorale, suite d'arthrite sèche* (*Gazette médicale*, année 1859, n° 30, p. 465).

(4) Colombel, *Recherches sur l'arthrite sèche* (thèses de Paris, 1862).

» affections avec lesquelles il a été confondu, n'est autre » chose que l'arthrite sèche de la hanche. »

C'est, au contraire, dans l'adolescence, dans l'enfance surtout, entre la deuxième et la quinzième année, que se déclare d'ordinaire la coxalgie. C'est à cet âge aussi, que, toutes choses égales d'ailleurs, la circulation articulaire est particulièrement active. Et ce point est important, car il fournit un dernier argument à l'appui de l'opinion que nous avons exposée touchant la cause intime de l'affection : savoir, que l'activité des circonstances en apparence les plus distinctes qui en favorisent l'invasion, a pour condition expresse un état congestif de l'article.

C'est donc à bon droit que, repoussant toute idée de spécificité, M. Richet (1) a pu formuler en ces termes ses conclusions sur la nature de la coxalgie.

«Si l'on remarque, a dit M. Richet, que les maladies » de la synoviale qui figurent pour une bonne partie dans » le cadre des arthropathies, ne sont le résultat d'aucune » cause spéciale; qu'elles sont, au contraire, comme les » affections des autres séreuses d'ailleurs, dues à des » inflammations soit aiguës, soit chroniques ; d'autre part » que les tumeurs blanches ayant leur point de départ » dans les os sont, pour la plupart, causées par des ostéites, » rarement par des tubercules, le cancer, ou autres dé- » générescences, on sera naturellement conduit à ad- » mettre que l'immense majorité des maladies dont nous » nous occupons sont essentiellement de nature inflam- » matoire à leur origine. (2) »

(1) Richet, thèse inaugurale, Paris, 1844.

(2) Il convient de faire remarquer que dès le siècle dernier un observateur éminent dont nous avons cité le nom plusieurs fois dans le courant de ce tra-

CHAPITRE VI.

DIAGNOSTIC.

Si l'on consulte les différents travaux publiés sur la coxalgie, on n'est pas peu étonné de rencontrer qu'ici le diagnostic de cette affection est considéré comme généralement facile; là comme hérissé de difficultés sérieuses. D'où provient, entre les auteurs, une dissidence aussi complète? sinon de ce que, pour établir le diagnostic, comme pour tracer le tableau des symptômes, les observateurs se sont placés à des points de vue différents.

Envisagée sous son aspect le plus grave qui est aussi le plus saisissant, la maladie s'impose avec des caractères tellement accusés, que toute confusion est difficile. Étudiée à ses débuts et à sa période d'état, recherchée dans ses formes multiples, elle est loin de s'entourer toujours d'un appareil symptomatique qui la fasse aussi aisément reconnaître.

Durant le cours de sa lente et pénible évolution, la coxalgie se rapproche par ses déterminations successives et variées, de maladies nombreuses aussi distinctes en

vail, Paletta, émettait en termes explicites et concis une opinion identique : « Quæ omnia, dit-il, si attentius perpendantur... . tum fateri necesse erit, » dirum huncce morbum ab inflammatione partium coxæ articulum componen- » tium proficisci. »

« Si l'on établit entre ces deux signes une comparaison attentive, force alors sera bien de reconnaître que cette cruelle maladie a pour point de départ un état inflammatoire des parties constituantes de l'articulation coxale. » (*Exercitationes-pathologicæ*, ch. V, p. 31.)

leur nature qu'elles le sont chacune en ses signes spéciaux.

Sans chercher à démêler déjà les signes spéciaux aux formes diverses que peut affecter la coxalgie, indiquons, dans leur ordre d'apparition, les traits de ressemblance que, sous son acception la plus générale, elle offre tour à tour avec des maladies d'un ordre différent. Signalons aussi, à mesure, les caractères grâce auxquels chacune de ces maladies peut être à bon droit distinguée.

Un coup d'œil d'ensemble jeté sur la coxalgie nous montre en elle une affection de la puberté et surtout de l'enfance. Liée ou non à quelque diathèse, suscitée ou non par quelque traumatisme, elle procède dans son invasion par un état congestif de l'articulation coxale.

Son symptôme initial, sinon constant au moins habituel, consiste dans une douleur qui est parfois violente d'emblée et localisée à la jointure malade, souvent fugace, erratique et disséminée dans toute la longueur du membre pelvien, et dans certains cas, tardive à apparaître.

Est-il un point quelconque où la douleur se prenne à prédominer? C'est le genou alors qui est le lieu d'élection notoire de cette prédominance. Et le degré que cette manifestation peut acquérir est tel, que l'articulation fémoro-tibiale devient quelquefois le siége d'une tuméfaction considérable, tandis que le volume de la hanche n'a rien perdu de son aspect physiologique, et que la mobilité de l'articulation coxale est à peine entravée.

Soudain une invincible roideur s'oppose à la liberté de la flexion et de l'extension de la cuisse.

Dans la station comme dans la marche, le malade

affecte une attitude spéciale, trop soigneusement décrite pour que nous insistions de nouveau sur ce point. Et, même dans le décubitus, même pendant le sommeil, il conserve cette attitude caractéristique (fig. 20).

Possible encore, mais pénible, la progression ne s'ac-

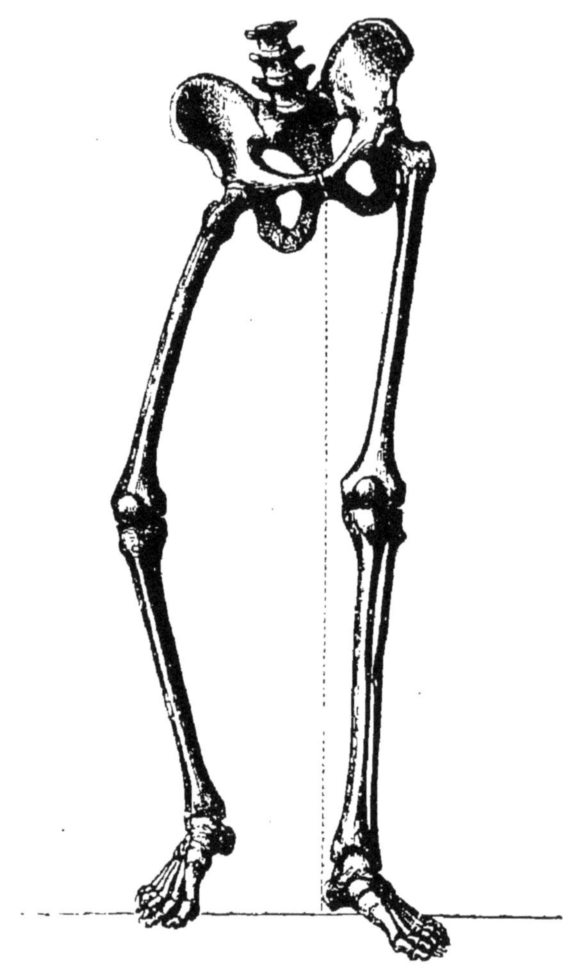

Fig. 20.

complit qu'avec claudication, et les difficultés de l'extension confèrent à cette claudication un caractère particulier. La pointe du pied du côté malade traîne sur le sol.

La sensibilité morbide qui ne tarde pas à se développer

dans la jointure malade, provoque dans l'action musculaire, une perturbation que traduisent et la contraction permanente, et les soubresauts, et les contractions spasmodiques des muscles.

Puis on observe dans la longueur et dans la position du membre, des variations déterminées que nous avons décrites avec détails, et sur lesquelles nous reviendrons en temps et lieu.

L'accentuation de ces divers désordres allume, en beaucoup de cas, une réaction fébrile qui persiste pendant un temps variable, et qui, d'ordinaire, finit par céder.

A cet état aigu, et dès le principe de la maladie, coïncide fréquemment l'apparition d'un œdème inflammatoire du tissu cellulaire de la région inguino-crurale ou de la région fessière, et la formation des abcès dits *circonvoisins*.

Après un temps, d'ordinaire fort long, après maintes oscillations d'exacerbations et de rémittences, on voit la fièvre se rallumer, puis se déclarer de nouveau un état inflammatoire aigu qui ramène, et la douleur sympathique du genou, et la tuméfaction du tissu cellulaire de la hanche; qui s'accompagne de frissons, de nausées et de vomissements; et que termine la formation de collections purulentes dans le centre même de l'article.

Du plus fâcheux augure, cette réaction générale est le prélude d'accidents plus graves que tous ceux qui s'étaient succédé jusque-là. D'abord elle affaiblit considérablement le sujet, puis la suppuration qu'elle prépare entraîne la destruction des moyens d'union qui maintenaient encore en contact les surfaces articulaires.

Le pus fuse entre les organes périarticulaires, et vient

faire saillie sous les ligaments en un point plus ou moins distant du lieu de sa formation.

Longtemps indolents, ces abcès par congestion s'ouvrent enfin, non sans rappeler le cortége des troubles généraux qui avaient présidé à leur formation, et laissent d'intarissables fistules.

Enfin, soit que l'état des choses reste stationnaire; soit que la sécrétion du pus devienne moins abondante, et qu'une ankylose se forme dans l'article; soit que, profondément altérées et dépourvues de tout moyen de contention, les surfaces articulaires se disjoignent et que la luxation s'accomplisse, l'immobilité prolongée à laquelle le membre est depuis longtemps condamné, a pour conséquences l'arrêt de son développement et son atrophie.

Tels sont, dans son acception la plus générale, la marche suivie par la coxalgie et l'ordre successif dans lequel se produisent les troubles fonctionnels et physiques qu'elle comporte.

A mesure que cette affection progresse, on voit, disons-nous, ses caractères revêtir, avec ceux de plusieurs maladies aussi distinctes de la coxalgie qu'elles sont dissemblables entre elles, une insidieuse communauté d'aspect. A peine une cause d'erreur est-elle déjouée, qu'une autre surgit.

A. — La douleur, la fièvre survenant tout à coup chez un enfant après des fatigues poussées à l'excès, la tuméfaction des tissus cellulaires de la hanche, la suppuration, sont autant de signes communs à la coxalgie et à l'*ostéite épiphysaire*, et dont l'apparition peut, dès le début, entraîner entre ces deux maladies une regrettable confusion.

L'ostéite épiphysaire, toutefois, ne s'attaque pas à une seule articulation. Plusieurs jointures sont à la fois le siége des douleurs et de l'œdème inflammatoire qu'elle engendre. Puis la réaction fébrile qu'elle allume prend un aspect typhique sur lequel M. Chassaignac et M. Gosselin ont appelé l'attention. En outre, les abcès qu'elle détermine, au lieu d'être simplement circonvoisins comme ceux d'une coxalgie à son début, viennent du centre articulaire lui-même. Le pus qu'ils fournissent est de mauvaise nature, et mêlé de matière de consistance et de couleur huileuses. Enfin, les accidents aigus de l'ostéite épiphysaire, au lieu de s'amender au bout d'un certain temps, suivent une progression rapide et fatale.

B. — La douleur encore et l'abolition des mouvements du membre consécutives à un traumatisme, pourraient aussi bien être liées à *une fracture du col fémoral* que signaler le début d'une coxalgie ; mais l'ensemble symptomatique d'une solution de continuité du fémur est trop distinct de celui de toute autre affection de la hanche pour qu'il soit opportun d'insister.

C. — Il en est de même de la douleur vive et passagère et de l'arrêt momentané dans la liberté de la locomotion qui trahissent la présence dans le centre de l'article, des concrétions connues sous le nom de *corps étrangers articulaires*.

D. — L'erraticité des douleurs, l'entrave plutôt que l'obstacle absolu qu'elles opposent à la progression, la claudication légère qui en est la conséquence, l'attitude vicieuse gardée par le malade dans le but de laisser les parties dolentes au repos : tels sont les caractères de similitude sous lesquels de nombreuses coxalgies dissimulent leu véritable nature et en imposent pour une *névralgie sciatique.* Il est si vrai de dire que ces deux maladies ont été maintes fois prises l'une pour l'autre, que tout dans leur histoire resta longtemps confondu. C'est sous le nom de sciatique que Paletta décrit la coxalgie au chapitre V de son livre. Il y a justice à reconnaître que, dès les premières lignes, l'auteur pose en principe que l'affection dont il s'occupe et la névralgie sciatique (la sciatique nerveuse, ainsi qu'il l'appelle) sont choses parfaitement distinctes.

« Dum nempe, dit Paletta (1), dolor ob affectum ner-
» vum a coxa ad suram, et extremum pedem exporrigitur;
» non ideo attuli ut opinionem validissimis argumentis
» superstructam infirmarem, vel refellerem; neque quod
» nervosam ischiadem inter commentitias res recen-
» serem; sed ideo a me sunt allata, quia visum mihi fuit,
» persæpe coxæ dolorem a longe alia causa proficisci.
» Præterquam enim, quod præsidia hucusque commen-
» data, atque secundum artis leges adhibita parum
» levaminis attulerint coxariis, observavi etiam, dolores
» eandem ac illi nervosæ ischiadis directionem tenentes,
» imo ab utraque parte, scilicet antica posticaque affi-
» cientes a causis intra articulum latitantibus fuisse
» suscitatos. Insuper cum in male curata aut neglecta
» ischiade artus claudus fiat, et brevior, quod certe vi-
» tium extra articulationem non est, videbantur sane a
» quocunque demum nervo male affecto ossa nec vitiari
» neque e sede sua propelli posse. Ad alias igitur cau-

(1) Paletta, *Exercitationes pathologicæ*, ch. V, p. 31.

» sas, quæ molestum adeo in coxa dolorem producerent,
» erat respiciendum. »

« Qu'une douleur puisse se propager de la hanche à la » jambe et à l'extrémitié du pied, parce que le nerf est » malade, je n'ai pas à infirmer ou à réfuter cette opinion » qui repose sur les plus solides arguments. Je ne rejette » point, parmi les choses imaginaires, cette sciatique » nerveuse; mais, cette assertion, je l'émets parce qu'elle » résulte de ce que j'ai vu : très-habituellement, la douleur » de la hanche reconnaît une cause tout à fait différente. » Outre le peu de soulagement que procurent à ceux qui » en sont atteints les moyens préconisés et employés selon » les règles de l'art, j'ai observé que malgré toutes ces » douleurs, même celles qui affectent le siége qu'on leur » assigne dans la sciatique nerveuse, quelque face du » membre qu'elles attaquent, l'antérieure comme la pos- » térieure, sont suscitées par des causes qui se dissimulent » dans le centre même de l'articulation. Il y a plus : dans » la sciatique ou traitée d'une manière irrationnelle, ou » négligée, le membre se raccourcit et devient boiteux. » A coup sûr, le siége d'une pareille altération ne peut » être extra-articulaire. On ne peut, avec quelque raison, » attribuer à une maladie de nature nerveuse, des alté- » rations dans la texture des os et dans les rapports réci- » proques de leurs extrémités. Il y avait donc lieu de re- » courir à d'autres explications pour se rendre compte de » cette douleur opiniâtrement localisée dans la hanche. »

Cette idée, d'ailleurs, domine toutes les recherches de l'auteur. Dans ses observations cliniques, dans ses investigations nécroscopiques, dans ses déductions générales, il est d'un vif intérêt de suivre avec cet esprit judicieux et profond, la notion exacte des différences essentielles qui séparent les deux affections.

De nos jours, leur diagnostic s'éclaire des belles recherches de Valleix sur les caractères spéciaux de la douleur dans les névralgies, et sur l'existence des points particulièrement douloureux situés au niveau des émergences du nerf affecté.

Si, dans les premiers temps de la coxalgie, la douleur est souvent, comme dans la sciatique, fugace, erratique, disséminée dans toute l'étendue du membre, Valleix a signalé comme siéges spéciaux de sa localisation dans cette seconde maladie, un point lombaire, un point sacro-iliaque, un point iliaque, deux points fémoraux, l'un supérieur l'autre inférieur. Le genou, si généralement atteint dans la coxalgie, et le grand trochanter au niveau duquel on éveille par la pression une sensibilité profonde sont, au contraire, indolents dans la sciatique.

L'attitude vicieuse et la claudication se constatent à la vérité dans les deux cas; mais avec des différences sensibles que M. Tessier, de Lyon, a mises en relief.

« Si l'on peut faire lever les malades, dit M. Labbé (1), » on reconnaît, d'après la remarque de M. Tessier, de » Lyon (thèse de M. Bonnet, p. 60), que leur manière de » marcher est différente dans l'un et l'autre cas; ceux » qui souffrent d'une névralgie marchent courbés sur » eux-mêmes : ils saluent en marchant, n'osant point con- » tracter trop vivement les muscles de la cuisse; tandis » que la coxalgie les tient dans une rectitude exagérée

(1) Labbé, *loc. cit.*, p. 78.

» et les force à transporter leur membre sans le plier et » et en rasant le sol de leur pied. »

Il importe de noter encore que bien souvent la sciatique offre, ainsi que les névralgies en général, une intermittence parfaite et caractéristique.

Enfin, si les deux maladies font de chaque mouvement une cause d'exacerbation dans les souffrances, ces excitations douloureuses deviennent à leur tour un élément de diagnostic. Elles n'ont pas pour siége l'articulation coxale dans la sciatique; elles ne sauraient, dans la coxalgie, être provoquées sans troubler l'indolence de la jointure.

Quoi qu'il en soit de ces caractères de dissemblance, quoique surtout la marche de la sciatique n'ait avec celle de la coxalgie rien de commun, il n'est pas très-rare de prendre le change.

Valleix cite (1) d'une semblable erreur le remarquable exemple que voici :

OBSERVATION XIV.

Coxalgie prise dans les premiers temps pour une névralgie sciatique. — Altération profonde de l'articulation coxo-fémorale.

Une jeune fille de vingt ans, journalière, d'une bonne constitution, ordinairement bien portante, bien réglée, est entrée à l'Hôtel-Dieu dans les salles de clinique le 27 octobre 1838. A Paris depuis cinq mois, elle a eu une bonne nourriture et a toujours couché dans une chambre sèche et bien aérée; jamais elle n'avait eu de

(1) Valleix, *Traité des névralgies*, p. 591, obs. 52.

douleurs semblables à celles dont elle se plaint aujourd'hui.

Celles-ci ont commencé à se faire sentir il y a environ deux mois, et, dès le début, elles ont occupé le membre inférieur gauche, depuis la hanche jusqu'au genou; augmentées dans les premiers temps par la chaleur du lit, elles étaient surtout vives dans les mouvements et dans la marche; depuis quelques jours elles avaient lieu soit que la malade marchât, soit qu'elle restât dans l'immobilité.

Les premiers jours, on put constater une douleur à la pression et pendant les mouvements, au niveau de l'épine iliaque antérieure et supérieure; un autre point semblable existait sur la fesse gauche, un peu en arrière du grand trochanter; et un troisième en dehors du genou, derrière la tête du péroné. La marche était impossible à cause de la douleur qui se faisait sentir dans toute la cuisse. Les secousses de la toux retentissaient jusque dans le pied.

Il était survenu depuis le début de la maladie, de l'amaigrissement, l'appétit était perdu; langue collante, 100 pulsations; en un mot, tous les symptômes d'une fièvre lente.

L'application de quelques ventouses scarifiées et de quatre vésicatoires à la hanche ou derrière la tête du péroné, et pansés avec l'hydrochlorate de morphine, amena au bout de trois semaines une amélioration notable.

Le 13 décembre survint un érysipèle. Le 20, cet érysipèle étant sur son déclin, on constata l'absence de douleur à la pression dans le membre malade, et la possibilité des mouvements. Quelques jours après, les douleurs reprirent leur ancienne acuité; elles se fixèrent dans l'articulation coxo-fémorale, où elles étaient telles, qu'on ne pouvait imprimer au membre malade le plus léger mouvement. La pression douloureuse derrière le grand trochanter l'était encore plus quand on comprimait les parties profondes de l'articulation : insomnie, fièvre hectique, marasme.

Dès cet instant, toute incertitude sur le diagnostic cessa, et la coxalgie fut reconnue. Une pneumonie emporta la malade deux mois après.

A l'autopsie, on trouva un pus grumeleux dans l'articulation de la hanche. La surface interne de la capsule était tapissée par une exsudation membraneuse. Il y avait une destruction partielle du ligament rond ; les cartilages étaient ramollis, et le fond de la cavité cotyloïde érodée.

Il serait superflu, sans doute, de multiplier les exemples de faits semblables.

L'observation de coxalgie osseuse avec perforation de la cavité cotyloïde que nous rapportons (page 324), offre d'ailleurs avec celle que nous empruntons à Valleix une remarquable analogie de début insidieux et de marche rapide.

E. — La violence et la persistance des douleurs, la claudication, la lenteur de l'évolution morbide, et plusieurs autres caractères encore, rapprochent de la coxalgie une affection de nature essentiellement nerveuse, et qui n'offre avec elle que des ressemblances bien plutôt apparentes que réelles : affection curieuse sur laquelle Brodie a le premier appelé l'attention, qu'il décrit sous le nom de *neuralgia of the joints*, et qui, observée tour à tour par Lesauvage, de Caen (1), et par Robert (2), a reçu la désignation de *coxalgie hystérique*.

Le tableau synoptique suivant servira mieux peut-être qu'une description ou tronquée ou trop longue, à mettre en évidence les caractères de ressemblance des deux maladies et les traits spéciaux qu'ils conservent dans chacune.

COXALGIE PROPREMENT DITE.	COXALGIE HYSTÉRIQUE.
	1° Douleur.
Localisée à la hanche et au genou.	Dépourvue de siége précis, occupant toute la longueur du membre.
Exaspérée par la pression au niveau de la hanche particulièrement, et par les mouvements.	Exaspérée par la pression au niveau des fausses côtes, de l'iléon et de la malléole.
Proportionnée à l'énergie de la pression.	Plus vive par une pression légère qui s'exerce sur la peau, que par une pression profonde.
S'opposant au sommeil, suscitant des mouvements spasmodiques.	Ne troublant pas le sommeil, ne suscitant pas de mouvements spasmodiques.
	2° Roideur du membre.
Due au degré des douleurs dans le centre articulaire soit de la hanche, soit du genou.	Due au degré d'hyperesthésie des téguments et des muscles.
	3° Déviations pelviennes.
Inclinaison et torsion du bassin due à l'entrave apportée aux fonctions articulaires.	Position vicieuse entretenue par la prédominance d'action de certains muscles.

(1) Lesauvage, *Arch. gén. de médecine*, 2e série, t. IX, p. 283.

(2) Robert, *Clinique chirurgicale*, p. 453.

4° *Déformations de la fesse.*

Constantes, variables pour leur caractère avec la forme et la période de la maladie.	Nulles.

5° *Position du membre.*

Demi-flexion avec abduction et rotation externe, ou avec adduction et rotation interne.	Extension complète.

6° *Marche.*

Marche lente, avec périodes de rémittence et d'exacerbation.	État indéfiniment stationnaire.
Apparitions soudaines d'œdème inflammatoire dans le tissu cellulaire de la région.	Œdème dû à la turgescence des vaisseaux, dépourvu de tout caractère inflammatoire.
Imminence d'abcès.	Pas d'imminence d'abcès.
Tension, chaleur progressives des téguments, fluctuation profonde, écoulement du pus.	Alternatives de chaleur et de froid sans provocation d'accidents fâcheux.

7° *Troubles généraux concomitants.*

Réaction fébrile en rapport avec l'acuité de l'état inflammatoire local.	Troubles nerveux hystériformes.

8° *Époque de l'invasion.*

Puberté	Quelques années après la puberté. Prédominance très-marquée chez la femme.

9° *Terminaisons.*

Aggravation progressive, ankylose, luxation, mort.	Disparition graduelle en rapport avec l'épuisement de l'état nerveux.

F. — La déformation de la région fessière, la saillie du trochanter, la claudication en imposent plus souvent qu'on ne saurait croire pour une maladie qui se distingue cependant de la coxalgie par des caractères de dissemblance faciles à constater : la *luxation congénitale*. La claudication de la luxation congénitale reconnaît un mécanisme tout différent. La tête du fémur hors du cotyle est susceptible de mouvements en tous sens. A chaque pas fait par le malade, le bassin décrit, suivant son axe transversal, un mouvement de bascule, parce que la voûte cotyloïdienne ne trouve pas la colonne osseuse qui doit la soutenir.

La luxation congénitale est un arrêt, un vice de développement, une infirmité en un mot, bien plutôt qu'une maladie. Elle n'excite à aucune époque ni douleurs, ni tuméfaction, ni réaction fébrile.

Mais il peut arriver qu'une véritable coxalgie vienne se développer dans le sein d'une articulation déjà affectée de luxation congénitale. Nous avons eu l'occasion d'observer deux cas de ce genre, et dans les deux cas les malades ont eu grand soin de cacher leur claudication antérieure.

OBSERVATION XV.

Le 4 avril 1861, nous avons été appelé auprès de mademoiselle Suzanne B..., âgée de quinze ans.

Cette jeune personne, d'une assez bonne constitution, souffre depuis près de trois ans de douleurs très-vives à la hanche et au genou droit; elle ne peut marcher qu'avec les plus grandes difficultés.

En examinant la hanche, nous reconnaissons que le grand trochanter est remonté très-haut, et que la tête fémorale repose sur la fosse iliaque externe : en un mot, il existe une luxation complète. Le pourtour de l'articulation est le siége d'une tuméfaction assez considérable. Le membre est porté dans l'adduction et dans la rotation en dedans.

Quoique l'adduction et la rotation interne soient assez prononcées, elles ne nous paraissent pas en rapport avec le degré de déplacement de la tête fémorale.

Le traitement fut institué comme pour une coxalgie ordinaire.

Les douleurs et la tuméfaction de la hanche disparurent assez promptement, mais lorsque nous voulûmes lever l'appareil vers la fin de septembre, grand fut notre étonnement en voyant la luxation se reproduire telle que nous l'avions observée au commencement du traitement.

Ce fut alors seulement que, pressés par nos questions, les parents finirent par nous avouer que l'enfant nous avait été déjà présentée à l'âge de cinq ans, et qu'à cette époque nous avions diagnostiqué une *luxation congénitale.*

Force nous fut donc de modifier notre traitement et de recourir à celui que nous employons pour les luxations congénitales.

Notre jeune malade fut ainsi guérie d'une double affection de la hanche, et, depuis deux ans, elle peut faire d'assez longues courses sans trop de fatigue, Disons, toutefois, qu'il lui est resté un léger mouvement de claudication.

OBSERVATION XVI.

Madame F..., vingt-six ans, d'un tempérament lymphatique très-prononcé, se présenta à nous avec les mêmes symptômes que mademoiselle Suzanne, et, cependant, il ne nous vint pas à l'esprit que nous pouvions avoir affaire à une coxalgie entée sur une luxation congénitale.

Nous commençâmes donc le traitement comme d'habitude, mais les phénomènes signalés dans l'observation précédente se reproduisirent sous nos yeux. La malade finit par nous avouer qu'elle avait boité depuis sa première enfance; mais que depuis trois ou quatre ans la marche, de difficile qu'elle était auparavant, était devenue excessivement douloureuse, puis tout à fait impossible.

Madame F... fut placée dans l'appareil le 6 mai 1862 ; les douleurs, qui étaient très-vives, disparurent rapidement, et, le 6 août, la malade put marcher à l'aide de l'appareil que nous employons pour les luxations congénitales.

Madame F... a fait usage de cet appareil jusqu'en 1863, et maintenant la progression s'accomplit sans peine et presque sans claudication.

Enfin, nous arrivons à un troisième cas, et ce cas est pour nous d'un très-grand intérêt puisqu'il s'est terminé par un examen nécroscopique.

OBSERVATION XVII.

(Extrait des *Bulletins de la Société anatomique*, année 1839, p. 11.)

M. Boudet montre les os pelviens d'un homme de vingt-huit ans, mort avec un calcul qui oblitérait le canal cystique : la vésicule biliaire est grosse comme un œuf de poule, transparente; elle renferme un liquide incolore et un peu filant. Le foie est jaune et non ratatiné.

Ce jeune homme avait un raccourcissement des deux membres inférieurs et tous les autres signes d'une luxation en haut et en dehors. *Il éprouvait de vives douleurs;* des fistules existaient à droite; de la fièvre survint et bientôt le marasme et la mort. La cavité cotyloïde droite était *atrophiée, triangulaire;* son bord postérieur était recouvert de cartilage. La capsule unie à ce bord par une extrémité, était restée adhérente par l'autre au col du fémur, de sorte que la tête de cet os en était encore enveloppée. Il existait un peu de pus dans la cavité cotyloïde. *La tête du fémur était très-petite*, presque dénudée de cartilage. *Deux petits tubercules se trouvaient dans son tissu.* La cavité cotyloïde droite était également *triangulaire, presque oblitérée.* Le col du fémur était devenu horizontal, et la tête ne dépassait pas le niveau du sommet du grand trochanter. Elle était dénudée de cartilage, infiltrée de pus, et le petit fessier avec lequel elle se trouvait en rapport était également infiltré de ce liquide. La capsule était détruite. La tête du fémur n'offrait pas d'hypertrophie interstitielle. Ganglions et poumons tuberculeux. Le malade, qui était très-affaibli, dit n'avoir pas toujours été contrefait; cependant, d'autres renseignements tendent à faire croire que ces luxations étaient congénitales.

Nous croyons, en effet, que dans ce cas particulier, des luxations congénitales sont devenues le siége de lésions de nature inflammatoire d'un côté, tuberculeuse de l'autre; et que deux états pathologiques distincts se trouvaient exister ainsi sur les mêmes organes.

G. — La constatation soudaine, chez un sujet jeune et naguère encore en parfaite santé, d'un état fébrile continu, d'une douleur violente au niveau de l'articulation fémoro-tibiale, de la tuméfaction de cette jointure; sans contredit, voilà un appareil symptomatique bien propre à appeler l'attention du chirurgien sur les *maladies organiques dont le genou est si fréquemment atteint*, et s'il reconnaît en coïncidence un aspect physiologique, une indolence complète de la hanche, l'éventualité d'une affection siégeant dans l'articulation coxale s'éloigne de son esprit.

Si nous avons longuement insisté sur cet insidieux caractère qui voile le début de la coxalgie, et si nous y revenons encore, c'est qu'il porte en lui la cause la plus fréquente peut-être, la plus regrettable à coup sûr, des diagnostics erronés.

Il faut, en vérité, être prévenu du fait de la manière la plus explicite pour ne pas voir dans une douleur exclusivement localisée au genou, et dans une tuméfaction notable de l'article, des phénomènes idiopathiques. Ainsi que nous l'avons déjà dit, une exploration très-attentive et très-minutieuse de la hanche peut seule permettre d'éviter l'erreur.

L'indolence, toutefois, de l'articulation coxale, qui doit bientôt faire place à de vives et interminables souffrances, est plus apparente que réelle. Des pressions méthodiques pratiquées sur le grand trochanter, des mouvements de rotation imprimés à la cuisse, des efforts surtout d'extension complète du membre, en éveillant dans la hanche des douleurs sourdes et profondes, fixeront sur le siége précis de la maladie, et sur sa véritable nature.

A défaut de l'attitude caractéristique des sujets atteints

de coxalgie (point extrêmement important sur lequel nous avons insisté suffisamment pour être dispensés d'y revenir), ce dont il convient d'acquérir l'assurance la plus complète chez les jeunes enfants qui se plaignent d'une douleur vive au genou, et chez lesquels on remarque de la tuméfaction au niveau de cette jointure, c'est que les mouvements de la hanche ne subissent nulle entrave, et qu'il est impossible par des manœuvres méthodiques réitérées de faire naître en cette région la moindre sensation douloureuse. Alors, la prudence exige qu'on suspende le diagnostic. Pour éviter des méprises regrettables et trop souvent consignées dans la science, on doit ne pas se hâter de considérer les troubles dont le genou est momentanément le théâtre comme la maladie principale dont il s'agit de triompher.

H. — Par la fièvre qui s'allume dès le début, par la douleur qui se manifeste à la hanche et au genou avec prédominance au niveau de cette dernière jointure, par la difficulté de la progression et les altérations qui se produisent dans les dimensions du membre correspondant, par la lenteur enfin de la marche, et la formation, à la période ultime, d'abcès symptomatiques, une affection qui offre d'intimes analogies avec celle qui nous occupe est la *sacro-coxalgie*.

Quoi d'étonnant, puisque ici nous trouvons proximité de siége et identité de nature?

Premier caractère de communauté : la douleur est d'autant plus insidieuse que, par une bizarrerie remarquable, elle respecte d'ordinaire l'articulation coxale pour venir, comme dans la coxalgie, se fixer au genou. En cette région, son degré prédomine même sur celui qu'elle atteint au niveau de l'articulation sacro-iliaque, siége précis de la lésion.

Le moyen de la faire apparaître sur le lieu même de son origine consiste dans des pressions exercées avec le doigt sur le côté interne de l'articulation malade, au contact direct duquel on parvient par le toucher vaginal ou rectal. Il est possible encore de développer la douleur en exerçant une pression au niveau de l'épine iliaque postéro-supérieure, et c'est à ce moyen seul que nous avons eu recours dans les deux cas où il nous a été donné d'observer cette affection.

Le diagnostic se confirme d'un examen comparatif porté sur l'articulation coxo-fémorale, et de l'inutilité des manœuvres appropriées pour y exciter des douleurs.

La fièvre, qui peut s'allumer au début des deux affections, est, dans un cas comme dans l'autre, en raison de l'acuité phlegmasique. Les mêmes conditions la provoquent, l'entretiennent ou l'apaisent. Elle ne saurait en aucune façon fournir un élément de diagnostic différentiel.

Il n'en est pas de même des altérations de longueur du membre pelvien que régit dans les deux affections articulaires un principe commun, mais qui obéissent à des modalités distinctes.

Caractère pathognomonique en quelque sorte de la sacro-coxalgie : les changements de longueur imprimés au membre y sont « alternatifs et non permanents » (1). De plus, comme l'articulation coxo-fémorale a conservé la liberté de ses mouvements, et que la cuisse n'est pas fixée dans une demi-flexion permanente avec abduction

(1) Maisonneuve, *loc. cit.*, p. 191.

ou adduction, le grand trochanter ne cesse pas d'occuper ses rapports physiologiques, et la région de la hanche est exempte de déformations.

La communauté de nature enfin qui réunit dans un même groupe nosologique les deux maladies dont nous cherchons à démêler la caractéristique, confère à leur évolution et à leur issue une analogie qui, jusqu'à la fin, masque leur physionomie individuelle. Ajoutons, comme les exemples suivants en donnent la preuve, que les deux maladies peuvent coexister sur le même sujet. On comprend alors que la prédominance des caractères de l'une puisse dissimuler la réalité de l'autre, même à l'examen le plus attentif.

OBSERVATION XVIII.

Coxalgie coïncidant avec une sacro-coxalgie.

En 1854, nous avons été appelé à donner nos soins à mademoiselle B..., âgée de seize ans, d'un tempérament lymphatique assez prononcé.

Depuis trois ou quatre ans, cette jeune personne éprouve au genou droit et à la hanche du même côté des douleurs assez violentes pour rendre la marche à peu près impossible. Le membre paraît plus long, est porté dans l'adduction et dans la rotation en dehors : en un mot, nous reconnaissons tous les symptômes d'une coxalgie capsulaire.

Notre appareil est appliqué au mois de mai, les douleurs ne tardent pas à disparaître ; le membre reprend sa longueur et sa direction normales. L'appareil est maintenu appliqué pendant trois mois. La marche du traitement n'a rien présenté d'insolite; à cette époque, lorsque la malade est couchée, le membre peut exécuter, et sans douleur, tous ses mouvements normaux; mais dans la position verticale, et lorsque le poids du corps vient à reposer sur lui, la malade accuse une douleur très-vive au niveau de la hanche. Un examen très-attentif de la région permet de constater qu'en exerçant une pression même légère au niveau de l'articulation sacro-coxale, on détermine une vive douleur.

Il nous était donc démontré que nous avions eu affaire à une sacro-coxalgie en même temps qu'à une fémoro-coxalgie.

Nous avons soumis notre jeune malade à l'usage de la ceinture que nous employons pour le traitement du relâchement des symphyses pelviennes, et six mois de son application ont suffi pour obtenir une guérison complète et durable.

Notre jeune malade s'est mariée trois ans plus tard, et nous n'avons pas appris que la moindre trace de l'affection se soit montrée à l'époque de ses différentes grossesses, ni dans le cours des années qui ont suivi.

OBSERVATION XIX.

Sacro-coxalgie compliquant une coxalgie osseuse. — Guérison.

Madame de P..., âgée de quarante ans, d'un embonpoint médiore, d'un tempérament nervoso-sanguin, est accouchée très-heureusement au mois de juillet 1862; elle se remit assez promptement, quoique l'écoulement lochial ait été plus abondant que de coutume.

Vers le 12 octobre, elle ressentit tout à coup, et sans cause appréciable, une vive douleur siégeant à la hanche et dans toute l'étendue du membre inférieur gauche. La progression et la station perpendiculaire étaient devenues à peu près impossibles.

Vers le 15, c'est-à-dire trois ou quatre jours après l'invasion des douleurs, une fièvre violente se déclara, et le médecin qui fut appelé diagnostiqua une fièvre muqueuse. Peu de jours après apparurent les symptômes d'une fièvre pernicieuse, et le sulfate de quinine fut administré à haute dose. Les accidents pernicieux disparurent, mais la maladie initiale continua lentement son cours et se termina par des sueurs abondantes.

L'abondance de l'écoulement lochial, la diète, les sueurs profuses avaient profondément affaibli la malade. De plus, à mesure que la fièvre diminuait, les douleurs du membre inférieur augmentaient d'intensité. Elles arrivèrent à ce point de violence, que la malade ne pouvait exécuter les mouvements les plus limités, fût-ce même ceux du pied.

On appliqua sur la face interne et sur la face externe du membre, douze vésicatoires qui n'apportèrent aucun changement dans l'état de la hanche, ni aucun soulagement dans les douleurs. On essaya aussi diverses frictions calmantes; mais en présence de l'inertie de tous les moyens employés, on finit par s'en remettre au temps pour obtenir l'amélioration qu'ils paraissaient insuffisants à procurer.

Trois mois plus tard, madame de P... se leva et fit quelques pas à l'aide de béquilles; ce fut alors qu'elle s'aperçut que le membre malade présentait un raccourcissement de 5 centimètres. La progression était très-pénible.

La malade vint à Paris, et on lui administra des douches qui restèrent sans avantage.

Enfin, vers la fin de septembre 1863, nous avons été appelé en consultation avec M. le docteur Goureau, et nous avons reconnu que le membre inférieur gauche était porté dans une adduction forcée et dans un certain degré de rotation interne.

Le grand trochanter est très-saillant et légèrement porté en avant.

Si, plongeant l'extrémité des doigts dans la fosse iliaque interne, et appliquant le pouce sur la fosse iliaque externe, on mesure l'épaisseur de l'os iliaque, on reconnaît qu'il est hypertrophié dans toute son étendue; que les tissus qui l'avoisinent sont tuméfiés et comme indurés. L'éminence ilio-pectinée est le siége d'une tuméfaction telle, qu'on a pu croire la tête fémorale luxée en cet endroit.

Le bassin est fortement incliné; la crête iliaque gauche est beaucoup plus élevée que la droite; il est possible de reconnaître que la tête fémorale a repoussé le sourcil cotyloïdien en haut vers la fosse iliaque externe, mais qu'elle est encore logée dans la cavité cotyloïde très-déformée. Le raccourcissement apparent mesure un peu plus de 5 centimètres.

Les mouvements imprimés au membre permettent de constater que la mobilité de l'articulation, quoique diminuée de beaucoup, n'est pas complétement abolie.

L'appareil est appliqué le 13 octobre 1863. Les douleurs diminuent rapidement et disparaissent à peu près complétement au bout d'une quinzaine de jours.

La tête fémorale ayant refoulé fortement le sourcil cotyloïdien en haut et en arrière, nous avons dû n'appliquer d'abord que le sous-cuisse du côté malade, afin de permettre à la tête de glisser plus facilement vers la partie de la cavité cotyloïde qu'elle avait abandonnée. Mais, malgré toute la patience que nous avons pu y mettre, la tête fémorale n'est guère descendue de plus de 2 centimètres. Nous en avons conclu que l'ostéite, dont l'os iliaque était affecté, avait tuméfié les rebords de la cavité cotyloïde, avait diminué sa capacité et s'était opposée au retour de la tête fémorale au point où nous voulions la ramener.

Le membre a cependant été un peu allongé et a repris une direction meilleure ; c'est-à-dire qu'il a été ramené à une adduction moins prononcée et que la station et la déambulation sont devenues faciles, d'à peu près impossibles qu'elles étaient.

Pendant toute la durée de la maladie et du traitement, la malade avait accusé à la région lombaire, une douleur sourde qui n'avait pas paru de nature à fixer particulièrement l'attention ; mais quand madame de P... voulut marcher, cette douleur devint tellement violente qu'il lui était tout à fait impossible de s'appuyer sur le membre du côté malade.

Nous reconnûmes alors que l'ostéite de l'os iliaque, qui avait certainement été la cause première de la coxalgie, avait aussi gagné l'articulation sacro-coxale, et avait déterminé ainsi le développement d'une *sacro-coxalgie.*

Il restait donc à soigner une maladie qui s'était dissimulée pendant plus de six mois sous des caractères mal définis. Dans le but d'éviter à la malade un nouveau séjour au lit, nous avons essayé d'appliquer la ceinture que nous avons imaginée pour le cas de relâchement pathologique des symphyses du bassin.

Cette tentative fut très-heureuse, car à peine notre ceinture était-elle appliquée que madame de P... put marcher d'abord avec des béquilles, puis avec une canne.

Enfin, depuis le mois d'avril, madame de P... est retournée dans sa famille et peut maintenant faire d'assez longues promenades sans fatigue.

Dans la sacro-coxalgie, comme dans la coxalgie proprement dite, les lenteurs de la marche ne sont troublées que par des alternatives de rémittence et d'exacerbation. Des désorganisations profondes, la suppuration, des abcès migrateurs, tel en est le dernier terme.

L'étude du diagnostic des abcès provenant de la sacrocoxalgie nous fournit une transition des maladies qu'il convient de distinguer de la coxalgie proprement dite avant la période de suppuration, à celles dont le caractère de ressemblance provient de la suppuration même.

I. — Toutes les *affections suppurées* qui pourraient en imposer pour une coxalgie ont, avec cette dernière maladie, ceci de commun : 1° qu'à un moment donné de leur évolution, à celui d'ordinaire qui coïncide à la période d'élaboration du pus, elles s'accompagnent d'une réaction générale (fièvre, — frissons, — nausées, — vomissements) ; 2° que l'accès du pus à la région de la hanche y suscite une douleur plus ou moins violente ; 3° que les fonctions articulaires, entravées dans une mesure variable, peuvent être abolies d'une manière absolue; 4° enfin, que la claudication, que des attitudes vicieuses sont leurs conséquences inévitables.

Les abcès de la hanche qui pourraient simuler ceux que la coxalgie tient sous sa dépendance, sont circonvoisins ou migrateurs.

Circonvoisins, et tout à fait étrangers à l'affection qui nous occupe, les abcès qui se développent à la racine de la cuisse proviennent ordinairement, ainsi que M. Labbé le fait remarquer (1), de cette tendance aux suppurations qui couronnent l'évolution des fièvres graves. Ils siégent dans les couches cellulaires profondes et affectent la marche de phlegmons intermusculaires. Ils peuvent, à la vérité, s'ils viennent à progresser du côté de la capsule orbiculaire, intéresser son tissu, se déverser dans le centre de l'article et provoquer une coxalgie du pronostic le plus fâcheux; mais, à proprement parler, et abstraction faite de cette éventualité heureusement exceptionnelle, ils n'ont avec la coxalgie aucun lien de parenté; et tous les moyens d'investigation qui permettent de s'assurer de l'intégrité de l'article, servent à les distinguer d'elle.

Le diagnostic des abcès idiopathiques compris entre les plans musculaires profonds de la hanche s'enveloppe parfois des difficultés les plus grandes.

L'exemple suivant en fait foi. Il est extrait, par M. Labbé (2), de la clinique de Robert; et, à notre tour, nous l'empruntons au chirurgien de l'Hôtel-Dieu.

(1) Labbé, *loc. cit.*, p. 81.

(2) Labbé, *loc. cit.*, p. 84 (extrait de la *Clinique chirurgicale* de Robert, p. 270).

OBSERVATION XX.

Une jeune fille de seize ans, pâle, lymphatique, apprentie couturière, fait tous les jours des courses fort longues. Le dimanche avant Noël, en regagnant son domicile, elle fut prise de violentes douleurs dans la fesse gauche ; elle eut beaucoup de peine à aller jusque chez elle; elle se coucha aussitôt, et, le jeudi suivant, elle se décida à entrer à l'Hôtel-Dieu.

Elle fut placée dans un service de médecine, où on lui fit appliquer des ventouses et un vésicatoire volant ; enfin, elle passa dans notre service.

L'affection que porte cette malade était si peu caractérisée, que je dus passer en revue toutes les lésions que l'on peut rencontrer dans la hanche, le bassin, etc. La malade nous était annoncée comme ayant une coxalgie ; elle souffrait dans la fesse et jusque dans le genou; je voulus donc m'assurer d'abord de l'état de la hanche. Or, je pus faire exécuter au membre tous les mouvements dont il est susceptible, et cela sans difficulté et sans douleur pour la malade. Donc l'articulation coxo-fémorale était saine. J'ai voulu savoir ensuite si les articulations du bassin étaient malades, bien que cela soit excessivement rare chez une jeune fille de seize ans. J'ai pressé vigoureusement ; en aucun point je n'ai provoqué de douleur; les articulations sont saines.

J'ai dû m'assurer aussi de l'état des os du bassin. L'os iliaque m'a paru intact, car la douleur siégeait vis-à-vis du trou sciatique, là précisément où il n'y a point d'os.

J'ai ensuite exploré les muscles; chez notre malade, il n'y a aucun signe de psoïtis.

Enfin, j'ai pressé sur le point précis où la malade accuse de la douleur; c'est le milieu de la fesse gauche, vis-à-vis du trou sciatique. J'ai voulu savoir si le muscle grand fessier était le siége d'une inflammation ; et pour cela, j'ai fortement fléchi la cuisse sur le bassin; or, dans cette position, le muscle grand fessier aurait dû être le siége de vives souffrances s'il avait été enflammé; la malade n'a éprouvé que peu de douleur. Mais si l'on presse sur ce point, la malade souffre considérablement. Où donc siége le mal? Dans le tissu cellulaire situé sous le muscle grand fessier. J'ai eu, en effet, l'occasion d'ouvrir un certain nombre d'abcès sous-fessiers.

Migrateurs, les abcès qui parviennent à la région coxale peuvent avoir pour origine : 1° un psoïtis; 2° une carie du fémur ou de l'os iliaque; 3° une sacro-coxalgie; 4° une carie vertébrale. S'ils ne proviennent d'aucune de ces sources, par voie d'exclusion on reconnaît qu'ils dépendent de lésions siégeant dans l'articulation coxo-fémorale.

1° Les abcès du *psoïtis* cheminent, en suivant le trajet du psoas enflammé, jusqu'à son insertion au petit trochanter, et font saillie sous les téguments au niveau de cette éminence, à la face interne et antérieure de la cuisse. Ce lieu est aussi un de ceux que les abcès migrateurs de la coxalgie choisissent le plus souvent pour leur apparition.

Autre signe commun aux deux maladies, et qui se manifeste avant la formation du pus : la cuisse est condamnée ici par les déformations articulaires, là par la rétraction du muscle malade, à une demi-flexion permanente, à l'adduction et à la rotation interne. Mais, dès le début, le psoïtis a dû révéler sa présence par la douleur vive qu'il suscite à la région lombaire et qui, de là, se ramifie du côté de la fesse, du côté de la fosse iliaque et jusqu'au pli de l'aine. Les douleurs engendrées par la coxalgie n'offrent rien de semblable. De plus, les collections purulentes symptomatiques de l'inflammation du psoas, dans leur migration de la fosse iliaque interne vers la face antérieure et interne de la cuisse, ont à traverser l'arcade crurale. Il est loisible de voir la collection de liquide poindre à la région inguino-crurale ; puis son relief s'accuser, puis enfin sa masse se déverser sur un plan plus inférieur et correspondant au petit trochanter.

Cette progression n'a rien de commun avec celle des abcès de la coxalgie. L'origine du psoïtis fournit encore un caractère distinctif. C'est principalement à la suite de l'état puerpéral qu'il se développe.

2° Dans les *caries du grand trochanter* ou *de l'os iliaque*, aux collections purulentes, aux trajets fistuleux, aux déviations du membre, soit en dedans, soit en dehors, et à son atrophie (ensemble symptomatique de nature à faire naître la confusion), se joignent comme caractères distinctifs, l'indolence du centre articulaire malgré tous les moyens propres à y exciter les douleurs, et la liberté des mouvements d'extension et de flexion de la cuisse.

3° Les abcès symptomatiques de la *sacro-coxalgie* sont par eux-mêmes plus difficiles à différencier de ceux qui ont pour point de départ l'articulation coxale. Le terme de leur migration est souvent commun. D'ordinaire ils fusent derrière le grand trochanter, et s'ouvrent à la région fessière en laissant après eux de longs trajets fistuleux. Il est bien rare toutefois qu'avant leur apparition, à l'époque précise où le pus s'élabore, une violente exacerbation dans les douleurs n'ait pas appelé l'attention sur le lieu même de leur point de départ.

4° Les vastes abcès ossifluents qui succèdent à une *carie vertébrale*, ne se présentent point sans que de longues et pénibles souffrances aient été accusées sur le trajet de la colonne vertébrale. Le plus souvent, lorsqu'ils sont parvenus au niveau de la cuisse, la région dorso-lombaire est le siége d'une gibbosité. Enfin, avant de faire saillie à la face interne du membre, ils ont occupé le pli de l'aine; comme pour les abcès du psoïtis, on a été à même de suivre leurs progressions à travers l'arcade crurale.

Avec M. Maisonneuve, signalons toutefois une cause de confusion qu'entraînent avec elles ces collections purulentes qui ont cheminé le long du muscle psoas.

« L'erreur, dit avec une grande raison M. Maisonneuve (1), est bien difficile à éviter dans les cas complexes où les deux maladies existent en même temps. Il en est ainsi quand le pus fourni par une carie vertébrale n'arrive à l'extérieur qu'après avoir traversé l'articulation coxo-fémorale, soit qu'il ait perforé le fond de la cavité cotyloïde, soit qu'il ait pénétré par l'ouverture de communication qui existe quelquefois entre la gaîne du muscle psoas et la synoviale de l'articulation coxo-fémorale. »

Disons-le enfin, si, dans toutes ces affections suppurées, les abcès convergent vers le pourtour de l'articulation

(1) Maisonneuve, *loc. cit.*, p. 193.

coxale, leur ouverture, spontanée ou non, laisse des trajets fistuleux dont la direction peut éclairer jusqu'à un certain point sur l'origine précise du pus.

Il s'agit maintenant d'aborder une question plus délicate. « Il ne suffit pas, dit M. Maisonneuve (1), d'avoir » constaté l'existence d'une coxalgie, il serait à souhaiter » que l'on pût déterminer quelle est son espèce, c'est-» à-dire quels ont été les tissus primitivement affectés, et » quelle est la nature des altérations qu'ils ont subies. » Dans un même ordre de pensées, et à une date toute récente, M. Labbé émet le regret de ne pouvoir préciser la nature des lésions articulaires et le siége exact des altérations. « Le palper de la cuisse, dit M. Labbé (2), ou » du bassin peut bien faire supposer que le fémur ou l'os » iliaque sont le siége d'une carie ou d'une nécrose, etc. ; » mais il serait désirable, dans chaque cas déterminé, de » savoir si la maladie a débuté par la synoviale ou par un » des os de l'articulation ; le pronostic en serait éclairé. » Mais c'est surtout au point de vue du traitement qu'il » y aurait avantage à connaître quelle est l'étendue des » lésions osseuses, et en particulier quel est l'état de l'ace-» tabulum. »

Nous croyons être en état de fournir la réponse à plusieurs de ces questions.

Déjà Brodie (3) avait fait en ce sens quelques tentatives. Elles devaient rester infructueuses, parce que l'auteur anglais appuyait sa classification sur la consta-

(1) Maisonneuve, *loc. cit.*, p. 196.

(2) Labbé, *loc. cit.*, p. 90.

(3) Brodie, *Traité des maladies des articulations*, p. 106.

tation de phénomènes qui ne méritent qu'une attention secondaire.

Que l'altération dans le relief de la région fessière consiste en une tuméfaction uniforme, ou bien en un aplatissement, suivant qu'elle répond à tel ou tel ordre de cas, c'est là une vérité générale qui subit autant d'atténuations qu'il se présente de circonstances individuelles. Que la douleur s'exaspère par la pression plutôt que par les mouvements, et *vice versâ*, selon que tels ou tels tissus sont altérés, c'est un fait qui nous paraît bien difficile à reconnaître dans la pratique. Que la douleur, encore, soit constante, intense, martyrisante, lorsque les cartilages se prennent à s'éroder, c'est une erreur aujourd'hui universellement reconnue. Que les atteintes de la douleur soient moins immédiates et son acuité toujours modérée, lorsque la lésion se borne aux parties molles articulaires exclusivement, c'est une assertion que l'observation journalière nous empêche d'admettre.

Tels sont cependant les principaux éléments apportés par Brodie pour le diagnostic entre la coxalgie des parties osseuses et celle des parties molles qui constituent l'article.

A notre avis, le phénomène capital, celui qui tient tous les autres sous sa dépendance, c'est la position vicieusement affectée par le membre pelvien. Les caractères nettement tranchés de l'attitude pathologique ont servi de base à notre classification ; leur connaissance doit aussi nous guider dans le diagnostic que nous cherchons à établir.

Groupant autour de l'allongement avec demi-flexion, abduction, et rotation externe, un ensemble déterminé de phénomènes cliniques et anatomo-pathologiques; rattachant non moins naturellement au raccourcissement avec demi-flexion, adduction, et rotation interne, un second ordre aussi bien défini de symptômes et d'altérations, nous avons pu décrire dans la coxalgie une période d'état avec deux formes distinctes, suivant que le squelette ou l'appareil ligamenteux sont, à l'exclusion l'un de l'autre, le siége des altérations anatomiques. La question actuelle se réduit donc au diagnostic précis de l'allongement et du raccourcissement.

Il est si vrai de dire que ce point est capital, que les auteurs en sont incessamment préoccupés.

Apparentes pour les uns, réelles pour les autres, les variations de longueur du membre dans la coxalgie ont été, de la part de M. le professeur Malgaigne, l'objet de recherches du plus haut intérêt.

Résumant ses conclusions sous la forme saisissante qui lui est accoutumée, M. Malgaigne (1) a démontré que « dans un grand nombre de cas, par le fait de la dé-» viation du bassin, le membre raccourci à la mesure » est allongé à l'œil; et que le membre raccourci à l'œil » est allongé à la mesure. » C'était prévenir les observateurs contre une cause sans cesse renaissante de méprises, et appeler leur attention sur l'importance d'une exactitude extrême dans la mensuration.

De son côté, M. Parise (2) a fait voir que si l'on prend sur l'épine iliaque antéro-supérieure un premier point fixe, sur le condyle externe du fémur un second point

(1) Malgaigne, *Gazette des hôpitaux*, 1838, p. 100.

(2) Parise, *Arch. gén. de méd.*, 4e série, t. II, p. 282.

fixe, et que si l'on mesure la distance qui sépare ces deux points, cette distance variera chez le même sujet suivant la position qu'on imprime à la cuisse. En effet, une ligne fictive menée de l'épine iliaque antérieure et supérieure au centre de la cavité cotyloïde, fait avec une autre ligne menée de ce centre au condyle interne un angle dont le sinus varie suivant que la cuisse est portée dans l'adduction ou dans l'abduction. De plus, la première ligne menée de l'épine iliaque antéro-supérieure au condyle externe forme, avec les deux lignes fictives dont il vient d'être question, un triangle dont elle est la base, et dont l'étendue variera en raison de l'ouverture de l'angle qui en est le sommet. Bref, il résulte des recherches de M. Parise que la plus grande longueur apparente à la mensuration est donnée par un mouvement combiné d'adduction et d'extension, et que le raccourcissement le plus marqué est donné par la flexion unie à l'abduction.

On voit déjà de combien de termes le problème se complique; mais généralisons un peu. Si l'on prend pour points de repère, ainsi qu'on a coutume de le faire dans la pratique, l'épine iliaque antéro-supérieure d'une part; une éminence quelconque du membre, la malléole externe par exemple, de l'autre, quelles sont les conditions préalables indispensables pour une mensuration exacte du membre pelvien?

Avant tout, il convient de s'assurer si les proportions des parties congénères sont symétriques.

Il faut placer le bassin dans une rectitude absolue.

Les deux membres doivent être étendus sur le même plan horizontal et résistant, rapprochés également de l'axe du corps, et maintenus dans un parfait parallélisme.

En remontrant lors avec le doigt sur le tendon du muscle couturier qui s'insère à l'épine iliaque antéro-supérieure, on détermine, des deux côtés, la position exacte de cette éminence, et l'on en dessine les saillies d'un trait de plume assez léger pour que les téguments n'en soient pas déplacés. Une ligne droite menée de l'une à l'autre épine permet ensuite de reconnaître si la rectitude du bassin ne laisse rien à désirer. Puis, on trace sur la peau qui recouvre les malléoles externes, le dessin de leurs saillies en prenant, comme tout à l'heure, un soin extrême pour ne pas déplacer les téguments. On mesure alors comparativement les deux côtés avec un fil tendu non extensible, et l'on apprécie la différence qui existe entre les dimensions des deux membres. Cette méthode de mensuration fournit dans les traumatismes, dans les fractures du col du fémur, des résultats d'une précision remarquable; mais elle est impraticable dans la coxalgie, puisque l'extension complète du membre est impossible; que la déviation s'oppose à ce qu'on le place parallèlement à son congénère; et que la rectitude du bassin n'offre que de passagères garanties. A la vérité, l'anesthésie par le chloroforme permet dans bon nombre de cas d'atténuer les déviations d'une manière fondamentale; mais si l'on ne triomphe pas par l'anesthésie de la contracture des muscles, à plus forte raison sera-t-on impuissant en présence de déviations déterminées par des altérations dans la forme des surfaces osseuses.

D'une précision incontestable, lorsqu'il s'agit de se rendre compte des variations qu'une fracture a fait subir aux dimensions du membre, le procédé classique de mensuration que nous venons d'exposer, ne saurait donc apporter aux éléments du diagnostic qu'un contingent inconstant et faible.

Frappé de cette lacune, M. le docteur Giraud-Teulon (1) a eu l'idée d'appliquer au diagnostic des variations de longueur du membre, un principe de géométrie qui permet d'en pratiquer la mensuration sans tenir compte, ni de la déviation du bassin, ni de la position vicieuse de la cuisse. *Étant connus les trois côtés d'un triangle, il est toujours possible de déterminer la distance qui sépare son sommet de la partie moyenne de sa base.*

Pour arriver à la connaissance de la base du triangle, M. Giraud-Teulon part de cette observation anatomique, que l'épine iliaque antéro-supérieure et le point le plus bas de la tubérosité de l'ischion sont sur une même igne droite passant par le centre de la cavité cotyloïde ; en outre, que le centre de la cavité cotyloïde répond à la partie moyenne de cette ligne.

Pour *déterminer* la distance qui existe d'un point quelconque du corps du fémur (le condyle interne de son extrémité inférieure, par exemple) au centre de la cavité cotyloïde, il faut donc :

1° Chercher à travers les parties molles, l'épine iliaque antérieure et supérieure, et le point le plus bas de l'ischion ; puis, mesurer avec un compas d'épaisseur la distance, invariable chez le même sujet, qui les sépare.

2° Mesurer avec un fil non extensible la distance qui existe entre le condyle interne du fémur et l'épine iliaque

(1) Giraud-Teulon, *Gazette médicale*, 1854.

antéro-supérieure d'une part, entre le condyle interne et le point inférieur de l'ischion de l'autre;

3° Tracer avec ces trois dimensions un triangle, et mener de son sommet à la partie moyenne de sa base une ligne droite. Cette ligne droite mesurera la distance qui sépare le condyle interne du centre de la cavité cotyloïde. Elle permettra donc d'apprécier la longueur du fémur.

Un examen comparatif porté sur le fémur du côté opposé, donnera la mesure des variations réelles de longueur du côté malade.

Le degré de ces variations de longueur est égal à la différence de proportions que l'on constate entre les deux lignes menées du sommet de chaque triangle à la partie moyenne de sa base.

Ce procédé de mensuration a l'incontestable avantage de pouvoir être pratiqué dans toutes les positions du membre sans rien perdre de son exactitude.

En effet (1), soit O le centre de la cavité cotyloïde, C une première position, et C' une seconde position affectées par le condyle interne du fémur.

La distance AI, qui sépare l'épine iliaque de la face inférieure de l'ischion, et qui sert de base aux deux triangles à tracer, ne varie pas. Seules, les lignes AC et IC, AC' et IC', qui forment les côtés des triangles, varient; mais puisque les deux triangles ACI et AC'I, ont une base commune, les différences que présentent leurs autres côtés se compensent mutuellement, et les deux triangles sont égaux. Donc la ligne CO, menée du sommet à la partie moyenne de la base du premier est égale à la

(1) Voyez, page suivante, fig. 21.

ligne C'O, menée du sommet du second à la partie moyenne de sa base. La mesure de la distance qui sépare le condyle interne du centre de la cavité cotyloïde est donc fournie avec une semblable exactitude dans les deux positions C et C', occupées tour à tour par le condyle interne.

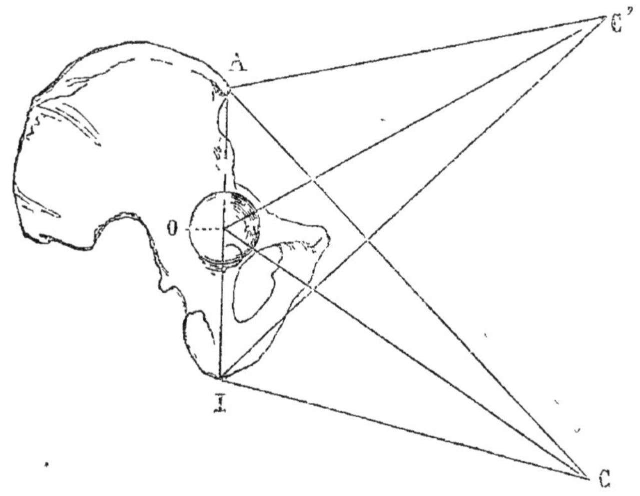

Fig. 21.

Bref, ce procédé de mensuration donne, d'après M. Giraud-Teulon, des résultats mathématiquement exacts à un centimètre près.

Il faut toutefois le reconnaître, quelque ingénieux qu'il soit, il encourt une grave objection. Déterminer à travers les couches charnues et adipeuses qui recouvrent la tubérosité de l'ischion, le point précis de cette apophyse qui occupe le plan le plus inférieur, n'est pas chose facile. Retrouver sur le côté opposé le point précisément correspondant, l'est encore moins; et, cependant, la justesse de l'épreuve comparative dépend tout entière de cette condition. Chez les femmes surtout, et chez les petits enfants, alors que la coxalgie, à sa période encore initiale, n'a pas déterminé l'émaciation qui sera la conséquence de ses ravages ultérieurs, l'épaisseur et la résistance des couches adipeuses et charnues masquent le plan osseux que l'on recherche, au point de rendre douteuses les plus attentives investigations.

Mais il y a plus : c'est que si les rapports indiqués par M. Giraud-Teulon, entre l'épine iliaque, la tubérosité de l'ischion et la cavité cotyloïde (base de son procédé de mensuration), sont généralement exactes chez l'homme adulte, ils cessent de l'être chez la femme et chez les enfants.

Or, comme la maladie qui nous occupe est de beaucoup plus fréquente chez ces derniers que chez le premier, il en résulte que ce procédé de mensuration ne pourra nous être que d'un faible secours.

M. le professeur Malgaigne a proposé de tendre un lacs d'une épine iliaque antéro-supérieure à l'autre, pour indiquer la direction générale du bassin, et rétablir, autant que possible, son horizontalité. Ensuite, il prend un autre lacs qu'il place à la partie moyenne du premier, de manière à abaisser une perpendiculaire qui représentera la continuation de l'axe du corps entre les membres pelviens. Il devient alors facile de placer les deux membres à la même distance du lacs perpendiculaire, et, par conséquent, de les mettre dans des rapports équivalents avec le bassin.

Mais, malheureusement, ce mode de mensuration très-simple, et dont on a toujours les éléments sous la main, est très-infidèle. En effet, cette perpendiculaire abaissée à vue d'œil, peut tout aussi bien être inclinée à droite qu'à gauche. Par conséquent, les membres inférieurs seront placés dans une direction analogue, c'est-à-dire fautive, et la mensuration ne sera guère plus exacte que si on apportait le même soin à placer tout simplement les membres aussi régulièrement que possible.

M. Parise, ayant reconnu la défectuosité de ce mode de mensuration et presque de tous les autres, imagina de faire construire un appareil ayant la forme d'une équerre double, c'est-à-dire d'un T, et de faire graduer la branche transversale ou horizontale, en partant de zéro au milieu qui correspond à la branche verticale.

En ayant la précaution de placer chaque épine iliaque antéro-supérieure sous la même division de la branche transversale du T, on avait la certitude d'obtenir une perpendiculaire abaissée parfaitement dans la continuité de l'axe du corps. Mais il restait encore à mesurer chaque membre séparément, et les sources d'erreur restaient considérables.

Nous venons de voir que pour mesurer exactement la ongueur respective des deux membres pelviens, il est nécessaire de les placer dans des rapports identiques, relativement au bassin. Nous venons de voir que la méthode de mensuration de M. Giraud-Teulon, toute savante qu'elle est, ne peut donner un résultat parfaitement exact.

MM. Malgaigne et Parise s'en sont pris aux épines iliaques antéro-supérieures, comme aux points les plus faciles à reconnaître à la vue et au toucher ; seulement, le moyen de mensuration que chacun d'eux a proposé ne peut donner que des résultats approximatifs. Force nous fut donc de rechercher s'il ne serait pas possible de trouver un instrument assez précis pour arriver à une mensuration parfaitement exacte.

A cet effet, nous avons fait construire un instrument

composé d'une règle de bois assez longue pour dépasser inférieurement le niveau des talons, et que nous considérons comme devant être la *perpendiculaire abaissée* de

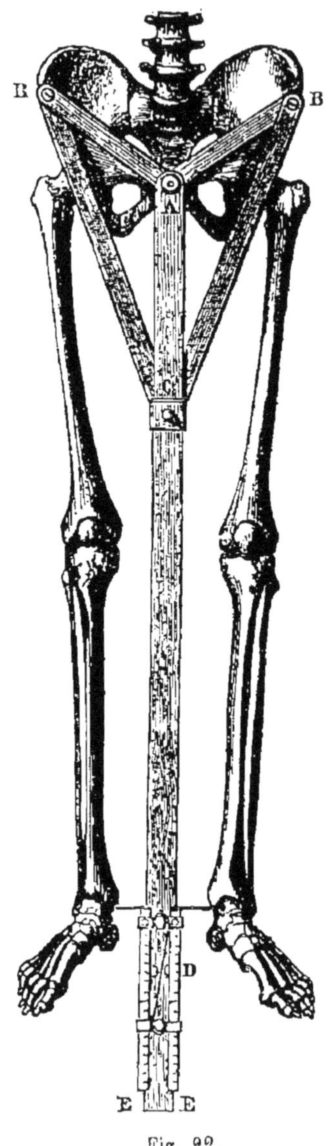

Fig. 22.

MM. Malgaigne et Parise. Il restait à nous fixer solidement sur les épines iliaques qui sont notre point de repère ; nous y avons pourvu en formant deux godets infundibuliformes assez semblables à l'embouchure d'une trompette, qui reçoivent les deux éminences osseuses et les logent très-exactement.

La largeur du bassin, variant presque avec chaque individu, nous avons dû monter nos deux godets de manière à ce qu'ils puissent s'écarter ou se rapprocher selon les besoins, tout en conservant les mêmes rapports avec la règle que nous nommons *perpendiculaire abaissée.*

Nous avons fixé nos deux godets à l'extrémité de deux règles de bois AB, articulées sur un centre commun A avec l'extrémité de la grande règle perpendiculaire.

Ces deux règles ayant un centre commun et étant de longueur parfaitement égale, décriront deux arcs de cercle qui, ayant eux-mêmes un centre commun et des rayons semblables, décriront nécessairement des arcs d'un même cercle ; par conséquent, ces deux règles et les godets qui les terminent seront toujours dans les mêmes rapports avec la règle *perpendiculaire,* si nous pouvons leur faire parcourir le même nombre de degrés en les éloignant ou en les rapprochant. Nous avons obtenu ce résultat en articulant en B les deux règles AB avec deux autres règles BC, plus longues que les premières, d'égale longueur entre elles et articulées à leur tour en C sur un curseur leur présentant un autre centre commun. Le curseur est monté à coulisse sur la grande règle, et peut à volonté être élevé ou abaissé. Par cette disposition, les règles BC viennent présenter chacune un arc-boutant à celles AB, et les maintenir toujours dans des rapports identiques. C'est-à-dire que nous avons construit, de chaque côté de la règle perpendiculaire, deux triangles scalènes équivalents et qui resteront toujours dans des rapports identiques, puisque leurs côtés et leurs angles seront toujours égaux entre eux. La base de chaque triangle est formée par la règle *perpendiculaire* elle-même, et peut varier de longueur selon que l'on élève ou qu'on abaisse le curseur qui supporte le centre commun aux attelles BC.

Or, les godets étant placés justement au centre de l'articulation des attelles AB et BC, c'est-à-dire à l'angle B, pourront être éloignés ou rapprochés, selon qu'on abaissera ou qu'on élèvera le curseur C, sans pour cela changer de rapport avec la règle *perpendiculaire*.

Donc la perpendiculaire abaissée sera toujours dans l'axe du bassin.

A la partie inférieure, et sur un autre curseur D, qui peut être abaissé jusqu'au delà des malléoles, nous avons placé deux règles EE parallèles à la perpendiculaire abaissée, et qui sont terminées supérieurement en équerre par un petit rebord saillant assez semblable à un compas de cordonnier.

Le curseur D représente, dans son ensemble et avec les deux règles EE, un parallélogramme rectangle qui, selon que les règles EE devront être éloignées ou rapprochées, peut être allongé ou raccourci sans changer leur parallélisme avec la règle perpendiculaire.

Application du compas.

Après avoir desserré la vis de pression du curseur C, on éloignera les deux godets jusqu'à ce qu'ils correspondent aux épines iliaques antéro-supérieures. On fixera toute cette partie du compas en resserrant la vis du curseur.

Les choses ainsi disposées, on fera tenir les godets ap-

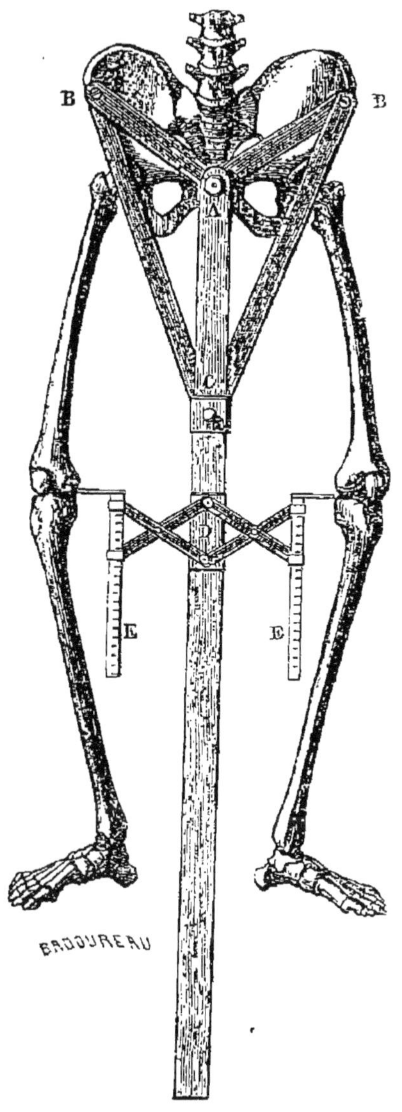

Fig. 23.

pliqués sur les épines iliaques ; on desserrera la vis du curseur D, et on le fera glisser sur la règle perpendiculaire jusqu'à ce que le petit rebord de la régle E soit arrivé à toucher l'extrémité de la malléole du membre le plus long. Fixant alors le curseur D, en resserrant sa vis, on desserrera la vis qui maintient la règle E du côté le plus court, on fera glisser la règle jusqu'à ce qu'elle vienne, à son tour, rencontrer la malléole; puis, resserrant sa vis pour la fixer, on pourra lire sur la règle qui est graduée la différence qui existe entre les deux membres.

Dans le cas où, par suite de l'abduction du membre malade, on serait forcé d'écarter le membre sain pour le placer à égale distance de la règle perpendiculaire, il faudrait allonger transversalement le parallélogramme formé par le curseur D.

On vient de voir que nos points de départ B sont toujours dans des rapports identiques avec la règle perpendiculaire. On vient de voir aussi que les supports de nos deux petites règles portées par le curseur D sont, à leur tour, toujours également à la même hauteur et à la même distance de la perpendiculaire. Par conséquent, si nous trouvons une différence de hauteur entre les malléoles, elle sera indiquée par la différence que les deux petites règles présenteront entre elles.

Dans le cas où l'abduction et la déviation du membre seraient assez considérables pour que le compas ne puisse aller jusqu'à la rencontre des malléoles, on prendrait la distance de l'épine iliaque à la tubérosité interne du condyle du fémur (fig. 23).

En somme, quelque minutieuse attention que l'on apporte aux mensurations, quelque ingénieux que soient les procédés mis en usage, la précision des résultats varie suivant des conditions cliniques que chaque indivualité modifie à l'infini. Ici, la méthode classique doit être délaissée à cause de l'impossibilité de ramener le bassin dans la rectitude et le membre dans l'extension.

Là, les difficultés de déterminer le point fixe, qu'il est pourtant indispensable de trouver sur l'ischion, enlèvent au procédé, en lui-même exact autant que simple, de M. Giraud-Teulon ses garanties de certitude.

Ailleurs, l'adduction du membre qui le maintient au delà de la ligne médiane dans une fixité invincible, rend impraticable l'application de l'*instrument?* que nous avons imaginé.

Force est donc bien de tourner la difficulté et de chercher ailleurs que dans une mensuration directe du membre, la notion qui doit faire de ses variations de longueur un important élément de diagnostic.

Où prendre cette notion, sinon dans l'étude approfondie des phénomènes morbides dont la variation de longueur s'accompagne; où doit-on la trouver, sinon dans l'appréciation motivée du rôle que chacun de ces phénomènes concomitants jouera dans sa production? Si, parmi ces faits pathologiques, on parvient une fois à démêler de ceux qui ne se produisent qu'à titre de conséquences de l'altération offerte par les dimensions du membre, ceux auxquels il convient d'accorder une influence génératrice sur ce symptôme capital de la coxalgie, ne sera-t-on en bonne voie de discerner la vérité touchant le caractère de ce symptôme, et de déterminer sa valeur séméiologique? En reprenant une à une les nombreuses explications, données par les auteurs, de l'allongement et du raccourcissement; en éliminant tour à tour celles de ces explications qui ne nous paraissaient pas fournir la véritable raison de l'un ou de l'autre phénomène ; en recherchant avec un soin extrême chacune des circonstances cliniques et anatomo-pathologiques dont ils s'entourent, en remontant (dans la mesure de nos moyens d'investigation) au principe, au début au moins de la lésion ; en suivant pas à pas cette lésion dans son *processus* et en en déduisant, dans leur ordre successif d'apparition, les conséquences pathologiques qu'elle comporte, c'est cette étude dont nous parlions tout à l'heure que nous avons entreprise.

Nous avons fait appel surtout aux faits. Plusieurs sont venus donner à nos conclusions une consécration indispensable. De la sorte, nous nous sommes crus en droit de poser en règle générale que l'allongement répond aux lésions de l'appareil ligamenteux ; le raccourcissement, aux lésions du squelette.

Partant de là, nous avons recherché parmi les conséquences de l'état pathologique de l'appareil ligamenteux, laquelle était de nature à produire l'allongement du membre ; nous n'en avons trouvé aucune capable d'un tel résultat. Quoi qu'il en soit donc de nos mensurations, elles sont sujettes à l'erreur, et l'allongement n'est qu'apparent.

Cette conclusion nous paraît d'autant plus conforme à la vérité, que si aucune des manifestations morbides dont l'état pathologique de l'appareil ligamenteux ne peut être le point de départ, n'est propre à déterminer un allongement réel, chacune d'elles concourt dans le degré de sa puissance à fixer le membre et le segment inférieur du tronc dans une attitude telle que cette apparence d'élongation devienne saisissante.

Des recherches de même ordre, portées sur les conséquences des lésions du squelette, nous ont éclairé, et sur la réalité incontestable, et sur le mode habituel de production du raccourcissement.

En cette considération, maintenant, que les altérations auxquelles la coxalgie expose les parties osseuses sont promptement incompatibles avec l'intégrité des dimensions du membre, et qu'elles ne tardent pas à entraîner son raccourcissement, nous avons dû rattacher, d'une manière exclusive, l'allongement apparent aux lésions limitées à l'appareil ligamenteux.

Puis, l'observation d'un ensemble symptomatique différent, alors que l'apparence d'allongement se montre, ou alors qu'il existe un raccourcissement réel, nous a permis de tracer les deux formes distinctes de l'affection, chacune avec sa physionomie individuelle.

Sans qu'il soit besoin de recourir à quelque principe d'un ordre étranger à celui qui nous dirige depuis le commencement de notre travail, nous pouvons donc maintenant formuler sur le diagnostic différentiel de la forme nosologique, sur celui du siége précis des altérations, et de la progression qu'elles ont suivie, sur celui encore du degré auquel plusieurs d'entre elles sont parvenues, les conclusions que voici :

D'une manière générale :

1° Au début de la coxalgie, l'allongement apparent du membre, avec demi-flexion, abduction et rotation externe, indique que le *summum* des lésions porte sur l'appareil ligamenteux, si même leur siége n'est exclusivement limité à cet organe.

Le raccourcissement, avec demi-flexion adduction et

rotation interne, montre que les lésions ont pour point de départ les extrémités osseuses.

2° Pendant le cours d'une coxalgie, la substitution du raccourcissement, de l'adduction et de la rotation interne, à l'allongement apparent, à l'adduction et à la rotation externe, signifie que les lésions, d'abord limitées aux parties molles de l'article, ont envahi les parties osseuses, et que les altérations subies par celles-ci dominent désormais la scène.

3° En l'absence de signes positifs de luxation, plus le degré du raccourcissement, plus celui de l'adduction sont prononcés, plus il y a lieu de conclure que la dépression de la partie postéro-supérieure du sourcil cotyloïdien est considérable.

C'est à la période d'état, dirons-nous enfin, que ces signes peuvent offrir pour le diagnostic un plus utile secours. Ils ont acquis tout leur relief, et n'ont rien perdu encore de leur intégrité.

Le tableau synoptique suivant, en groupant autour d'eux les phénomènes d'ordre secondaire dont ils s'accompagnent d'habitude, permet d'établir un parallèle entre l'aspect des deux formes que la coxalgie est susceptible de revêtir.

COXALGIE CAPSULAIRE.	COXALGIE OSSEUSE.
1° Déviations et altérations de longueur du membre.	
Allongement apparent. Demi-flexion. Abduction. Rotation externe.	Raccourcissement réel. Demi-flexion. Adduction. Rotation interne.

2° *Douleur.*

Vive dès le début. Martyrisante. Prédominante au genou pendant un laps de temps plus ou moins long.	Sourde au début ; nulle souvent, profonde sans être violente, prédominante au genou à une époque assez éloignée du début et pouvant masquer complétement la douleur de la hanche.
Avec ou sans exacerbations nocturnes.	Exacerbations nocturnes, surtout lorsque l'affection se lie à la syphilis.
Soubresauts, contractions spasmodiques.	Contractions spasmodiques, seulement lorsque les désordres ont acquis un degré avancé.
Prompte impossibilité de la marche.	Claudication, entravant la marche longtemps avant qu'elle soit impossible.

3° *Changement dans le volume de la fesse.*

Au début. — Empâtement après un temps variable :	Au début. — Aspect normal après un temps variable :
Dépérissement.	Dépérissement.
Aplatissement.	Aplatissement.
Flaccidité.	Flaccidité.
Élongation apparente.	Élévation du pli fessier.

4° *Abcès.*

Abcès circonvoisins fréquents dès les premiers temps, indépendants de lésions profondes.	Suppuration très-tardive due à des lésions très-avancées. Abcès migrateurs.

5° *Réaction fébrile.*

Ordinaire au début, liée à un état inflammatoire aigu, cède pour faire place à une demi-chronicité, et pour reparaître à la période de suppuration.	Nulle. Tarde jusqu'au moment où les lésions compromettent l'intégrité de toutes les parties constituantes de l'article.
Peut être extrêmement violente dès les premiers jours.	Apparaît avec l'élaboration du pus.

CHAPITRE VII.

PRONOSTIC.

La multiplicité des considérations dans lesquelles nous sommes entrés à propos de la symptomatologie, de l'anatomie pathologique, et de l'étiologie de l'affection qui nous occupe, montre combien d'influences peuvent faire varier son pronostic. Ce n'est pas ici le lieu de revenir avec détails sur chacun de ces éléments divers. A une semblable tache qui nous exposerait incessamment à des redites fastidieuses, la sagacité du lecteur suppléera avantageusement. Nous nous bornerons donc à des déductions générales tirées de la forme revêtue par la coxalgie, du degré auquel sont parvenues ses altérations, des circonstances qui ont présidé à son invasion et favorisé ses envahissements, pour donner un guide à l'opinion qu'il sera permis de se faire touchant son issue.

Abstraction faite de toute autre considération, la coxalgie capsulaire est moins grave que la coxalgie osseuse.

A quelque acuité que la douleur se soit portée dans les premiers temps, quelque rapide qu'ait été l'apparition de la claudication, toutes les fois que l'allongement apparent a signalé le début de l'évolution morbide, il y a lieu d'en augurer mieux que lorsque le raccourcissement du membre a été constaté, dès le principe, en coexistence avec des souffrances à peine appréciables, et une difficulté plutôt qu'un obstacle absolu à la locomotion.

Il en est ainsi, parce que les altérations circonscrites aux parties molles de l'article sont loin d'offrir la ténacité des lésions qui ont pris pour siége le tissu osseux.

A moins de s'élever à un état suraigu qui ne laisse à aucune médication le temps nécessaire pour développer ses ressources, les lésions de l'appareil ligamenteux sont douées d'une franchise plus grande, et laissent plus de prise aux moyens de traitement.

Une complication fréquente de la coxalgie capsulaire, celle peut-être qui porte en elle les dangers les plus pressants, consiste dans la formation d'abcès aux dépens du tissu cellulaire péri-articulaire. On ne saurait trop diriger l'attention sur les accidents dont ces collections purulentes pourraient être le principe, si elles venaient à cheminer vers les parties profondes, et à se déverser dans le centre de l'article. Au chapitre du traitement, les indications que cette complication présente seront soigneusement déterminées. Mais par eux-mêmes, lorsqu'ils progressent vers la périphérie et qu'ils peuvent s'ouvrir au dehors et se déterger, ces abcès ne constituent nullement une entrave à une guérison parfaite. Bref, la la coxalgie capsulaire tend assez aisément vers la résolution, à la condition qu'elle y soit sollicitée par des moyens rationnels mis en pratique en temps opportun.

Les lésions des os sont presque toujours plus graves, même réduites à leur expression la moins complexe, à une ostéite simple. Elles déterminent, dès les premiers temps de leur existence, une déformation des parties articulaires qui n'offre aucune tendance spontanée à la régression. Sans revenir sur ce qui a été dit de la dépression du rebord cotyloïdien, et de la projection en dehors et en haut de la tête fémorale, il convient de rappeler que cette altération du cotyle trouve dans les conséquences immédiates qu'elle entraîne, des causes puissantes d'accroissement.

Les conditions favorables au pronostic que renferme l'ostéite des parties articulaires consistent dans la lenteur de sa progression. Elles sont, on le voit, subordonnées de la manière la plus directe à l'activité de l'intervention chirurgicale et à l'opportunité de cette intervention. En somme, l'ostéite offre encore, pour la guérison, de favorables éventualités.

Les ravages de la carie, ceux de dégénérescence tuberculeuse ont été décrits. Il serait superflu d'insister sur la gravité que la constatation des lésions de cette nature confère au pronostic. Si leur diagnostic précis reste longtemps difficile sur le vivant, l'invasion des désordres qui caractérisent la période de suppuration (réaction fébrile, — abcès ossifluents, — trajets fistuleux, — émaciation profonde), finit par trahir l'existence, sinon du tubercule, au moins de la carie, et affaiblit profondément la confiance qu'il est permis de conserver dans une issue favorable. Non que l'apparition de ces nouveaux accidents voue irrévocablement le malade à la mort; leur concéder une influence aussi funeste, serait exagérer leur portée, mais ils sont l'indice d'altérations très-avancées, qui éloignent toute chance de guérison sans infirmité. Parvenus à un tel degré d'intensité, les accidents pourront, par des soins bien entendus, rétrocéder au point que la locomotion sera un jour possible; mais on ne saurait compter qu'elle puisse alors s'accomplir sans claudication. Toutefois, il est un fait d'observation sur l'importance duquel on ne saurait trop insister : c'est l'influence qu'exerce au point de de vue de la guérison dans les affections osseuses, la persistance du contact entre les surfaces malades, même atteintes d'altérations considérables. Tant que les surfaces articulaires n'ont pas cessé dans la coxalgie d'être en rapport, on ne doit pas désespérer de la cicatrisation.

Pour ne rappeler, parmi les circonstances étiologiques capables d'influencer le pronostic de la coxalgie, que celles qui sont de nature à modifier gravement et sa modalité et sa terminaison, nous citerons l'âge du sujet, sa constitution, le genre de la cause déterminante de l'affection.

La coxalgie réclame la promptitude dans les secours de l'art, d'une manière d'autant plus impérieuse qu'elle attaque plus souvent des sujets d'un âge peu avancé, et dont le développement organique est loin encore d'avoir acquis son dernier terme.

Indépendamment de toute complication, la longueur dans la durée des désordres articulaires, menace les enfants atteints de coxalgie, d'une irrémédiable infirmité : l'arrêt de développement, l'atrophie du membre malade. Parce qu'on a outre-passé les limites de la temporisation, parce qu'on a remis indéfiniment l'application de moyens chirurgicaux dont l'usage tardif affaiblit les garanties de succès, un grand nombre sont restés, quoique guéris, affectés d'une incurable claudication.

La constitution du sujet modifie puissamment l'aspect des déterminations pathologiques. Plus aiguës, plus rapides chez les pléthoriques, elles sont aussi plus accessibles à l'action thérapeutique ; d'une évolution plus lente, moins accusées en apparence, plus opiniâtres en réalité, chez les individus débiles et affaiblis, elles résistent avec une toute autre ténacité.

D'une manière générale, on doit considérer comme une éventualité heureuse d'avoir à combattre des désordres dont le type phlegmasique se prononce avec franchise ; et ce qu'on doit redouter le plus, c'est de les voir se compliquer de troubles suscités par la nature scrofuleuse du sujet.

Mais de toutes les causes occasionnelles de la coxalgie celle qui plus que toute autre assombrit le pronostic, c'est l'irruption brusque d'un abcès migrateur dû à un psoïtis ou à une carie vertébrale, dans le centre de l'articulation coxale. L'issue des coxalgies dues à une cause de ce genre est presque inévitablement mortelle.

Enfin, parmi les accidents funestes de la maladie, pour en signaler un qui tient encore aux migrations du pus : on comprend que l'accès du liquide dans la cavité pelvienne par suite d'une perforation du cotyle, soit la source de désordres formidables contre lesquels les ressources de l'art sont impuissantes presque toujours.

En résumé, le pronostic de la coxalgie emprunte sa gravité plutôt aux conséquences des lésions primitives qui l'ont déterminée qu'à l'existence même de ces lésions. La nature de celles-ci, qu'elles occupent l'appareil ligamenteux ou le squelette, est essentiellement phlegmasique. Tant que persiste leur état de simplicité, elles conservent leur aptitude à la résolution.

CHAPITRE VIII.

TRAITEMENT.

A elle seule, l'histoire thérapeutique de la coxalgie résume celle des arthropathies en général. On peut dire que tous les moyens de traitement en usage dans les autres affections articulaires ont été tour à tour employés contre celle-là. Entre les nombreux agents curatifs préconisés, s'il en est dont le principe défectueux ne pouvait résister à l'épreuve d'une expérimentation suivie, la plupart répondant avec quelque justesse à des indications de détail, devaient captiver la faveur durant un temps plus long. En présence d'une maladie dont le pronostic mieux connu que la nature était à juste titre regardé comme très-grave, et qui, sous l'influence de ces derniers moyens, paraissait avoir tendu vers une voie d'amélioration, les demi-succès obtenus éloignèrent longtemps les cliniciens d'investigations nouvelles, et les rallièrent aux errements maintes fois suivis en circonstances analogues. La pénurie d'ailleurs des démonstrations anatomo-pathologiques masquait encore l'indication fondamentale qu'il convient de remplir.

Pour tracer un exposé fidèle des éléments très-dissemblables dont se compose la médication, et pour apprécier leur valeur, on doit ranger ces éléments en deux groupes : le premier comprend les agents thérapeutiques généraux et locaux ; les appareils forment le second.

ARTICLE PREMIER.

AGENTS THÉRAPEUTIQUES.

§ I. — Agents thérapeutiques généraux.

Les agents thérapeutiques dont l'action s'exerce sur l'ensemble de l'économie, et dont l'usage peut fournir un utile secours dans le traitement de la coxalgie, ont des indications qui ressortissent à la diathèse préexistante dans l'organisme.

A la syphilis s'adressent les mercuriaux, les préparations iodurées surtout, puisque ici l'affection en est arrivée à sa période ultime; et ce serait sortir de notre sujet que d'exposer avec détails les règles de leur administration. Disons seulement que la médication anti-syphilitique a eu dans certains cas, sur la marche regressive de la maladie articulaire, une influence dont l'activité incontestable s'explique par l'opportunité.

Dzondi qui érigeait, non sans exagération, croyons-nous, la diathèse rhumatismale en cause fondamentale de la coxalgie, appelle vers cette disposition constitutionnelle les efforts des praticiens, et conseille de lui opposer les moyens de traitement les plus énergiques. Des bains prolongés dont on élève graduellement la température, de larges frictions, l'ingestion des boissons sudorifiques en constituent le principe. Sans contredit, lorsque la diathèse rhumatismale se manifeste par des caractères nettement accusés, il importe de la combattre avec une énergie en rapport avec sa prédominance; mais dans une maladie qui prépare au patient des souffrances longues et pénibles ; dans une lutte qui mettra peut-être en jeu les dernières réserves de l'organisme, on doit redouter à *priori* toute action débilitante.

Pure de toute affection diathésique, ou liée au rhumatisme, comme il arrive souvent (Gosselin), la scrofule est sans contredit la plus habituelle, la plus opiniâtre, la plus puissante des causes générales que reconnaisse la coxalgie. A ce vice constitutionnel, si vulgaire et si désastreux dans le jeune âge, on ne saurait opposer, et cela avec une persévérance qui ne doit jamais se démentir, une médication trop active. Les préparations quiniques, ferrugineuses ou iodées, les eaux sulfureuses, l'huile de foie de morue, sont autant de modificateurs qu'il convient de dispenser très-libéralement.

Leur action réparatrice soutient efficacement les forces, et, à travers les péripéties auxquelles l'affection articulaire est si remarquablement sujette, les empêche longtemps de péricliter.

Est-il besoin d'ajouter qu'aux préparations pharmaceutiques propres à tonifier le malade, il faut associer une alimentation analeptique et les règles d'une excellente hygiène ? L'est-il davantage de prévenir qu'un tel ensemble de moyens, adjuvant toujours précieux, souvent indispensable, dans le traitement de la coxalgie, est tout à fait insuffisant par lui-même à procurer la guérison ?

§ II. — Agents thérapeutiques locaux.

Les agents topiques ont pour but essentiel et commun d'atténuer, de combattre les progrés de l'état conjectif et inflammatoire de l'article. Est-on toujours en droit d'attendre d'eux un résultat aussi important; et n'est-il pas des circonstances nombreuses qui contre-indiquent leur usage? C'est ce que nous allons examiner.

Classés dans l'ordre suivant lequel leur opportunité peut survenir, ces agents locaux sont :

1° Les anti-phlogistiques;

2° Les résolutifs;

3° Les révulsifs.

1° *Anti-phlogistiques.* — De sa nature, avons-nous dit, la coxalgie est une inflammation. Lorsqu'elle se déclare à la suite de fatigues excessives ou de violences extérieures, ou bien encore après un rhumatisme articulaire aigu, chez un sujet vigoureux et jusque-là bien portant; que l'appareil symptomatique par lequel elle se traduit, offre une acuité franche; que d'emblée les douleurs sont vives, la hanche tuméfiée, la marche impossible, il est incontestable qu'une médication anti-phlogistique instituée sans retard et conduite sans hésitation peut être d'un grand service. La première observation que nous avons empruntée à Lesauvage (1), celle qu'a laissée Paletta (2), de nombreux exemples analogues rapportés par les auteurs, en sont la preuve.

Depuis J. L. Petit, la plupart des chirurgiens ont eu recours, contre ces symptômes initiaux et aigus de phlegmasie, aux émissions sanguines locales et aux applications émollientes et narcotiques. A cette période, Lar-

(1) V. *Allongement*, p. 184.

(2) Paletta, *loc. cit.*

rey (1) insiste d'une manière spéciale sur les ventouses et sur les sangsues; M. Maisonneuve (2) les conseille, et M. Marjolin (3) dit en avoir retiré plusieurs fois de l'avantage.

Reconnaissons cependant que pour être formelle dans un certain ordre de cas, l'indication de larges déplétions sanguines est rare. L'acuité franche qui marque le début d'un grand nombre de coxalgies, fait place bien souvent à un *processus* sub-inflammatoire sinon absolument chronique, dont l'adymanie est inséparable et entretient les lenteurs.

En présence de faits semblables, on regretterait d'avoir soustrait à l'économie une notable portion de ses moyens de résistance. D'une manière générale, on doit compter toujours avec la tendance si marquée des arthropathies à une interminable chronicité.

2° *Résolutifs.* — Parlerons-nous des mixtures, des liniments plus ou moins composés et dont l'action, rubéfiante d'ordinaire sur les téguments, ne saurait guère se propager jusqu'au centre d'une jointure que recouvrent des couches épaisses graisseuses et charnues? Oui : pour les proscrire. Car s'ils sont inertes, leur usage fait perdre un temps précieux, et s'ils sont doués de quelque action, ils ne sont pas sans périls. Employés hâtivement et pour favoriser une résolution commençante, ils sont susceptibles de rallumer un état aigu, très-difficile ensuite à combattre. Plus tard ils ne sont plus d'aucune utilité.

(1) Larrey, *Mémoires et campagnes.*

(2) Maisonneuve, *loc. cit.*, p. 229.

(3) Marjolin (citation de M. Labbé, *loc. cit.*, p. 98).

Il convient de signaler toutefois une pratique dont l'effet est de favoriser la résolution et qui, préconisée par Fritz (1) de Prague, a été entre les mains de plusieurs chirurgiens, de Blandin entre autres, couronnée de nombreux succès. Le chirurgien allemand a proposé de larges onctions mercurielles, renouvelées chaque jour jusqu'à hypersécrétion glandulaire, et associées à des bains tièdes quotidiens et à une alimentation légère.

Cette méthode, à la vérité, nous semble peu susceptible d'être vulgarisée, et les résultats qu'il convient d'en attendre doivent nécessairement être inconstants. L'apparition de la sialorrhée, qui oblige à discontinuer l'usage du médicament, est en rapport avec le degré de tolérance, variable suivant chaque individu, pour les préparations hydrargyriques.

Tout au moins, l'application topique du mercure offre-t-elle sur l'usage des nombreux liniments réputés résolutifs l'avantage d'une action positive, et d'une innocuité mieux assurée à l'égard des lésions articulaires.

3° *Révulsifs.* — De toutes les méthodes de traitement mises en usage contre les arthropathies en général, et la coxalgie en particulier, celle qui consiste à allumer dans le voisinage de l'articulation malade, au moyen d'agents vésicants ou escharotiques, une inflammation substitutive, *une révulsion*, est la plus anciennement connue et la plus universellement adoptée. A l'envi, tous les auteurs le répètent : Hippocrate la conseille à l'exclusion de toute autre, et les doctrines humorales ne pouvaient manquer

(1) Fritz de Prague, *Arch. gén. de méd.*, t. XIX, p. 439.

de lui donner la plus entière consécration. L'idée que les anciens se formaient de la révulsion était purement matérielle. Ils admettaient qu'ainsi l'on attirait de dedans en dehors, ou du moins d'un point de l'économie sur un point moins important, la matière morbifique, l'humeur peccante, le principe acre, le virus (etc.). L'hypothèse est tombée; mais de nos jours les agents les plus actifs de la révulsion sont très-généralement employés contre la coxalgie avant la période de suppuration. Est-ce toujours avec un égal bénéfice? Ce qui prouve déjà que la question est plus litigieuse qu'au premier abord elle ne le paraît, c'est qu'il y a, sur le choix du révulsif, divergence d'opinions. Les trois principaux sont : 1° le séton; 2° le cautère; 3° le vésicatoire.

1° *Séton.* — En dépit des efforts tentés par Brodie (1), qui présente ce moyen comme très-avantageux, et au point de vue du soulagement apporté aux douleurs, et à celui de la regression des lésions articulaires, le passage d'un séton au pli de l'aine, au voisinage du nerf crural est une pratique abandonnée désormais. « Pour ma part, » dit M. Maisonneuve, je l'ai employé rarement et je n'ai » jamais eu à m'en louer; la maladie, même, a semblé » prendre une marche plus active sous son influence. »

2° *Cautère.* — Au siècle dernier, la cautérisation était considérée comme moyen curatif par excellence des affections encore mal définies de l'articulation coxale. Cette méthode, héritage des écoles anciennes, était employée sur une vaste échelle, et suivant des règles dont le temps a fait justice.

(1) Brodie, p. 132.

A tout autre caustique, le fer rouge était préféré : « Et se il advient, dit Jean de Vigo (1), dislocation de » cause antécédente, il la fault réduyre ainsi que est dict » dessus. Et après la réduction, les anciens louët dessus » toutes choses de appliquer cautère actuel pour *dessei-* » *cher l'humidité superflue.* »

D'après Scultet, c'est au-dessus du jarret qu'il convient de l'appliquer de préférence. J. Wengel et Paletta adoptent cette pratique, et ce dernier auteur nous apprend (2) qu'il crut devoir y recourir dans un cas de coxalgie de nature scrofuleuse, avec altérations profondes des surfaces articulaires. Ce fut, on va le voir, sans grand avantage : « Maximo et desperato malo, *dit Paletta*, non nisi » magnum opponere remedium placuit. Quapropter cau- » dente ferramento excitatus est fonticulus sub poplite, » eo loco quem *Scultetus* designavit. Præter alios qui » mecum inspiciebant ægrotum, aderat vir amicissimus, » *Josephus Wenzelius* supra laudatus, experiendi et ipse » cupidus, quid ferramentum adversus hocce vitium pos- » set. Mox post inustionem, et intra eundem diem, melius » sibi haberi visus est ægrotus, altera vero die indoluit » iterum vehementer articulus, ita ut necesse fuerit hiru- » dines circa juncturam admovere, à quibus solatium » aliquod habuit. »

« Quelle que fût la gravité extrême du pronostic, je ne » crus pas contre-indiquée une médication énergique. » Aussi un *exutoire* fut-il établi avec le fer rouge au- » dessous du jarret, au point que Scultet a signalé comme

(1) Jehan de Vigo, *De la dislocation de Scia*, fol. 152.

(2) Paletta, *loc. cit.*, ch. V, p. 48 et 49.

» lieu d'élection. Outre ceux qui observaient avec moi le » malade, un maître qui m'est cher, Joseph Wenzel, cité » plus haut avec honneur, était présent. Il était curieux » d'expérimenter par lui-même l'efficacité du fer rouge » contre cette affection. Peu à près la cautérisation, le » jour même, *le malade parut se trouver mieux;* mais le » jour suivant *l'articulation devint extrêmement doulou-* » *reuse.* Il fallut appliquer autour du genou des sangsues » qui procurèrent quelque soulagement. »

Cet insuccès n'avait nullement d'ailleurs ébranlé la confiance de Paletta, et il n'est pas sans intérêt de voir jusqu'où va sa conviction en cette matière. « Nisi forte » præferendum quis existimet, *dit-il* (p. 42), exemplum » animosi juvenis, qui chirurgico copiam adurendi fecit » non tam cutem coxæ impositam, quam exulcerandi eo- » dem ferro carnem ad ipsum os usque; unde perenne ex » profundo ulcere profluvium a recidiva eum vendica- » vit. Quæ constantia et animi fortitudine si unusquisque » ægrotorum præditus esset, morbi nonnunquam per- » difficiles felicius ab artis magistris superarentur. »

« Quelqu'un même préférera peut-être suivre l'exemple » donné par un courageux jeune homme qui insista au- » près du chirurgien pour que la cautérisation ne se bor- » nât pas aux téguments de la cuisse; mais traversât les » parties charnues, afin que le fer rouge allât intéresser » le tissu osseux lui-même. L'écoulement abondant de » pus qui résulta d'une cautérisation aussi profonde le » garantit d'une récidive. Si pareille énergie et pareille » force de caractère se retrouvaient chez chaque malade, » on verrait parfois les maîtres de l'art triompher avec » bonheur des maladies même les plus rebelles. »

En revanche, notre auteur réserve le cautère potentiel aux malades et même aux chirurgiens timorés (1).

Au commencement de ce siècle, les travaux de Rust, en Allemagne, et de Larrey, en France, n'ont pas peu contribué à maintenir en honneur l'usage des escharotiques contre la coxalgie.

Entre autres modes d'application le *moxa* jouit longtemps d'une faveur marquée. On attribuait à la lenteur de la caustication des avantages plus ou moins hypothétiques et que les résultats définitifs ont fini, à la longue, par rendre suspects. La cautérisation au moyen de moxas est aujourd'hui tombée en désuétude.

Les perfectionnements apportés aux procédés modernes, la découverte par-dessus tout du chloroforme, ont, au contraire, vulgarisé de plus en plus l'usage du fer rouge; les deux méthodes en vigueur sont la cautérisation transcurrente et la cautérisation ponctuée.

La cautérisation transcurrente se pratique au moyen de cautères cultiformes rougis à blanc, et avec lesquels le chirurgien décrit, autour du grand trochanter, des lignes parallèles à l'axe du membre, en ayant soin de les tracer rapidement afin que l'épaisseur des couches mortifiées soit profonde dans toute leur étendue; de n'observer entre elles qu'une distance de 2 centimètres; et d'élever leur nombre à dix ou douze à la fois. A ce prix, les douleurs articulaires sont momentanément apaisées, et le degré des déviations apparentes s'abaisse pour un laps de temps plus ou moins passager.

(1) « Et quia vel œgrotantes, vel ipsi artis magistri candens ferrum pertimuerunt..., etc. » *Palella de coxitide*, p. 56.

Si nous sommes prêts à admettre, avec M. Bouley (d'Alfort), que la perturbation produite par des cautérisations aussi énergiques retentit encore dans l'organisme plusieurs mois après l'opération, nous croyons aussi qu'il y a lieu de redouter pour beaucoup de sujets les effets locaux et généraux inhérents à la violence d'une semblable médication. Pour notre compte, nous reculerions devant le danger d'exciter dans l'article un état inflammatoire suraigu, devant celui d'allumer une réaction fébrile toujours favorable aux progrès de la lésion, devant l'éventualité de ces suppurations abondantes et intarissables qui sont la trop fréquente conséquence de l'emploi des caustiques. Elles débilitent à tout jamais les forces, et sont désastreuses pour des constitutions primitivement pauvres et encore incomplétement formées.

La cautérisation ponctuée qui se pratique au moyen de tringles de fer rougies à blanc, et avec lesquelles on pique la peau qui recouvre l'organe malade, participe, quoiqu'à un degré beaucoup plus faible, aux inconvénients de la cautérisation transcurrente. Elle est peu douloureuse, et l'élimination des petites eschares qui ont été produites, entraîne à peine la sécrétion du pus. Nous comprenons que cette méthode de traitement soit efficace contre des affections osseuses siégeant dans des parties du squelette sous-cutanées, contre une ostéite de la crête du tibia par exemple. Mais lorsqu'il s'agit d'enrayer une lésion garantie des actions topiques par des plans cellulaires et charnus aussi épais que ceux qui recouvrent l'articulation coxale, le moyen nous paraît ou devoir être insuffisant, ou devoir intéresser tout d'abord ces plans intermédiaires et susciter en eux un état pathologique auquel on devait s'estimer heureux de les avoir vu échapper jusque-là.

A notre avis, le cautère potentiel encourt des reproches analogues. Est-il appliqué sous forme de larges plaques; le travail d'élimination de l'eschare expose le malade aux chances d'une suppuration excessive et débilitante. Préfère-t-on des cautères petits et peu profonds appliqués deux par deux successivement autour de l'articulation; il faudra peut-être porter le nombre de ces cautères à trente ou quarante chez le même sujet. Le traitement va donc joindre pendant une période de huit à dix mois une cause d'épuisement artificielle à celles dont la maladie par elle-même menace l'organisme.

En somme, malgré les heureux résultats que les auteurs paraissent en avoir obtenus (1), les principales raisons qui nous éloignent de la cautérisation dans la coxalgie (sous quelque forme qu'on l'emploie) sont : la certitude de voir les douleurs prendre, au bout d'un temps donné, un surcroît de violence; la crainte d'agir plutôt sur les couches sous-cutanées que sur les parties articulaires; de déterminer des phlegmons et des abcès qui sont dans l'avenir une très-sérieuse complication; ou bien encore d'allumer une réaction fébrile pendant la durée de laquelle les lésions seront emportées dans une progression rapide et regrettable.

(1) « On ne peut, dit Boyer (*Mal. chirurg.*, t. IV, p. 516), parcourir les » ouvrages de chirurgie sans rencontrer plusieurs exemples de tumeurs blan- » ches guéries par les cautères. Mais en examinant attentivement ces observa- » tions, on voit que les cautères ont été employés concurremment avec d'autres » moyens, et que ceux-ci ont plus de part à la guérison que les cautères eux- » mêmes. »

Nous donnons à l'appui des assertions qui précèdent plusieurs exemples d'accidents graves dont nous avons été témoins.

OBSERVATION XXI.

Coxalgie capsulaire. — Applications réitérées de cautères à la hanche. — Aggravation des accidents. — Passage de la maladie à la forme osseuse. — Application de l'appareil. — Guérison en six mois avec un léger degré de claudication.

Le jeune Croq..., âgé de 8 ans, d'une constitution lymphatique, fut pris en 1853 de douleurs au genou droit, d'allongement apparent et de déviation du membre en dehors, en un mot, de tous les signes de la coxalgie capsulaire.

L'un des praticiens les plus éclairés de la capitale fut appelé, et fit appliquer quatre cautères qui furent renouvelés à mesure que les premiers se cicatrisaient. La maladie, loin de rétrocéder sous l'action de ces puissants révulsifs, prit au contraire un caractère de plus en plus grave. A l'allongement et à l'abduction succédèrent le raccourcissement, l'adduction et la rotation interne.

Des abcès se formèrent autour de l'articulation et laissèrent des fistules intarissables.

Au printemps 1856, nous avons été appelés avec M. Michon.

Nous constatons que le membre est porté dans une adduction forcée : que la fesse, énormément tuméfiée, présente cinq fistules profondes qui, depuis longtemps, fournissent une assez grande quantité de pus séreux caillebotté.

Les cautères donnent toujours une suppuration abondante.

En appliquant notre appareil, notre premier soin a été de supprimer les cautères qui nous paraissaient entretenir les graves accidents dont la durée remontait à deux ans et demi.

Sur l'avis de M. Michon, des injections iodées furent pratiquées dans les trajets fistuleux : ils ne tardèrent pas à se tarir.

Six mois plus tard, le malade marche sans appui. La locomotion, toutefois, ne s'accomplit pas sans un léger degré de claudication.

OBSERVATION XXII.

Coxalgie capsulaire datant d'un an. — Application de l'appareil. — Sédation immédiate des douleurs. — Amélioration notable, puis formation d'un abcès. — Application de trois cautères. — Réaction inflammatoire suraigüe. — Vaste phlegmon de la cuisse. — Application d'un quatrième cautere. — Mort rapide.

Le 16 novembre 1859, nous fûmes appelés pour appliquer un appareil au fils de M. le comte de B...

Cet enfant, âgé de cinq ans, d'une constitution lymphatique, est affecté d'une coxalgie capsulaire assez intense, qui remonte à près d'une année. Le membre demi-fléchi, porté dans l'abduction, et la rotation externe, paraît tuméfié à sa racine; les douleurs sont extrêmement vives.

Presque immédiatement après l'application de l'appareil, les douleurs disparurent et le membre reprit sa direction normale.

L'état du malade semblait satisfaisant, lorsque vers la fin de janvier nous crûmes reconnaître une tuméfaction et une fluctuation diffuse à la face externe de la cuisse, un peu au-dessous du grand trochanter. Nous fîmes part de nos craintes aux parents de l'enfant, en les priant de les communiquer aux chirurgiens chargés de le soigner.

Nos honorables maîtres se réunirent. Ils reconnurent, en effet, qu'un abcès s'était formé au lieu que nous avons désigné, et firent appliquer trois cautères sur le sommet de la tumeur.

Loin d'amener la résolution, ces cautères furent suivis d'une réaction d'une violence extrême. Bref, moins de quinze jours après leur application, le foyer purulent avait envahi toute la longueur et presque toute la circonférence de la cuisse. — Douleurs aiguës; fièvre ardente; inappétence absolue.

En présence d'accidents aussi graves, nous crûmes de notre devoir d'aller trouver les deux honorables praticiens, et de leur soumettre nos idées sur ce que nous pensions pouvoir être utile à l'enfant. Guidés par les résultats favorables que nous avions maintes fois obtenus avec M. Michon, auquel nous sommes redevables de cette méthode, nous proposâmes d'ouvrir largement l'abcès, et de pratiquer ensuite des injections iodées.

Ces messieurs se réunirent de nouveau et firent appliquer un quatrième cautère sur le lieu même d'un des trois premiers. Huit jours plus tard, l'enfant était mort.

OBSERVATION XXIII.

Coxalgie capsulaire peu intense. — Application, simultanément à l'appareil, de deux cautères à la hanche. — Vaste phlegmon, suppuration abondante. — Mort rapide.

Au printemps de 1858, nous sommes mandés auprès de la fille de madame Bar..., de Douai.

Cette enfant, âgée de six ans, d'une constitution lymphatique, est affectée d'une coxalgie capsulaire nettement caractérisée, mais peu intense.

L'un des chirurgiens consultants conseilla l'application de notre appareil, mais il ajouta à cette prescription celle de quatre cautères autour de l'articulation coxale.

Le médecin traitant de la famille crut devoir se borner à en établir deux.

Deux mois s'étaient à peine écoulés qu'on nous demandait en toute hâte à Douai. Nous trouvâmes l'enfant dans un état des plus alarmants.

La hanche était le siége d'une tuméfaction générale. Une fluctuation manifeste se percevait dans tout le pourtour de l'articulation. La vaste collection purulente qui baignait l'article, se fit jour par l'ouverture des cautères.

Avant la fin de la saison la malade succombait épuisée par l'abondance du pus.

OBSERVATION XXIV.

Coxalgie capsulaire datant de six ans. — Application, simultanément à l'appareil, de plusieurs cautères autour de l'articulation. — Accidents phlegmasiques suraigus. — Douleurs atroces. — Mort rapide.

M. de Com..., âgé de vingt-huit ans, d'une haute stature (1^{m},80), d'une constitution vigoureuse, est atteint d'une coxalgie capsulaire siégeant au membre droit.

La maladie a débuté en 1858. Après avoir subi des périodes de rémittence et d'exacerbation successives; après avoir tenté toute sorte de moyens (équitation, marche forcée, bains de mer, stations thermales diverses, etc.), nous le trouvons soumis sans avantage à l'hydrothérapie.

L'un des praticiens les plus distingués de la capitale est consulté : il conseille l'emploi de notre appareil ; mais en même temps il prescrit l'application de plusieurs cautères.

L'appareil fut appliqué le 7 juillet ; et, malgré nos protestations énergiques, les cautères le furent le 8, alors que les douleurs étaient sensiblement diminuées.

Nous revoyons le malade vers la fin du mois, et nous reconnaissons que la tuméfaction qui existait d'abord à la racine du membre a sensiblement diminué.

Le 18 août, on nous fait demander en toute hâte. Nous trouvons le malade en proie à des douleurs atroces : le moindre mouvement imprimé au membre, la moindre pression exercée au niveau de l'articulation coxo-fémorale, lui arrachent des cris déchirants.

Nous demandons que le chirurgien traitant soit appelé ; et nous nous réunissons le 19, à 6 heures du soir.

En présence d'accidents aussi graves, cet honorable praticien n'hésite pas à ordonner la *suppression immédiate des cautères* et l'application de larges cataplasmes fortement laudanisés et belladonés.

Le 20, à midi, nous passons seulement pour prendre des nouvelles du malade.

On nous apprend que la dernière nuit a été assez mauvaise, mais que depuis le matin il s'est endormi d'un sommeil profond.

Le 21 : mort.

OBSERVATION XXV.

Coxalgie capsulaire. — Application de l'appareil. — Amélioration notable. — Application de vingt-cinq pointes de feu autour de l'articulation coxale. — Accidents inflammatoires suraigus.

Le fils de M. le comte de Sol..., âgé de douze ans, d'une bonne constitution, est affecté depuis dix-huit mois d'une coxalgie capsulaire du côté gauche.

Application de l'appareil. Cessation presque immédiate des douleurs; amélioration notable.

Deux mois plus tard, les médecins traitants appliquent 25 pointes de feu dans le but d'accélerer la guérison.

Vingt-quatre heures après, sur la demande pressante des parents, nous visitons le malade que nous trouvons dans l'état suivant :

Tuméfaction considérable de la hanche. Réaction fébrile. Douleurs vives. Au palper, fluctuations indiquant la présence, autour de l'article, d'une vaste collection purulente.

Peu de temps après, nous apprîmes que le malade avait quitté Paris.

3° *Vésicatoires.* — D'un avantage au-dessus de tout conteste contre les douleurs de la névrâlgie sciatique, la vésication ne pouvait manquer d'être provoquée avec insistance pour dominer les atroces souffrances engendrées par la coxalgie, alors que le nerf sciatique passait pour le siége des lésions et des troubles, dont le véritable théâtre était le centre articulaire. Qu'on nous pardonne de citer encore Paletta : il résume sur ce point les doctrines de son temps. Si, par ses investigations nécroscopiques, il a puissamment contribué à démêler les différences essentielles, qui séparent ces deux maladies, il a par ses errements thérapeutiques sacrifié largement aux opinions régnantes. Peut-être a-t-il trouvé dans l'inconstance des moyens appliqués au même titre à toute affection désignée confusément alors sous le nom de sciatique, dans le parallèle entre leur efficacité remarquable lorsqu'ils s'adressaient à une névralgie réelle, et leur inertie lorsque les douleurs avaient pour origine des lésions articulaires; peut-être a-t-il trouvé là le principe de ses doutes sur l'identité de nature de l'élément morbide dans l'une et l'autre circonstance. Toujours est-il que chez tous les malades dont l'autopsie devait plus tard (en lui permettant de constater dans le tissu du nerf une intégrité parfaite, et dans l'article des désorganisations profondes) confirmer la justesse de ses présomptions, de nombreux appels avaient été faits au vésicatoire. L'auteur prend soin de le dire : Chez tous, sans exception, et après toutes les applications, l'action du vésicatoire a été *passagère* et *insuffisante*.

Avec une notion plus approfondie des instructives observations tracées par le chirurgien de Milan, et avec celle des résultats constamment négatifs fournis dès le siècle dernier par le vésicatoire, les auteurs qui ont écrit sur la coxalgie au commencement du siècle actuel auraient apporté sans doute quelque restriction à la confiance qu'ils accordent à cet agent thérapeutique.

Dans l'affection qui nous occupe, le vésicatoire n'est jamais un moyen radical. Il y a plus : presque toujours ce moyen est dangereux. Voici pourquoi : pour lutter contre les lésions que la coxalgie entraîne, ce n'est pas d'un ou de deux vésicatoires successifs qu'on peut espérer un bénéfice appréciable. Les promoteurs de la médication l'ont bien compris. Boyer (1), aux yeux de qui elle mérite le premier rang, conseille de rènouveler les applications «jusqu'à cessation des phénomènes morbifiques». Chez la malade qui fait le sujet de sa troisième observation (jeune fille de dix-sept ans), le nombre en fut porté à douze, et chez un jeune homme, également âgé de dix-sept ans (quatrième observation), il s'éleva jusqu'à vingt et un. Qu'arrive-t-il alors? Les excitations réitérées que la vésication provoque, jettent les malades dans un état nerveux dont on a grand peine ensuite à se rendre maître, et dont les effets prennent un caractère assez pernicieux pour contraindre à suspendre la médication instituée. Les souffrances irritantes dues à l'action vésicante troublent le repos; les muscles de la cuisse sont agités de contractions spasmodiques dont le retentissement au centre articulaire malade se traduit par de vives douleurs et par le progrès de la lésion.

Les premiers vésicatoires soulagent, mais bientôt il faut renoncer à un moyen qui porte en lui de sérieux inconvénients, et qui ne tarde pas à devenir plus nuisible qu'utile. On ne saurait, en tout état de cause, faire beaucoup de fonds sur ce soulagement essentiellement passager qu'en vertu de l'aphorisme : *Duobus doloribus*, etc... les douleurs de la vésication apportent aux douleurs dont la maladie est le principe.

Le plus prudent, surtout chez les sujets jeunes et lymphatiques dont le système absorbant est doué d'une acti-

(1) Boyer, *Traité des maladies chirurgicales*, t. IV, p. 327 et suivantes.

tivité excessive, est de ne pas entrer dans une voie qu'il faudrait tôt ou tard abandonner, soit à cause des effets généraux produits sur l'organisme (fièvre, néphrite, cystite cantharidienne) par le principe actif de l'agent vésicant, soit à cause des inconvénients que nous signalions tout à l'heure. Dans la grande majorité des cas, cette voie nous paraît sans issue.

4° Nous ne dirons qu'un mot des *badigeonnages avec la teinture d'iode*. Aucun fait ne nous porte à croire que ce moyen de traitement, très-efficace, à la vérité, contre les douleurs névralgiques, soit apte à enrayer des lésions articulaires telles que la coxalgie en donne à observer.

On le voit, des agents thérapeutiques généraux et locaux que nous venons de passer en revue, les uns répondent d'une manière formelle à certaines indications particulières tout à fait subordonnées aux conditions individuelles. — Ce sont : 1° les toniques et les reconstituants; ils conviennent à merveille aux constitutions débiles et scrofuleuses ; 2° les antisyphilitiques : ils s'adressent d'une manière spéciale aux traces bien et dûment constatées de l'affection spécifique ; 3° les antiphlogistiques dont l'opportunité est en raison du degré d'acuité de l'état inflammatoire.

Pour ce qui est des avantages qu'on est en droit d'attendre des autres moyens ci-dessus énumérés, ils sont contre-balancés par des dangers si sérieux, ils sont si loin d'être définitifs, qu'à notre avis, ils ne sauraient figurer, même à titre d'auxiliaires, parmi les ressources d'une médication rigoureusement rationnelle.

Quand on recourt à eux, le témoignage des auteurs

autorise, il est vrai, l'espoir qu'ils conserveront leur innocuité; et que la force de résistance des sujets, ou bien encore leur faiblesse de réaction créeront des circonstances heureuses grâce auxquelles l'usage de ces moyens n'entraînera pas les dangers qui leur sont inhérents; mais il n'en est pas moins exact de reconnaître que toutes les fois qu'on invoque leur action, il y a lieu d'en redouter les inconvénients.

Aux cautères multiples s'ajoute, comme conséquence, l'influence débilitante des suppurations excessives. Aux vésicatoires, l'agitation, les mouvements spasmodiques, puis l'exacerbation des douleurs. Aux révulsifs, de quelque genre que ce soit, pour peu que l'énergie de leur action s'élève au degré que commande la gravité de l'affection à combattre, succède inévitablement la fièvre; et par un rapport de causalité facile à saisir, si l'on tient compte de la nature inflammatoire des lésions articulaires, advient, de l'usage répété de pareils moyens, un sensible progrès dans l'évolution morbide. Bref, nous réservons l'intervention de ces agents pour les cas d'une absolue chronicité, dans lesquels il faut à tout prix sortir d'un état stationnaire qui ne donne rien à espérer.

Combinés entre eux, ou isolés, les procédés curatifs dont il a été fait mention sont insuffisants à atteindre la principale indication qu'il importe d'observer. Ne pas remplir cette indication est frapper d'impuissance tous les efforts que l'on tente, et ouvrir toutes les barrières à l'évolution de la lésion.

Il faut obtenir pour les organes malades le REPOS *le plus parfait.*

C'est en plaçant dans le *repos* les parties articulaires

qu'on les préservera des chocs des mouvements volontaires ou spontanés, cause incessante d'exacerbation dans les douleurs; c'est en modérant les douleurs, cause des contractions spasmodiques, qu'on atténuera les frottements et les tiraillements. C'est, en un mot, la persévérance dans le repos, qui oppose aux déviations, aux rapports vicieux, le plus puissant obstacle, et qui offre au travail inflammatoire les plus sûres garanties de régression.

La justesse de cette proposition est aujourd'hui presque universellement reconnue.

En rapportant plusieurs observations très-remarquables de guérisons uniquement dues au repos suffisamment prolongé, M. le professeur Malgaigne (1) est un de ceux qui ont le plus fortement insisté sur l'importance primordiale d'une immobilité absolue.

De son côté, Bonnet (de Lyon) (2), appelant l'attention sur la nécessité de joindre à l'immobilité une position régulière, formula pour le traitement de la coxalgie un principe que les autorités les plus compétentes partagent, et qu'à notre tour nous acceptons sans réserve : — *L'immobilité et la bonne position de la hanche ne peuvent se maintenir par les seuls efforts des malades*, LA FIXITÉ EXIGE DES APPAREILS APPROPRIÉS.

ARTICLE II.

APPAREILS.

L'insuffisance des agents thérapeutiques une fois reconnue, et la nécessité de moyens contentifs une fois

(1) Malgaigne, *Journal de chirurgie*, t. I, p. 52.

(2) Bonnet, *Gaz. médic.*, p. 744, 1840.

admise, il convient de s'enquérir si les divers appareils proposés par les auteurs remplissent avec exactitude l'indication fondamentale en vertu de laquelle on les applique.

§ I. — Examen des principaux appareils usités.

Depuis les plus simples jusqu'aux plus complexes, depuis ceux qu'on prépare extemporanément jusqu'à ceux qui sortent tout fabriqués des ateliers de l'orthopédiste, les appareils communément en usage dans la coxalgie ont pour but de répondre à ce principe posé et développé dès l'année 1840, par Bonnet (de Lyon) : « Lorsque » le membre inférieur est étendu, il peut y avoir en» core des tendances aux luxations spontanées, s'il est » entraîné, par exemple, dans l'abduction et la rota» tion en dehors, ou s'il est porté dans l'adduction et » la rotation en dedans; mais s'il est étendu et dirigé » parallèlement à l'axe du tronc prolongé, la pointe du » pied regardant en devant, s'il est en un mot dans la » situation où il se trouve lorsqu'on se tient debout sur » les deux pieds, les membres placés parallèlement, il n'y » a plus dans l'articulation de la hanche aucune disten» sion, aucune tendance aux luxations spontanées; la tête » du fémur est même alors si bien logée dans le fond de » la cavité cotyloïde, que si les rebords de celle-ci étaient » complétement érodés, le déplacement ne saurait avoir » lieu. »

Ceci revient à dire qu'à l'indication fondamentale qui consiste dans l'immobilisation du membre, se joignent celles de le placer dans l'extension et d'opérer sur la cuisse des tractions parallèles à l'axe du corps. Tel est le but que nous voyons tour à tour le plus grand nombre des auteurs s'évertuer à atteindre.

A. — Plusieurs ont eu recours à l'appareil inventé par Desault pour les fractures du fémur. Il serait superflu d'exposer ici avec détails la description de l'appareil si connu de Desault. Rappelons seulement que le membre placé dans l'extension et maintenu dans cette position par des lacs extenseur et contre-extenseur, est entouré dans toute son étendue de bandelettes imbriquées, compris entre trois coussins remplis de balles d'avoine, qui le séparent du même nombre d'attelles de bois dont l'externe dépasse en bas la plante du pied, et remonte en haut jusqu'au-dessus de la crête iliaque pour fournir le point fixe à la contre-extension; enfin, qu'un bandage de corps solidement appliqué autour du bassin, et que plusieurs lacs coapteurs, jetés de distance en distance sur la longueur du membre, assurent la fixité de l'appareil.

B. — Suivant un même ordre d'idées (celui d'appliquer à l'immobilisation du membre dans la coxalgie, les procédés en usage dans les fractures du fémur), Blandin se bornait à coucher les malades sur un plan horizontal; puis à produire l'extension au moyen d'une alèze appliquée de chaque côté au niveau des malléoles, et la contre-extension au moyen d'une autre alèze passée sous les aisselles et attachée à la tête du lit.

C. — L'appareil inventé par Bonnet (de Lyon), dans le but de maintenir le membre dans une position déterminée, est *droit et inflexible.*

Nous reproduisons, d'après le texte même de l'auteur, la description qu'il en a donnée (1).

« *Appareils droits et inflexibles.* — Ce sont ceux dans » lesquels on fait entrer le tronc et les membres infé- » rieurs..... Ils consistent en une gouttière solide qu » embrasse tout à la fois les deux tiers postérieurs des » membres abdominaux, et les deux tiers postérieurs du » bassin et de l'abdomen. Leur forme est celle d'un pan- » talon allongé, dont le tiers antérieur aurait été enlevé, » et qui présenterait en avant une ouverture qu'on peut » agrandir ou resserrer à volonté. Leur charpente est de » fil de fer très-solide en arrière, plus mince sur les côtés. » Elle est recouverte d'une couche épaisse de crin sou- » tenue par un fort coutil; sur les côtés de cette gouttière, » au niveau des crêtes iliaques, et au niveau du genou » sont des barres de fer transversales et solides terminées » par des boucles d'où partent quatre cordes qui vont se » rendre à une moufle fixée au ciel du lit et à l'aide de » laquelle le malade peut se soulever aisément. Cet appareil » peut servir au redressement. Le malade y étant couché » sur le dos fait des efforts pour y entrer aussi compléte- » ment que possible, et par là il s'éloigne de sa position » vicieuse. Tous les éléments de la déformation peuvent » y être simultanément amendés; la flexion, puisque les » membres inférieurs y sont dans la rectitude, et que le » bassin n'y est bien soutenu qu'autant qu'il cesse de s'in- » cliner en avant; l'abduction et la rotation en dedans, » car le bord interne du pied et du membre malade presse

(1) Bonnet, *Traité de thérapeutique des maladies articulaires*, 1853, p. 417 et suivantes.

» contre l'aile interne de l'appareil; enfin le raccourcisse-
» ment, puisqu'il est facile d'exercer des tractions. Celles-
» ci exigent d'abord l'immobilité du bassin. La meilleure
» manière de fixer cette partie du tronc est de l'entourer
» d'une ceinture que l'on attache à l'appareil, et qui n'a
» de sous-cuisses que du côté sain; on peut aussi se con-
» tenter d'un simple sous-cuisses ou boudin placé du côté
» opposé aux tractions.

» Pour saisir le membre que l'on veut allonger, on fait
» entrer le pied et la jambe dans un bas de laine aussi
» épais que possible; sur ce bas on place une chaussette
» de peau de chien, et afin de saisir la cuisse aussi bien
» que la jambe, on entoure la première, au-dessous du
» genou, d'un collier également de peau et que l'on réu-
» nit à la chaussette; enfin, pour éviter les pressions
» douloureuses sur les malléoles, on tient écartées par
» une traverse de fer les deux lanières latérales qui par-
» tent de la chaussette. »

D. — Pour obtenir la même action, M. Guersant a proposé un appareil dont M. Labbé (1) donne, d'après l'auteur, la description qui suit :

« L'appareil de M. Guersant se compose de deux at-
» telles symétriques en bois, un peu plus longues qu'une
» béquille, appliqués sur la face externe des deux mem-
» bres inférieurs. Elles se prolongent en haut jusqu'à
» l'aisselle, sans gêner toutefois les mouvements des bras,
» et dépassent en bas de quelques centimètres le niveau
» de la plante des pieds. Sur leur longueur, les attelles
» présentent des trous ou plutôt des mortaises au nombre

(1) Labbé, *loc. cit.*, p. 102 et 103.

» de trois à cinq, destinées à laisser passer des lacs qui » doivent assurer la contention. Leur extrémité supérieure » est arrondie ou échancrée en béquille; l'extrémité in- » férieure se termine par un enfourchement disposé de » manière à pénétrer dans la mortaise de la traverse. » Celle-ci consiste dans une planchette elliptique vertica- » lement placée et plus haute que les pieds, présentant » dans le sens vertical six mortaises dont deux plus gran- » des, destinées à recevoir l'enfourchement des attelles, » les quatre autres servant à fixer les liens extenseurs. » Cette plaque fixe les attelles, donne de la solidité à l'ap- » pareil, assure la bonne position du pied, le protége » contre le poids des couvertures, et empêche la com- » pression toujours fâcheuse du talon. Deux coussins, » interposés entre les membres, et les attelles fixées à ces » derniers par des lacs, protégent les parties en saillie » contre une pression trop forte, trop rude ou trop long- » temps prolongée; leur extrémité supérieure se termine » par un gousset destiné à coiffer l'attelle.

» Un bandage de corps est destiné à fixer le tronc avec » les attelles, et ces dernières entre elles. Il se compose » de deux pièces rectangulaires de toile ou de tissu élas- » tique, portant sur les petits-côtés, des liens qui viennent » s'attacher aux mortaises. L'une des pièces correspond » à la partie postérieure du tronc, l'autre à l'antérieure. »

E. — De son côté, M. Marjolin substitue à ces divers moyens extensifs et contentifs un appareil de Scultet appliqué sur les membres pelviens. Par-dessus les bandelettes sont placés des coussins et des attelles. Les attelles internes ont la longueur du membre; les attelles externes remontent jusqu'à la base de la poitrine. Un bandage amidonné ou dextriné enveloppe cet appareil du côté malade, et assure sa fixité en embrassant au niveau du tronc les deux attelles externes.

F. — Enfin, M. Mathieu est le promoteur d'un appareil dont l'objet spécial est de garantir le centre articulaire malade contre les pressions qui lui sont transmises dans la station verticale par le poids du tronc.

L'appareil proposé par M. Mathieu pour le traitement des coxalgies se compose d'une ceinture bouclée autour du bassin. Deux béquilles latérales remontent de cette ceinture sous les aisselles dont elles sont destinées à soutenir le poids, ainsi que celui de la tête et du segment supérieur du tronc.

De la ceinture partent également deux tiges articulées qui, du côté malade, descendent jusqu'à la semelle d'un brodequin, et qui ont pour but de transmettre directement au sol le poids supporté par les béquilles, en laissant la jointure malade étrangère à toute pression.

Il faut bien le dire, aucun de ces procédés n'est à l'abri d'objections. De ces objections, les unes sont particulières à tel ou tel appareil, les autres sont communes à tous.

Si le mérite d'avoir mis en relief l'opportunité de placer les membres dans une position déterminée revient à Bonnet (de Lyon), sur lui doit aussi peser la responsabilité du choix qu'il a fait de la position dans laquelle son appareil fixe la cuisse. Sauf celui de M. Mathieu, les autres moyens contentifs que nous avons décrits n'ont été, après celui de Bonnet, proposés ou inventés que dans un but d'imitation. Mais avant de discuter ce que leur principe général a de défectueux, signalons, pour n'y plus revenir, les imperfections, les dangers, les contre-indications, en un mot, propres à chacun.

Et d'abord les deux alèzes disposées par Blandin pour l'extension et la contre-extension, nous paraissent un moyen très-infidèle d'obtenir l'immobilité et de s'opposer aux déviations.

Rien dans ce procédé n'empêche la bascule du bassin; pas même la troisième alèze que l'auteur conseille de jeter transversalement en cravate par-dessus le corps du malade, et d'attacher aux côtés du lit. Rien n'assure non plus la constance dans l'énergie de la traction, puisque les draps extenseur ou contre-extenseur sont exposés à se relâcher, et que le plan horizontal formé par le lit varie par le tassement des matelas. Force est bien d'ailleurs de desserrer et de resserrer incessamment l'appareil, de déranger, de soulever perpétuellement le malade pour l'accomplissement de la miction et de la défécation.

La ceinture surmontée de deux béquilles, employée par M. Mathieu, n'est pas un appareil nouveau ; et de plus elle supporte incomplétement la pesanteur du tronc, puisque le point fixe est pris sous les aisselles, et que les articulations scapulo-humérales n'ont pas de rapports directs avec le tronc; mais, remplirait-il pleinement le but qu'il se propose (celui d'obvier aux compressions que peut subir dans la station verticale la voûte cotyloïdienne), cet appareil ne répondrait pas encore à l'indication fondamentale qui est de maintenir la jointure dans l'immobilité.

Les tiges descendantes s'articulent au niveau des hanches, avec l'extrémité inférieure de celles qui se terminent en haut par des béquilles.

Une deuxième articulation est située au niveau du genou entre les tiges descendantes du côté malade. Il en reste une troisième un peu au-dessus des malléoles. Les mouvements du pied sur la jambe, de la jambe sur la cuisse et de la cuisse sur le bassin peuvent donc s'effectuer à la guise du malade. Volontaires ou non, le degré de leur étendue, de leur brusquerie, de leur fréquence ne saurait être déterminé. Alors même qu'appliqué avec un soin extrême, et supporté sans difficulté, l'appareil de M. Mathieu préserverait de toute compression les parties constituantes de la jointure malade, les mouvements alternatifs de flexion et d'extension de la cuisse sur le bassin qu'il tolère, ne peuvent manquer d'avoir sur les organes lésés un retentissement défavorable. Cet appareil, enfin, sera-t-il applicable dans tous les cas indifféremment? Dans tous ceux où la déviation est considérable, il faudra préalablement obtenir le redressement forcé du membre. Dans tous ceux où la tuméfaction de la hanche et de la cuisse indique l'imminence d'un abcès, les deux bracelets de cuir qui sont bouclés autour de la cuisse devront être supprimés, et la régularité des effets produits sera troublée d'autant.

L'appareil de Desault, celui encore de Boyer, proposés par beaucoup de chirurgiens pour l'immobilisation du membre dans l'affection qui nous occupe; l'appareil dont M. Guersant est l'inventeur, et celui auquel M. Marjolin donne la préférence, ont, à nos yeux, plusieurs défauts qui leur sont communs.

D'abord ils sont très-vite souillés, chez les jeunes enfants, par l'urine et les matières alvines. Leur application laborieuse et difficile, doit être fréquemment renouvelée ; et c'est au grand détriment du principe qu'on s'est posé, de maintenir dans un repos permanent l'articulation coxale. Ensuite, les bandelettes qui recouvrent le membre, les coussins et les attelles qui le compriment, le bandage dextriné ou amidonné qui l'emprisonne, voilà autant d'obstacles à une surveillance dont l'activité est rendue nécessaire par la nature phlegmasique de l'affection que l'on traite.

Sans parler des abcès ossifluents (les obstacles à l'application des appareils en question n'attendent pas d'ordinaire pour se produire la période à laquelle apparaissent ces abcès), que deviendront, sous les plans résistants entre lesquels la cuisse est comprise, les collections purulentes qui se forment souvent dès les premiers temps de la maladie, aux dépens du tissu cellulaire sous-aponévrotique? Il importe cependant, au premier chef, de favoriser leur progression vers les parties périphériques. Or, un inconvénient partagé par tous les appareils qui isolent la région malade de l'investigation, est celui de dissimuler les prodromes de ces phlegmons circonvoisins. Un danger qu'ils rendent imminent, est celui de contrarier les efforts du pus, lorsqu'il est une fois élaboré, vers une voie favorable à la détersion rapide et complète du foyer. Un pareil danger devient formidable, pour peu que la collection purulente refoulée vers les parties profondes se prenne à suivre une route qui la rapproche de la capsule orbiculaire : arrivée au contact du ligament, elle y développe par contiguité un état phlegmasique à l'acuité désorganitrice duquel la trame fibreuse finit par céder ; et le pus se déverse dans la cavité même de l'article. Le surcroît de violence dans les accidents, qui accompagne et suit une éventualité aussi fâcheuse, est tel, qu'il peut d'emblée mettre la maladie au-dessus des ressources de l'art.

En laissant découverte la partie antérieure de la hanche, en permettant d'exercer de l'œil et de la main une surveillance active sur la région malade, la gouttière de Bonnet échappe à l'objection qui précède ; mais elle encourt un reproche plus sérieux. Sans placer la cuisse dans une extension forcée, il est dans le principe de cet appareil de placer le membre dans l'extension. La charpente de la gouttière se compose en effet de fils de fer « *très-solides* » à la partie inférieure ; et les membres, dit l'auteur (1), « *y sont dans la rectitude* »...

« Le bassin, ajoute-t-il (2), n'y est bien soutenu qu'au- » tant qu'il cesse de s'incliner en avant. » C'est précisément cette dernière condition qu'il est dans la plupart des coxalgies avancées impossible de réaliser.

Les efforts d'extension qu'on exerce sur la totalité du membre trouvent dans les lésions articulaires un obstacle invincible. La puissance qu'on développe pour y parvenir, se transmet à la région lombaire qui obéit ; l'inclinaison en avant ne fait que s'exagérer, et l'ensellure persiste. La position qu'on s'évertue à imprimer à la cuisse, n'est donc obtenue qu'en apparence, et malgré la légère inflexion de la portion de l'appareil qui répond au jarret, et qui est destinée à modérer la rigueur de l'extension, l'extension de la cuisse par rapport au bassin est donc plus *forcée*

(1) Bonnet, *loc. cit.*, p. 419.

(2) Bonnet, *loc. cit.*, même page.

qu'elle ne le paraît. De là, l'imperfection fréquente des résultats : imperfections que l'auteur se fait d'ailleurs un devoir de reconnaître. Ces obstacles à une application régulière de l'appareil en question l'ont décidé à y substituer, pour beaucoup de circonstances, une double gouttière propre à obtenir l'extension des jambes sur les cuisses; mais qui, « n'ayant pas prise sur le bassin », ne peut garantir l'immobilité et la position régulière des organes malades.

D'une manière générale enfin, les appareils employés contre la coxalgie dans le but de mettre au *repos* les organes articulaires, et qui de prime abord exigent l'extension de la cuisse, manquent à notre avis le but qu'ils se proposent.

Quelles sont, en effet, pour une jointure malade les conditions du repos?

C'est l'immobilité dans une position telle que toutes les parties constitutives de la jointure soient à l'abri de tractions et de compressions.

Assurer le repos d'une articulation revient donc à maintenir les forces dirigées en sens divers qui agissent sur les parties constitutives de cette articulation dans un *équilibre parfait.*

En dehors de cet équilibre, quelles parties de l'articulation coxale subissent, avec prédominance, l'action de ces forces exercées en sens différent ?

1° La voûte cotyloïdienne : elle perçoit la résultante des compressions, et c'est pour cela que son bord postéro-supérieur se déprime?

2° La capsule orbiculaire : elle perçoit la résultante des

tractions; et c'est pour cela qu'enflammée, elle devient douloureuse et se raccourcit.

Pour annuler les pressions que subit la voûte cotyloïdienne, il faut l'intervention de deux puissances agissant en sens contraire; il faut que l'une — puissance extensive — abaisse la tête fémorale, que l'autre — puissance contre-extensive — élève la partie correspondante du bassin. Plusieurs des appareils que nous avons passé en revue, réalisent partiellement cette première indication.

Pour annuler les tractions que subissent les faisceaux ligamenteux, il faut les placer dans le relâchement. Aucun des appareils ci-dessus mentionnés ne répond à cette seconde indication non moins fondamentale que la première. Dans l'état physiologique, en effet, la tension des faisceaux ligamenteux commence avec l'extension complète de la cuisse. C'est cette tension du ligament qui limite la projection du membre en arrière. Mais, dans le cas d'inflammation, le tissu fibreux est retracté; dans le cas d'épanchement intra-articulaire, la capsule est ballonnée; et dans l'une et l'autre circonstance, tout effort d'extension imprimé à la cuisse, détermine la tension des faisceaux fibreux avant que l'extension de la cuisse soit complétement effectuée. L'imminence de cette tension des fibres ligamenteuses est en raison directe du degré de leurs altérations morbides. Dès qu'elle se produit, elle détermine des tractions qui troublent l'équilibre indispensable au repos des parties articulaires.

Tout appareil qui exige, dès l'abord, l'extension de la cuisse, expose le ligament fibreux aux tractions dont nous parlons. Toutes les fois que son tissu sera malade, ces tractions ne manqueront pas d'avoir lieu. Or, elles se traduisent par un surcroît de douleur, et d'acuité phlegmasique. Mais en même temps, tout appareil qui fixe la cuisse dans l'extension, détermine la tension des muscles pelvi-fémoraux. Ce n'est que dans la position demi-fléchie que ces muscles arrivent au relâchement complet. Signalé par Percival Pott, accepté sans réserve par Dupuytren, ce fait anatomique a été vérifié par nous ; et dans un travail antérieur nous avons exposé les preuves de son exactitude. Nous avons examiné alors (1) *tous les muscles de la cuisse dans différentes positions* ; *nous avons mesuré avec précision la distance qui sépare les points d'insertion de chacun d'eux dans chaque position*, *et nous avons reconnu que lorsque le membre est étendu et repose sur une surface plane, les muscles adducteurs, le droit interne, le demi-tendineux, le demi-membraneux, le couturier, la longue portion du biceps et enfin le droit antérieur lui-même présentent une longueur beaucoup plus considérable que quand la jambe forme avec la cuisse un angle dont le sinus serait de* 90 *à* 100 *degrés environ*.

Nous avons déja appelé l'attention sur ce point dans le cours de ce travail; nous y revenons à cause de son importance. Toutes les fois, en effet, que le membre sera contraint à une extension permanente, les muscles pelvi-fémoraux seront réduits à un état de tension dont la prolongation ne tardera pas à devenir une cause de fatigue. Et, par un effet physiologique inévitable, leurs faisceaux charnus opposeront aux tiraillements qu'ils subissent un éréthisme contractile en rapport avec l'inten-

(1) Ferdinand Martin, *Mémoire sur une nouvelle méthode de traitement des fractures du col et du corps du fémur* (couronné par la Société centrale de médecine du Nord). 1855.

sité de ces tiraillements. Puisque la résultante de l'action des muscles pelvi-fémoraux tombe sur la voûte cotyloïdienne, toute cause propre à exciter leur action aura pour conséquence d'accroître la puissance de cette résultante ; et la compression que subit la voûte cotyloïdienne sera d'autant plus considérable que le membre s'éloignera plus de la position dans laquelle les muscles sont relâchés.

De toute nécessité il faut donc, et pour éviter les tractions dans le ligament fibreux, et pour éviter les compressions (suite des tiraillements musculaires) sur le rebord postéro-supérieur du cotyle, faire usage d'un appareil qui exerce sur l'articulation coxale une action extensive et contre-extensive, *sans obliger la cuisse à quitter la position demi-fléchie.*

Il faut que l'action de cet appareil soit permanente.

Il faut que cette action puisse être graduée avec une facilité extrême, et suivant les exigences cliniques induviduelles, et suivant celles que chaque journée de traitement fait surgir. Pour cela, elle ne doit rencontrer d'antagoniste ni dans la contraction musculaire, ni dans la rétraction du ligament fibreux. A de telles conditions, et pourvu que les complications de la maladie ne deviennent pas un obstacle à l'application ou au maintien de l'appareil; pourvu encore que l'accomplissement des fonctions vésicales et rectales ne vienne pas quotidiennement troubler la continuité de son action, à de telles conditions, disons-nous, cet appareil répondra à l'indication fondamentale dans la coxalgie, qui est de *maintenir l'articulation au repos.*

Avant de rien préjuger, touchant le *modus faciendi*,

il importe d'étudier au point de vue de la thérapeutique, les complications que peut offrir l'affection, et de poser avec quelque précision leurs indications particulières. Cette recherche fournira des notions indispensables au choix motivé des moyens de traitement qui conviennent à la maladie prise dans son acception la plus complète.

§ II. — Traitement des complications.

Les complications de la coxalgie sont :
1° Les abcès.
2° Les déviations extrêmes.
3° La luxation.
4° L'ankylose.

A. *Abcès.* — Les abcès symptomatiques de la coxalgie offrent des caractères variables que les savants travaux de Gerdy n'ont pas peu contribué à spécifier. Nous avons eu déjà l'occasion de le dire, les uns, *circonvoisins*, sont formés aux dépens des couches cellulaires extra-articulaires, inter-musculaires ou sous-aponévrotiques ; les autres, *migrateurs*, ont pour origine les désorganisations articulaires elles-mêmes. Ils communiquent par un trajet plus ou moins sinueux ; mais ils communiquent nécessairement avec le centre de la jointure.

La signification diagnostique des premiers ne ressemble en rien, on l'a vu, à celle des seconds. Ceux-ci ne se présentent jamais que postérieurement aux plus graves désordres. Ceux-là apparaissent souvent dès les premiers temps de la maladie, dans la période d'état de sa forme capsulaire. Il serait, on le comprend, de la plus haute importance pour le chirurgien de pouvoir toujours saisir avec certitude le caractère générique de la collection purulente dont le doigt reconnaît la fluctuation.

L'élément le moins trompeur d'un tel diagnostic est fourni par la nature des circonstances pathologiques qui se sont offertes au préalable.

Les accidents aigus du début sont-ils à peine périmés, et l'affection revêt-elle la forme capsulaire ; l'abcès que l'on voit poindre est presque assurément circonvoisin, car les collections purulentes, dont la source se prend dans le centre articulaire lui-même, sont très-rares avant que les parties osseuses elles-mêmes soient profondément altérées, et les altérations osseuses procèdent avec une lenteur notoire.

Est-ce la forme osseuse de la maladie qu'on a sous les yeux, son début remonte-t-il à une époque reculée, sa marche a-t-elle offert dans les temps qui viennent de s'écouler une recrudescence d'acuité assez intense pour avoir provoqué une réaction fébrile, puis une sédation remarquable a-t-elle couronné la succession de cette série de manifestations ; il est à craindre alors que l'abcès soit fourni par la suppuration des os, et que son relief sous les téguments soit le dernier terme de ses migrations. En effet, les abcès circonvoisins, composés de pus phlegmoneux, ne se forment guère à une époque où l'émaciation est parvenue à un degré extrême.

La conduite à tenir dans les deux cas diffère. Le danger des abcès circonvoisins, nous l'avons signalé. C'est celui de fuser vers les parties profondes, d'arriver au contact de la capsule, et de s'épancher dans sa cavité...

On ne doit donc pas hésiter à ouvrir ces abcès, et à les

ouvrir largement pour faciliter la détersion rapide et complète de leur foyer. Ils rentrent dans la classe des abcès chauds ordinaires, et réclament le même traitement chirurgical.

Les dangers des abcès migrateurs sont autres. De tout temps ils ont fixé l'attention des auteurs. Il faut redouter d'eux l'inflammation ulcérative qu'ils finissent par déterminer dans la portion cutanée de leurs parois pour se frayer accès au dehors, et le libre contact que le trajet fistuleux qu'ils laissent, établit entre les surfaces osseuses suppurées et l'air extérieur.

De nos jours, la question de savoir si l'on doit provoquer l'évacuation des abcès migrateurs a cessé d'être litigieuse. La tolérance particulière de l'économie pour la présence de ces vastes collections, leur terminaison aussi curieuse que favorable par voie de résolution, observée dans quelques cas d'une manière bien anthentique, seraient de nature à faire rejeter toute intervention, si l'expérience n'avait appris que cette résolution est une exception sur laquelle il n'est pas permis de compter; si l'on ne prévoyait qu'un jour l'abondance même de la suppuration doit mettre fin à cette tolérance; que le travail spontané de la nature ne s'accomplira pas sans retentissements profonds sur l'organisme; et, qu'en définitive la voie ouverte à l'air extérieur sera alors plus large et moins régulière que si une initiative chirurgicale avait été prise en temps opportun. Les maîtres désormais sont à peu près unanimes pour reconnaître que le pronostic de l'ouverture spontanée des abcès migrateurs offre plus de gravité que celui de leur ouverture pratiquée par les moyens de l'art.

Ces moyens sont de plusieurs sortes, ainsi que les dangers auxquels on se propose d'obvier.

1° *Incisions larges.* Dans le but d'obtenir une évacuation immédiate et complète du foyer, Lisfranc conseillait de pratiquer au point déclive de la poche purulente une large ouverture avec le bistouri.

Ce procédé qui est souvent mis en pratique par M. Michon, et duquel nous avons généralement obtenu les résultats les plus heureux, est repoussé par un grand nombre de chirurgiens. On lui reproche d'offrir à l'accès de l'air extérieur un libre passage, et de favoriser la décomposition du pus. On s'opposera avantageusement à cette décomposition en pratiquant des injections avec la teinture d'iode plus ou moins étendue d'eau, et additionnée d'une faible quantité d'iodure de potassium.

2° *Caustiques.* — Au siècle dernier, le fer rouge ou encore la potasse caustique étaient très-généralement employés dans les circonstances qui nous occupent. Ces procédés qui n'ont pas l'avantage des incisions larges, en conservent les inconvénients ; ils sont à peu près délaissés aujourd'hui.

Nous les avons vu mettre en usage dans trois cas particuliers ; et dans ces trois cas, ils nous ont paru hâter la terminaison funeste.

3° *Ponctions.* — Entre les mains de quelques chirurgiens, et en particulier de MM. Robert, Guersant, Maisonneuve, des ponctions successives ont quelquefois procuré la détersion complète du foyer. Ces ponctions se pratiquent avec un trocart à hydrocèle, ou mieux avec un trocart plat au pavillon duquel on adapte une seringue qui remplit le rôle de pompe aspirante, et reçoit le pus à mesure que le piston recule.

Cette méthode a plus d'un inconvénient. Le premier consiste dans la difficulté même de la manœuvre. Les grumeaux caséeux, en effet, dont le liquide est mêlé, viennent engorger la canule du trocart, et rendre plusieurs séances indispensables pour l'évacuation complète de l'abcès. On lui attribue l'avantage de s'opposer à la pénétration de l'air dans le foyer; nous venons de voir que les dangers en peuvent être conjurés par les injections iodées.

4° *Drainage.* — D'après la méthode dont M. Chassaignac est le promoteur, le passage d'un tube à drainage à travers la poche, percée de part en part, au moyen d'un trocart courbe et fin, paraît trouver ici une application rationnelle. En effet, l'écoulement lent et continu du pus, l'affaissement progressif des parois du foyer, semblent s'opposer, dans la limite du possible, à la décomposition putride par pénétration de l'air ambiant. Cependant, sur les quelques cas où il nous a été donné d'en voir faire l'application, les accidents nous ont paru présenter plus de gravité, et la cicatrisation du foyer a été loin d'en être accélérée.

Quelle que soit la méthode qu'on préfère, le principe général auquel il convient de se rattacher, consiste, pour les abcès circonvoisins, à favoriser, par tous les moyens dont on dispose, la progression du pus vers les parties périphériques, et à pratiquer de bonne heure l'ouverture de ces abcès.

Pour les abcès migrateurs, tant que le foyer n'a pas une tendance marquée au développement, on doit se garder de troubler cet état stationnaire, et le calme dans lequel il laisse l'économie. Lorsque la collection purulente prend des proportions incompatibles avec son séjour au sein de l'organisme, il faut ne pas abandonner la nature à ses propres efforts, et recourir à celui des procédés chirurgicaux qui paraît le plus formellement indiqué. En tout état de cause, les soins qu'exige la complication très-fréquente dont nous parlons, obligeraient à interrompre le traitement de l'affection principale, si l'appareil appliqué n'était à ciel ouvert, pour permettre l'examen et le contact directs de la hanche.

B. *Déviations extrêmes.* — Dans les circonstances où les secours chirurgicaux ne sont que tardivement invoqués, alors que les ravages déjà très-avancés de la lésion ont réduit la cuisse à quelqu'une de ces positions profondément vicieuses dont les traités classiques fournissent des exemples, l'exigence initiale de tout traitement consiste à ramener le membre à des rapports plus réguliers.

En Allemagne, les docteurs Dieffenbach (1) et Berend (2), en France, Bonnet (de Lyon) ont conseillé alors le redressement brusque et forcé du membre.

Munis du chloroforme, ces auteurs n'ont pas cru devoir s'arrêter dans leurs manœuvres devant la violence, et devant une résistance qui demande à leurs efforts vingt à trente minutes de continuité.

La question, portée en 1858 devant la Société de chirurgie de Paris, n'a pas été résolue avec une égale témérité. Proscrivant ces déploiements considérables de forces

(1) Dieffenbach, *Traité de la section des muscles et des tendons*. Berlin, 1841.

(2) Berend, *Ueber die Behandlung veralteter Kniecontracturen, in der medi Zeitung des Vereins für Heilkunde in Preussen*, 1841, nos 25 et 26.

qui ne respectent aucun obstacle, MM. Hippolyte Larrey et Broca ont émis l'opinion que la présomption de désordres articulaires même avancés ne s'opposait pas à des tentatives de redressement prolongées pendant quelques minutes avec fermeté, mais sans jamais se départir d'une extrême prudence.

C'est à cette manière de voir que se rallient dans la pratique la plupart des chirurgiens.

Pour peu qu'on cesse d'observer une grande réserve, les tractions, en effet, distendent les faisceaux fibreux rétractés. Elles en déterminent, à proprement parler, l'entorse ; elles allument dans l'article, déjà si profondément altéré, un état inflammatoire aigu qui se traduit par l'appareil symptomatique précédemment décrit, et que complique très-souvent la formation de pus avec toutes ses conséquences.

Il y aurait, croyons-nous, un avantage réel à substituer dans la clinique la modération d'une force continue et graduée à la violence de tractions instantanées et brusques.

Un appareil capable de recevoir le membre, quelque vicieuse que soit la position qu'il affecte, et d'agir sur la cuisse, quel que soit le degré de la déviation, avec une douceur et une constance égales, un semblable appareil évitera les dangers inhérents au redressement forcé. Il remplira tout à la fois l'indication spéciale à la complication qui nous occupe et l'indication que présente la maladie principale.

C. *Luxation*. — Nous avons mis un soin extrême à montrer que la luxation est une terminaison de la coxalgie beaucoup plus rare que certains auteurs n'ont paru disposés à l'admettre ; nous avons développé les conditions de son accomplissement, signalé les phénomènes dont elle s'accompagne, ainsi que ceux qui lui succèdent, et indiqué la variété la plus ordinairement observée entre celles des rapports anormaux que les surfaces articulaires sont susceptibles d'acquérir. Dans l'histoire de la luxation deux traits nous ont particulièrement frappé : sa rareté, et l'époque si tardive de sa perpétration ; l'étendue des désordres qui la préparent, et la rémission remarquable qu'offrent à sa suite les accidents.

Au point de vue de la thérapeutique, les conséquences à tirer de ces documents divers sont d'un ordre capital.

Et tout d'abord, la réduction ne se présente qu'à titre d'éventualité très-exceptionnelle. Le degré prononcé des déviations, leur communauté d'aspect avec les déformations dépendantes de la luxation iliaque, les doctrines, par-dessus tout, qui ont été longtemps professées sur la constance de cet accident terminal, ont été l'origine de nombreuses erreurs de diagnostic. On avait à lutter contre la dépression du rebord cotyloïdien, contre la tendance incessamment croissante de la tête fémorale à la projection en haut et en dehors ; on se croyait en présence d'une disjonction accomplie des surfaces diarthrodiales. Et comme, en dernière analyse, les manœuvres propres à combattre la compression exercée par le fémur sur le bord du cotyle, et à atténuer la déformation de cette cavité, étaient analogues à celles que la réduction réclame, le succès a fait croire à la réalité du motif en vertu duquel on avait agi. L'illusion dans laquelle sont restés à cet égard MM. Humbert et Jacquier (1), est rendue manifeste par une lecture attentive de leurs observations. « Il n'est pas douteux, dit à ce propos M. Mal» gaigne, que dans un grand nombre de cas ils n'aient » pas eu affaire à de véritables luxations. »

Dans les circonstances maintenant où la luxation est incontestable, l'opportunité de la réduction forcée est une question douteuse quelquefois, résolue d'ordinaire par la négative.

La séparation définitive, complète, des surfaces diarthrodiales, s'accomplit en effet consécutivement à des altérations profondes et irrémédiables, et dans les moyens d'union, et dans l'intégrité des parties articulaires. Des connexions accidentellement acquises par les os, naît un travail particulier dont le résultat habituel est, ou une fausse articulation, ou une ankylose. Tout imparfaits qu'ils sont dans le premier cas, les moyens de glissement et les moyens d'union laissent à la progression la faculté de s'accomplir. Dans le second cas, la solidité des adhérences et la texture éburnée des stalactites osseuses, sont une garantie contre le développement de nouveaux phénomènes phlegmasiques. Dans les deux éventualités, les troubles intra-articulaires s'atténuent d'ailleurs au point de cesser presque complétement. En présence de pareilles conditions cliniques et avec la présomption légitime que le cotyle et la tête fémorale sont assez profondément désorganisés pour n'être plus susceptibles de contacts réguliers et persistants, s'exposera-t-on en les contraignant à un rap-

(1) Humbert et Jacquier, *Essai sur la manière de réduire les luxations spontanées de l'articulation coxo-fémorale*. Paris, 1835.

port réciproque à développer en eux une nouvelle évolution morbide; et des manœuvres tentées dans un semblable but ne seraient-elles pas le plus souvent intempestives? La réduction brusque des luxations symptomatiques confirmées est une périlleuse opération. Elle peut réussir. Entre les exemples hypothétiques de réduction suivie de guérison rapportés par Humbert, de Morley, il en est plusieurs qui ont trait à des luxations incontestables; mais, c'est M. Malgaigne qui le dit, « en abordant cette » question, cet auteur le fit avec une admirable ignorance » des dangers qu'il affrontait ».

Les manœuvres auxquelles il est permis de se livrer dans le but de réduire la luxation, doivent avant tout ne pas exposer aux recrudescences inflammatoires, toujours redoutables, dont nous avons parlé. C'est à la condition d'être modérées, et de s'exercer suivant les principes généraux qui ont fait ci-dessus l'objet d'un examen approfondi, qu'elles éviteront cet inconvénient. C'est à la condition de répondre à des règles déterminées qui trouveront leur place après la description de notre appareil, que ces manœuvres rempliront le but qu'on se propose.

A de telles conditions, les tentatives de réduction ne sont aucunement contre-indiquées.

D. *Ankylose.* — L'ankylose est une terminaison d'autant plus défectueuse de la coxalgie qu'elle fixe le membre dans une position plus irrégulière; et le succès des efforts de redressement perd, avec le temps, toute probabilité. La résistance la plus grande de la part de la soudure et des adhérences, la nécessité des tractions les plus énergiques n'ont pas arrêté certains auteurs dans leurs tentatives à cet égard.

Il importe avant tout de bien distinguer à quelle variété d'ankylose on a affaire. Incomplète, fibreuse et due autant à la rétraction des organes péri-articulaires, qu'à la transformation de tissu des parties constituantes de l'article, l'ankylose, quelque vicieuse qu'elle soit, se prête encore aux manœuvres de redressement. Complète et osseuse, elle résiste, au contraire, même à la violence.

Dans le premier cas, le chirurgien a le choix entre deux méthodes opposées. On peut, comme lorsqu'il s'agit de remédier à une déviation portée à l'extrême, déployer extemporanément une force suffisante pour contraindre la cuisse à reprendre une position régulière, puis recourir aux moyens appropriés pour la maintenir dans cette position. Appliqué à la rupture de l'ankylose comme au redressement des déviations, ce procédé expose à des arthrites dont les récidives sont plus redoutables encore que l'acuité.

Mieux vaut, à notre avis, accepter avec ses lenteurs l'action continue et graduée d'un appareil. Il garantit tout au moins contre de nouveaux accidents phlegmasiques, et son application patiemment prolongée amène insensiblement le membre à la position la plus compatible avec la progression et la station assise.

Sous ce dernier rapport, nous ne saurions partager l'opinion émise par Bonnet (de Lyon). Loin de rechercher, à son exemple, l'extension de la cuisse sur le bassin, nous considérons cette position comme extrêmement défectueuse. L'extension permanente de la cuisse crée un obstacle à la marche, parce qu'à chaque pas le pied traîne sur le sol. Elle cause dans la station assise une incommodité des plus gênantes, parce que la fesse correspondante à l'infirmité ne peut reposer sur le siége dans lequel le sujet veut s'asseoir.

A tous égards, une flexion modérée de la cuisse nous paraît une position préférable pour le membre ankylosé, surtout si l'on obtient en même temps, ainsi que le recommande M. Malgaigne, un léger degré d'abduction.

Il est plus aisé de porter la cuisse fortement déviée à une flexion modérée qu'à une extension complète.

Il est plus prudent de se borner à ce résultat, parce que les efforts qu'il demande font subir aux tissus fibreux rétractés, des distensions moins violentes.

Il est plus rationnel de laisser le membre dans une flexion modérée que de le porter à l'extension, parce qu'on évite les inconvénients irrémédiables que l'extension permanente apporte à la marche et à la station assise, et qu'on peut suppléer au défaut de niveau des deux pieds par une semelle en rapport avec la différence de ce niveau.

Il importe enfin de combiner à la flexion modérée une légère abduction de la cuisse, parce que c'est le moyen de provoquer dans le bassin et dans la colonne lombaire une déviation compensatrice qui produit (comme à la période d'état de la coxalgie capsulaire) un allongement apparent; et remédie, en partie au moins, à la différence de longueur des deux membres pelviens.

En somme, la position à rechercher dans l'ankylose est celle qui convient au membre pendant le cours du traitement de la coxalgie, et le même appareil remplit également bien les deux indications.

Lorsque l'ankylose est osseuse, la conduite à tenir diffère essentiellement. On ne saurait compter, pour corriger ce que la position du membre peut présenter de profondément vicieux, sur une action douce et continue, quelle qu'en soit la persévérance. Plusieurs auteurs ont conseillé alors de rompre de vive force les adhérences osseuses qui désormais confondent en une seule pièce les deux extrémités articulaires. Avec M. Malgaigne nous ne saurions accepter les errements d'une semblable pratique contre laquelle ce professeur s'élève hautement dans son enseignement. « Je ne puis dans ces cas, dit M. Malgaigne (1), vous conseiller de rompre l'ankylose; je » ne vous dirai même pas que la section des os pour» rait s'offrir à l'esprit comme dernière ressource, et, » dans l'état de la science à ce sujet, nous ne devons son» ger à recourir qu'aux appareils prothétiques. »

En résumé, les indications particulières aux complications de la coxalgie, loin de modifier celles que réclame la maladie envisagée sous son acception générale, ne font que rendre celles-ci plus pressantes à remplir.

Il nous reste à exposer la description de l'appareil au moyen duquel nous espérons répondre à ces nombreuses exigences de l'affection qui nous occupe.

(1) Malgaigne, *Leçons d'orthopédie* recueillies par MM. Guyon et Panas, p. 225 et 226.

ARTICLE III.

DESCRIPTION DE L'APPAREIL.

L'idée première de l'appareil que nous proposons aujourd'hui est d'origine déjà ancienne; sa date remonte à l'année 1839. Elle est le fruit de l'observation.

Appelé à donner nos soins à plusieurs malades atteints de coxalgie, et chez lesquels l'apparence d'un raccourcissement considérable semblait indiquer que la luxation de la cuisse était imminente, nous avions, dans le but de nous opposer à la disjonction des os, mis en application les enseignements de Dupuytren.

Pour remédier au raccourcissement consécutif aux fractures du col fémoral, nous avions vu Dupuytren placer le membre dans une flexion modérée, de manière à obtenir le plus grand relâchement possible de la part des muscles pelvi-fémoraux. Maintenir les muscles dans le relâchement, voilà en effet un point capital, une nécessité en dehors de laquelle non-seulement l'extension et la contre-extension deviennent difficiles à obtenir, mais sont compromises quant à leur constance et à leur régularité.

Or, les muscles pelvi-fémoraux n'arrivent au relâchement que lorsque la cuisse est placée dans un degré modéré de flexion. C'est donc pour assurer l'efficacité de l'extension et de la contre-extension pratiquées dans le but d'obvier au raccourcissement progressif du membre et à l'imminence de la luxation, qu'à l'époque dont nous parlons, nous crûmes devoir, avant tout, placer le membre dans la position demi-fléchie.

Sous l'influence de l'action permanente d'une force extensive légère, combinée à la flexion modérée, nous vîmes alors, et cela dans un laps de temps fort court, les douleurs s'amender et disparaître, le membre recouvrer sa direction et sa longueur normales. Bref, des malades dont nous avions jugé l'articulation coxale gravement compromise dans sa liberté, guérirent en l'espace de quelques mois; et ce résultat au-dessus de nos espérances persista sans se démentir. Nous résolûmes dès lors de régulariser le procédé qui nous avait si avantageusement servi. Tous nos efforts se concentrèrent à nous rendre un compte exact des indications particulières auxquelles l'extension de la cuisse *combinée* à la flexion des jointures du membre avait répondu. Et c'est une étude approfondie des conditions morbides offertes par la maladie dans une grande diversité de cas, qui nous a permis à la longue de dégager les conclusions formulées dans ce travail.

Les premiers appareils auxquels nous eûmes recours, étaient loin d'être parfaits. Les uns, trop complexes, présentaient une application laborieuse et difficile. Les autres, par leurs simplifications mêmes, devenaient insuffisants. Le but n'était pas rempli.

Le principe auquel répond celui dont nous proposons l'usage, consiste, nous le répétons, à obtenir le *repos* de la jointure malade. Nous avons spécifié les *conditions* du repos. Pour réaliser ces conditions, l'articulation doit être immobilisée dans une position telle qu'aucune de ses parties constituantes ne subisse ni pression, ni traction. Or, c'est l'exercice, sur le fémur et sur le bassin, d'une extension et d'une contre-extension modérées, jointes à la fixation du membre dans une flexion dont le degré est approprié aux exigences morbides individuelles, qui procure cet *équilibre* des puissances dirigées en sens divers, et auxquelles obéissent les parties articulaires.

Voici l'appareil qui fournit ce résultat. Grâce à lui, le chirurgien peut placer le membre dans tel degré de flexion ou d'extension qu'il jugera convenable, le diriger à volonté dans la rotation en dedans ou en dehors, le maintenir au degré opportun de relâchement ou d'allongement.

L'appareil auquel nous nous nous sommes définitivement arrêté, se compose de deux parties distinctes :

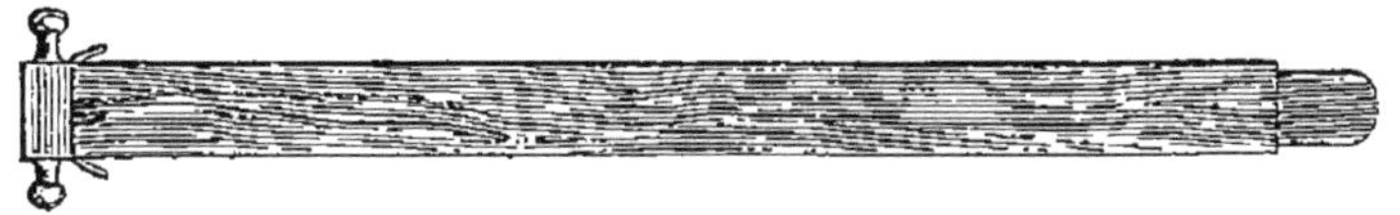

Fig. 24.

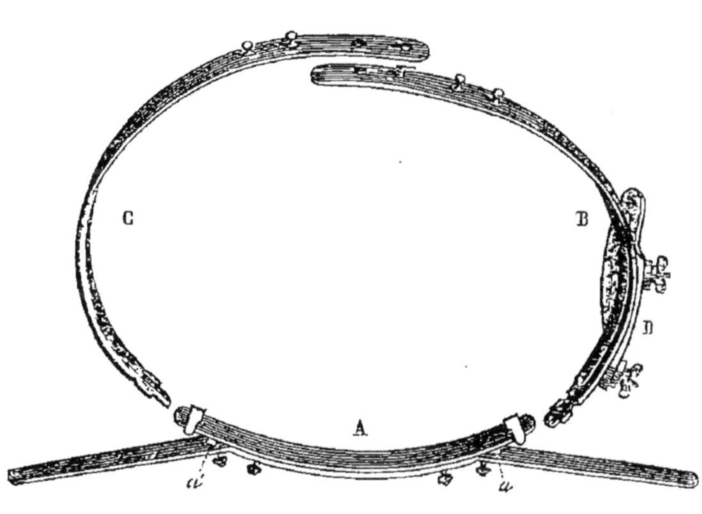

Fig. 25.

l'une est destinée à pratiquer l'extension, et l'autre la contre-extension. Ces deux parties sont unies entre elles par une longue attelle (*fig.* 24) qui sert de conducteur à la partie de l'extension.

La partie de la contre-extension (fig. 25 et 26) est composée d'une ceinture d'acier qui doit entourer le bassin à distance, sans le toucher en aucun point, si ce n'est en arrière où elle est garnie d'une large plaque rembourrée sur laquelle vient reposer la région sacro-lombaire. Cette ceinture présente une série de boutons servant à attacher les sous-cuisses qui doivent venir reposer sur le périnée et exercer la contre-extension.

Pour plus de facilité dans l'application de l'appareil, nous avons formé cette ceinture de trois pièces séparées

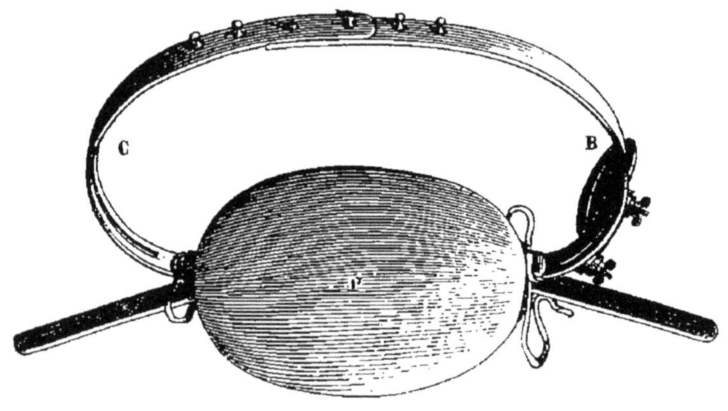

Fig. 26.

(A, B, C, fig. 25), qui, lorsqu'elles sont réunies, forment un cercle complet (fig. 26).

L'assemblage de ces trois pièces (fig. 25) a lieu au moyen d'une partie rétrécie que présente l'extrémité de chacune des pièces latérales (B et C), et qui sont reçues sous deux petits pontets (*a* et *a'*) placés de chaque côté de la pièce lombaire (A).

Un arc de cercle (fig. 25, D), portant au milieu de sa

face externe un petit pont, une sorte de mortaise (fig. 27, E) destinée à recevoir le tenon en fer de la longue attelle (FF), est monté sur l'une des pièces latérales de la ceinture, et est maintenu au degré d'inclinaison que l'on juge convenable par deux boulons à vis qui sont reçus dans une coulisse pratiquée à travers la pièce latérale.

Cet arc de cercle doit toujours être placé du côté du membre malade.

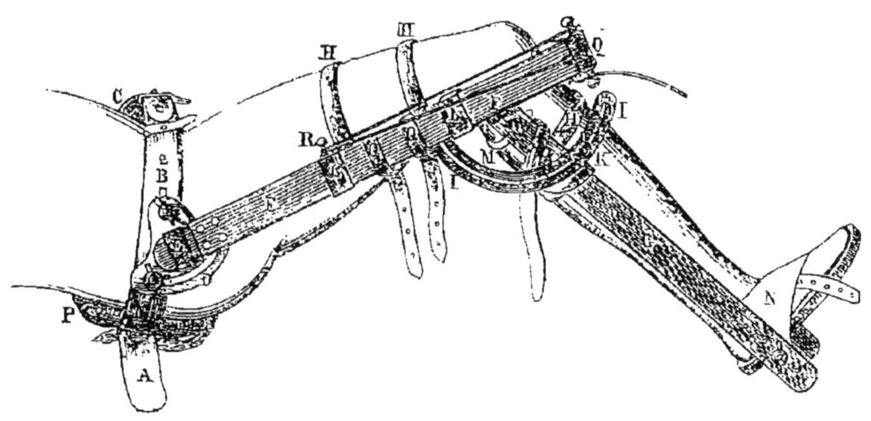

Fig. 27.

La partie de l'extension consiste (fig. 27 et 28) en deux attelles latérales (G, G), assemblées entre elles par trois demi-cercles d'acier (H, H, H), qui les maintiennent au degré d'écartement nécessaire pour que le membre ne soit jamais comprimé par elles : en d'autres termes, qui les réunisse de manière à former ensemble une sorte de gouttière à jour, laquelle embrassera la partie antérieure de la jambe et de la cuisse sans les toucher. Ces attelles sont articulées à la hauteur du genou, pour permettre de les fléchir en ce point, et de placer le membre au degré de flexion qu'on jugera convenable ; et aussi pour permettre de replier l'appareil sur lui-même, de manière à en diminuer le volume lorsqu'il s'agit de le transporter.

Ces attelles sont maintenues au degré de flexion qu'on a reconnu nécessaire au moyen d'un arc de cercle (I) qui sera fixé par une vis de pression (K).

La portion fémorale des attelles présente de chaque côté, deux gaînes de fer (L, L) destinées à loger la longue attelle (F, F), à glisser sur elle et, par conséquent, à servir de curseur à tout le système de l'extension.

Une large courroie rembourrée (M), fixée sur la partie supérieure de la portion jambière des attelles, vient reposer sur le mollet ; et c'est par elle que s'opère l'extension du membre.

A la partie inférieure des attelles se trouve une sorte de chaussure (N), qui maintient le pied tout en lui laissant exécuter quelques mouvements de flexion et d'extension. Cette chaussure est montée sur une semelle de bois, fixée sur une tringle de fer terminée par deux tourillons qui sont reçus dans des trous pratiqués à travers les attelles jambières. Ces tourillons seront placés dans des trous plus ou moins élevés, selon que le membre sera plus ou moins long, et seront maintenus en place par un écrou vissé sur leur extrémité.

Toute cette partie de l'appareil est montée à coulisse, à l'aide des gaînes de fer de la portion fémorale (L, L), sur la longue attelle (F, F), qui remonte jusqu'à la hauteur de la fosse iliaque externe, où elle se fixe sous le petit pont (E) de l'arc de cercle (D) attenant à la ceinture de la contre-extension ; puis vient se prolonger en avant jusqu'au delà du genou, en suivant l'axe de la cuisse, et se terminer par une sorte de T ou béquillon (Q), sous lequel est fixée l'extrémité de la corde qui doit servir à faire l'extension.

Enfin (fig. 28), une seconde courroie (O, O, O) réfléchie sur les attelles fémorales comme l'est la courroie (M) sur les attelles jambières, est destinée à supporter la partie moyenne de la cuisse.

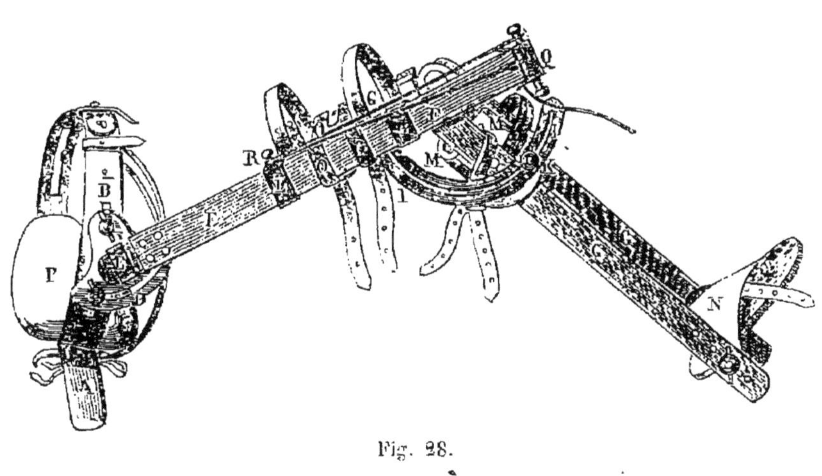

Fig. 28.

Mode d'application.

On prendra d'abord les trois pièces qui doivent former la ceinture (fig. 25 et 26). On glissera sous le malade la pièce A après l'avoir garnie de la plaque lombaire P, et y avoir attaché l'une des extrémités des sous-cuisses. Ensuite, on introduira la partie rétrécie des pièces B et C sous les petits pontets *a* et *a'* de la pièce A, l'un à droite, et l'autre à gauche. Les deux pièces seront rapprochées l'une de l'autre pour venir se croiser à leur partie antérieure, où elles seront réunies ensemble à l'aide d'un petit tourniquet qui, fixé sur l'une des pièces B ou C, devra traverser l'autre par une ouverture assez semblable à l'entrée d'une serrure ; puis devra être tourné de manière que le panneton ne se trouve plus en face de l'ouverture qui lui a donné passage, et par conséquent ne puisse plus sortir.

La ceinture étant ainsi constituée, on attachera l'autre extrémité des sous-cuisses aux boutons antérieurs de cette ceinture. A moins de circonstances exceptionnelles, ces sous-cuisses seront attachés en arrière sur les boutons les plus éloignés de la partie moyenne de la ceinture; mais en avant, ils devront être rapprochés autant que possible.

On prendra les attelles, on les étendra et on les portera aussi près que possible de la direction du membre malade. (Dans le cas particulier où le membre serait réduit à une flexion forcée, il faudrait naturellement présenter l'appareil dans une position analogue.)

Après avoir placé la semelle de bois à une hauteur convenable pour que le centre de l'articulation des attelles corresponde aussi exactement que possible avec celui de l'articulation fémoro-tibiale, on chaussera le pied et on le fixera sur la semelle à l'aide des brides de la chaussure (N), qui seront croisées sur le cou-de-pied et attachées aux boutons placés sur les côtés de la semelle. Il n'est pas nécessaire que le pied soit serré : il doit être simplement maintenu.

On glissera doucement la courroie M; et réfléchissant sur les attelles jambières, les lanières qui la terminent, on viendra boucler ces lanières entre elles sur le point correspondant, en arrière, au rembourrage de la courroie.

On prendra la longue attelle FF, que l'on introduira de bas en haut sous les gaînes LL de la partie fémorale des attelles; et, continuant de la sorte, on viendra introduire le tenon, ou partie rétrécie de son extrémité, dans la mortaise E, placée au centre de l'arc de cercle situé sur la pièce latérale de la ceinture.

On fléchira la jambe sur la cuisse en élevant le genou; et, quand on sera arrivé au degré de flexion convenable, c'est-à-dire quand on aura amené les attelles à former entre elles un angle dont le sinus serait d'environ 100 degrés, on fixera l'appareil en resserrant l'écrou K.

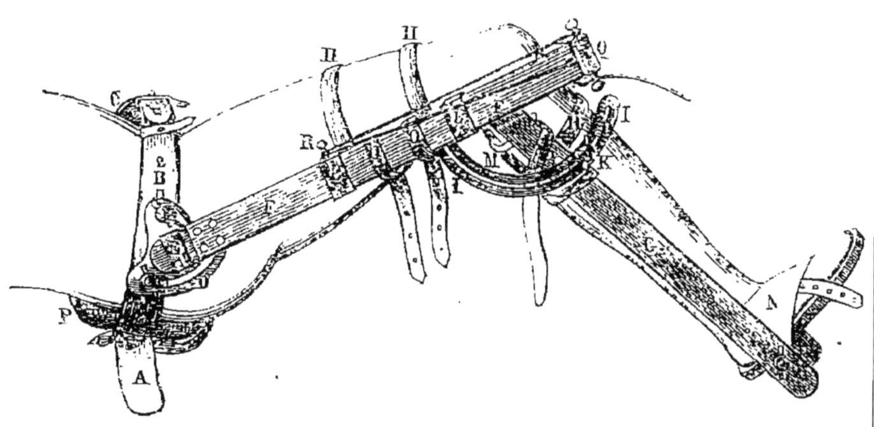

Fig. 29.

On pourra, selon que les indications l'exigeront, placer le membre, soit dans la rotation en dedans, soit dans la rotation en dehors, en faisant glisser l'arc du cercle qui reçoit l'extrémité de la longue attelle, dans la coulisse pratiquée sur la pièce latérale de la ceinture; ensuite on donnera à la ceinture un degré d'inclinaison qui permette au malade de se mettre à peu près sur son séant, puis on resserrera les écrous, et toute cette partie de l'appareil deviendra immobile.

On placera la courroie crurale en la glissant sous la cuisse; et réfléchissant ses lanières sur les attelles fémorales, on viendra les boucler ensemble sur le plein de la courroie. Ainsi que nous l'avons déjà dit, ces lanières seront plus ou moins serrées, selon que les circonstances l'exigeront.

Extension et contre-extension.

Les choses étant ainsi disposées, il faudra s'occuper de pratiquer l'extension du membre. On prendra donc la corde attachée au béquillon Q, on viendra la passer sur un taquet (R) fixé sur l'une des gaînes-curseurs de la partie fémorale des attelles, puis on reviendra sur le bras correspondant du béquillon, pour retourner au taquet, et venir enfin terminer l'enroulement de la corde au béquillon. Se servant de celui-ci comme d'une poulie de réflexion, on tirera sur la corde qui, en rapprochant le taquet R du curseur, de celui du béquillon Q, exercera l'extension du membre. On comprend, en effet, que la traction exercée par la corde sur le taquet et sur le bras du béquillon, fera glisser les deux parties de l'extension et de la contre-extension croisées l'une sur l'autre; et qu'il tendra à éloigner le point de l'extension de celui de la contre-extension.

Cette extension sera lente et graduée. Elle ne devra jamais être portée au point de déterminer de vives douleurs.

Enfin l'extension produite, la corde sera fixée par un nœud au béquillon Q; et de plus, dans la crainte que le nœud ne vienne à glisser, nous avons ajouté un petit ressort formant pincette sous lequel on viendra engager la corde au sortir du nœud. Ajoutons que l'appareil une fois appliqué, non-seulement le malade peut satisfaire aux besoins naturels sans imprimer le moindre mouvement à l'articulation malade; mais encore qu'il est facile de le changer de lit; appelons l'attention sur la nécessité d'une active surveillance : elle naît du progrès même de la guérison, et est indispensable à la continuité d'action de l'appareil.

Pour justifier les avantages cliniques que comporte le procédé dont la description et le mode d'application précèdent, c'est aux faits exclusivement que nous entendons faire appel.

OBSERVATIONS

PREMIER GROUPE. — COXALGIES CAPSULAIRES.

OBSERVATION XXVI.

Coxalgie capsulaire datant de deux ans. — Insuffisance de divers traitements.— Guérison après quarante-deux jours d'application de l'appareil.

Mademoiselle Claire P..., âgée de dix-huit ans, d'une constitution moyenne, commença en octobre 1853 à éprouver une certaine difficulté à marcher. Le membre gauche était le siége de roideur plutôt que de douleurs vives, et le pied tendait à se dévier en dehors.

Le médecin traitant, M. le docteur Saulpic, conseilla l'usage d'un brodequin très-fort, destiné à maintenir le pied dans la rectitude. Ce fut sans résultat.

Des douleurs assez vives ne tardèrent pas à se manifester à la région coxo-fémorale et à celle du genou. Elles ne furent calmées ni par l'application de sangsues, ni par celles de vésicatoires auxquelles on eut recours.

La claudication fit place à une impossibilité absolue de marcher. La malade dut garder le lit d'une manière permanente, et laisser le membre dans l'immobilité la plus complète.

M. le docteur Collomb fut alors appelé en consultation avec M. Saulpic.

Diagnostic : coxalgie.

Traitement : application de sangsues et de vésicatoires volants ; opiacés à l'intérieur.

Le membre inférieur gauche paraissait plus long que son congénère; la différence pouvait être évaluée à 5 centimètres. Les jointures gardaient la position demi-fléchie. Le jarret dut être soutenu par un coussin.

L'état de la malade n'offrant pas d'amélioration, malgré les moyens employés, on eut recours à la cautérisation ponctuée. Ce fut sans avantage.

Appelé en consultation, M. le professeur Nélaton conseilla d'insister sur les moyens déjà employés, et particulièrement sur les cautérisations.

Ce traitement fut prolongé pendant plusieurs mois sans qu'aucune amélioration ait pu être constatée. Il fut suspendu, sans être remplacé par d'autres moyens thérapeutiques durant la saison d'hiver.

L'été suivant détermina un amendement notable dans les douleurs ; mais l'allongement apparent et la difficulté des mouvements persistaient.

Bains salins.

Repos au lit.

Le 14 juillet, ayant été appelé en consultation par les

deux médecins traitants, nous constatons que le membre malade est fixé dans la demi-flexion, que la pointe du pied est légèrement portée en dehors, et que le membre paraît allongé de 5 centimètres.

Pas de tuméfaction de la région coxale. Douleurs modérées. État général satisfaisant.

L'appareil fut appliqué. Au bout du troisième septénaire, les douleurs avaient complétement disparu. Le membre avait repris sa longueur normale ; ses fonctions s'effectuaient sans difficulté et sans souffrance.

Le 26 août, quarante-deux jours après l'application, l'appareil fut levé. La malade put s'asseoir, et, la semaine suivante, elle faisait des promenades assez étendues à l'aide de béquilles.

A la fin du mois suivant, les béquilles furent remplacées par une canne, et les mouvemnets de flexion et d'extension de la cuisse sur le bassin ne tardèrent pas à s'accomplir avec une aisance assez complète pour permettre de marcher et de descendre les escaliers sans aucun appui.

L'hiver suivant ne ramena aucune rechute. La malade a entrepris, depuis, de longs voyages sans éprouver aucun inconvénient.

OBSERVATION XXVII.

Coxalgie capsulaire datant de quatorze ans et ayant résisté à de nombreux moyens curatifs. — Application de l'appareil. — Durée d'application, huit mois. — Guérison.

Mademoiselle Camille G..., d'une constitution lymphatique, a eu une enfance maladive. Vers l'âge de douze ans, elle fut prise de douleurs au genou avec tuméfaction et chaleur. Quelque temps de repos au lit détermina une amélioration assez notable pour que la locomotion devînt possible ; mais le membre resta impressionnable à la fatigue.

En 1849, après un séjour d'un mois dans un climat humide, et après des marches forcées, des douleurs erratiques, mais très-vives, se font ressentir. Elles persistent malgré les moyens thérapeutiques employés pendant près d'une année sans se localiser dans un point particulier du membre pelvien.

En 1850, la malade se rend aux eaux de Gréoulx, sans retirer aucun avantage de la saison balnéaire qu'elle y passe.

En 1851, de larges vésicatoires comprenant tout l'espace que mesure le corps du fémur sont appliqués, et, loin de se calmer, les douleurs présentent une manifeste exacerbation.

L'année suivante, plusieurs médecins de Lyon sont consultés. Le membre est examiné soigneusement, une névralgie sciatique est diagnostiquée d'un commun accord. On conseilla une saison balnéaire à Aix en Savoie, et l'application réitérée de ventouses sur le trajet du nerf. Exacerbation notable dans la marche des accidents. Application, chaque semaine, d'un cautère actuel; pansements morphinés après la chute de l'eschare. Les douleurs persistent. On a recours alors à l'application d'une large plaque de cautère entretenue pendant plusieurs mois à la racine du membre pelvien.

Suppuration abondante. Amaigrissement notable. Persistance des douleurs.

En 1853, saison balnéaire à Vacqueiras; nouvelles plaques de cautère sur le trajet du nerf sciatique;

liminents au chloroforme; bains de siége belladonés.

La locomotion devient tout à fait impossible. Le mouvement le plus modéré exaspère les souffrances.

De 1853 à 1859, état stationnaire. Le 15 août 1859, nous sommes consulté par la malade pour la première fois. Elle présente l'état suivant :

Le membre droit est fixé dans la demi-flexion, la pointe du pied déviée en dehors, la cuisse dans la rotation externe. L'épine iliaque du même côté occupe un plan notablement moins élevé que celui du côté opposé; l'allongement apparent est évalué à 5 centimètres; pas de tuméfaction de la région fessière; douleurs modérées; état général satisfaisant.

Des espérances de guérison fondées sur ces conditions favorables sont exprimées à la malade; mais ce fut l'année suivante, seulement, que le traitement put être institué.

Le 4 juin 1862, l'appareil est appliqué. Les conditions pathologiques ne s'étaient pas notablement modifiées. La douleur seule offrait plus d'acuité que l'année précédente : recrudescence qu'il convenait d'attribuer aux fatigues d'un long voyage entrepris par la malade.

Une fois le membre maintenu dans une flexion modérée, et porté dans une abduction légère; une fois l'extension et la contre-extension établies, les douleurs ne tardèrent pas à se calmer et à disparaître d'une manière absolue.

Graduellement, les fonctions articulaires recouvrèrent leur souplesse. Au bout du huitième mois de traitement, l'appareil fut levé. La progression dès lors put s'accomplir sans souffrances. Pendant quelques jours la malade fit usage de béquilles élastiques, mais elle en vint à ne s'aider que d'une canne.

Il n'est survenu aucun retour des phénomènes morbides.

Aujourd'hui, mademoiselle C. G... peut, sans fatigue, fournir une longue course. Elle prend sur le membre autrefois malade un appui aussi solide que sur le membre sain.

Elle a accusé pendant un certain temps une faiblesse de ce côté; faiblesse qui est allée en s'atténuant, et qui a fini par disparaître.

OBSERVATION XXVIII.

Coxalgie capsulaire. — Douleurs de la hanche. — Manœuvres violentes. — État aigu. — Allongement apparent. — Antiphlogistiques. — Guérison.

(Traduit de Paletta, *Exercitat. pathol.*, chap. V, *De ischiade*, obs. VIII) (1).

Un enfant de onze ans est pris, le 6 juillet 1788, d'une douleur à la hanche. Son père, suivant une coutume populaire, lui saisit à deux mains la cuisse droite (tel était le côté affecté) et la distend avec force. Cette pratique brutale ne fut suivie d'aucun soulagement.

Le 11 juillet, l'enfant est apporté à l'hôpital. Le grand trochanter et l'articulation coxale étaient le siége de vives douleurs. Je prescrivis immédiatement l'application de sangsues, puis de vessies remplies de glace pilée. Quatre jours après, le membre présentait un allongement de deux travers de droit, le fémur était porté en avant, la fesse aplatie et la douleur trochantérienne très-vive.

(1) Nous rapportons ici cette observation comme un curieux exemple des graves conséquences que peuvent avoir sur le ligament capsulaire des manœuvres intempestives, et comme une preuve de l'apparence insidieuse de réalité que peut offrir l'allongement du membre.

Nouvelle application de sangsues et de glace.

Le jour suivant, ventouses scarifiées et glace.

Le 17 juillet, le fémur ne peut être soulevé. La douleur est circonscrite au trochanter. On reconnaît sous la peau une fluctuation diffuse. On incise; il s'écoule un peu de pus au dehors.

A trois jours de là, le membre avait presque repris sa longueur normale. Mais (inconvénient presque inévitable des hôpitaux) la gangrène survenant, la plaie redevint béante. On obtint néanmoins son occlusion d'une manière heureuse, grâce à des lotions de sucs d'herbe (1). La plaie détergée, une esquille se détacha, et fut éliminée. Bientôt après, la guérison était complète, sans que la cuisse présentât aucun vice de conformation.

OBSERVATION XXIX.

Coxalgie capsulaire datant de onze ans et n'ayant jamais été l'objet que de soins insuffisants. — Application de l'appareil. — Guérison au bout de six mois.

Mademoiselle Eugénie de N..., âgée de huit ans, d'une constitution moyenne.

En 1847, chute sur la hanche. Défaut de soins consécutifs; douleurs à la région du grand trochanter, et surtout aux environs du pli de l'aine; claudication; repos au lit, prolongé pendant quatre mois.

Bains sulfureux.

Persistance des désordres avec une succession de rémittences et d'exacerbations jusqu'en 1849.

En 1850, un médecin est consulté.

Diagnostic : coxalgie.

(1) Limoniorum succo. — *Limonium* (Quicherat), bette sauvage? (Pline.)

Traitement : repos aussi complet que possible; ventouses à la racine du membre pelvien.

L'amélioration se faisant attendre, tout traitement est interrompu jusqu'en 1858.

Durant ce laps de temps, douleurs très-aiguës, localisées au genou particulièrement. — Tuméfaction de tout le membre. — Locomotion impossible. — Palper douloureux. — Contractions spasmodiques déterminant dans les souffrances d'atroces exacerbations.

Puis, à cet état aigu succède un état chronique qui permet à la malade de se lever ; mais à la condition de ne faire reposer le poids du corps que sur le membre du côté sain.

La déviation de la colonne vertébrale qui se produisit comme conséquence de cette attitude vicieuse, fut le motif qui la décida à nous consulter.

Flexion modérée de la cuisse, abduction, rotation en dehors. — Allongement apparent de 4 centimètres. — Abaissement de l'épine iliaque, déviation du bassin, ensellure lombaire. — Pas de traces ni d'imminence d'abcès. — Douleurs modérées. — État général assez satisfaisant.

Le 8 juin 1858, l'appareil est appliqué. Cessation rapide et absolue de toute souffrance. — Appétit régulier. — Sommeil réparateur. — Au bout de peu de temps, retour dans l'aisance des fonctions du membre. Au bout de six mois, l'appareil est levé.

La locomotion, d'abord aidée au moyen de béquilles, s'accomplit bientôt sans difficulté, et peut être prolongée sans fatigue pendant plusieurs heures consécutives

1864. Pas de récidives.

OBSERVATION XXX.

Coxalgie capsulaire datant de deux ans. — Application de l'appareil. — Guérison au bout de quatre mois.

Le 10 mars 1860, nous avons été appelé par M. le professeur Velpeau pour appliquer un appareil à madame Pag....., demeurant rue du Faubourg-Saint-Honoré.

La malade, âgée de vingt-six ans, d'une constitution un peu lymphatique, souffre depuis environ trois ans de douleurs vives au genou et à la hanche du côté droit.

Depuis deux ans il lui a été impossible de quitter le lit.

Signes de coxalgie capsulaire.

Application de l'appareil.

Au bout d'un mois les douleurs sont complétement abolies.

Au commencement de juin, la malade se lève quelques heures tous les jours, et marche avec des béquilles.

A partir du 17 juillet, elle monte et descend les escaliers.

Le 15 août, elle est en état de sortir et de faire une promenade assez longue en s'appuyant sur le bras d'une personne.

OBSERVATION XXXI.

Coxalgie capsulaire en ayant imposé pendant plus de trois ans pour une arthropathie du genou. — Application de l'appareil. — Guérison obtenue dans l'espace de quatre mois.

Une jeune religieuse créole reçut, en arrivant en France, un coup de mer qui la renversa sur le pont du navire.

Dans le désordre inséparable d'un débarquement, elle resta plusieurs heures avec ses habits mouillés.

Peu de jours après elle se prit à ressentir au genou droit une douleur assez vive pour rendre la marche extrêmement pénible.

Ces accidents furent naturellement attribués à la chute qu'elle avait faite et à l'immersion qui en avait été la cause.

Le mal alla en progressant et persista pendant une année, au bout de laquelle seulement, le médecin du couvent fut consulté. Celui-ci crut devoir s'éclairer des lumières d'un chirurgien.

Ces deux honorables praticiens diagnostiquèrent une arthrite du genou, et firent appliquer de chaque côté de l'articulation fémoro-tibiale quatre larges cautères. Douze vésicatoires firent suite aux cautères.

Ainsi institué, le traitement, loin d'amener quelque amélioration que ce fût, permit à la maladie de faire de sensibles progrès.

Quatre ans et demi après le début de la maladie, et trois ans et demi après celui du traitement, au printemps de 1858, nous fûmes appelé pour appliquer un appareil approprié aux arthropathies du genou.

Nous examinons avec un soin extrême l'articulation fémoro-tibiale; nous constatons les larges cicatrices laissées par les cautères, et les traces des vésicatoires; mais malgré tout, le genou a conservé et sa forme et sa motilité normales.

Ayant pour principe de ne faire que ce que nous croyons devoir être utile aux malades, et ne saisissant ni dans les désordres que nous avions sous les yeux, ni dans les commémoratifs, l'indication d'un appareil applicable à une affection du genou, nous demandâmes de nous réunir avec les deux praticiens qui jusque-là avaient dirigé le traitement. Ils ne vinrent pas au rendez-vous qu'ils avaient fixé, et cessèrent de visiter la malade.

M. le docteur Michon fut appelé. Avec lui nous reconnûmes que la malade était affectée d'une coxalgie capsulaire, et que l'affection offrait un caractère des plus graves.

En effet, depuis l'application du septième vésicatoire, plusieurs abcès ganglionnaires s'étaient ouverts spontanément au pli de l'aine. Plusieurs suppuraient encore, et d'autres étaient en voie de formation.

Notre appareil fut appliqué. Au bout de quelques heures, les douleurs du genou disparurent pour ne plus revenir.

Bref, quatre mois suffirent pour obtenir une guérison définitive.

Au bout de ce laps de temps, la malade pouvait se tenir debout, marcher, monter et descendre les escaliers sans le secours d'aucun appui, et en prenant seulement quelques précautions.

Aujourd'hui (août 1864), c'est-à-dire six ans plus tard, nous constatons qu'aucune récidive ne s'est manifestée.

OBSERVATION XXXII.

Coxalgie capsulaire. — Eczéma. — Récidives simultanées des deux maladies. — Guérison.

Au mois de juin 1860, M. le docteur Michon voulut bien nous faire appeler auprès de mademoiselle Lem..., demeurant rue Sainte-Placide.

Cette enfant, âgée de onze ans, d'une constitution vigoureuse, est atteinte de coxalgie capsulaire, avec déviations prononcées et douleurs violentes.

Le 11 juin, l'appareil fut appliqué ; les douleurs disparurent assez promptement ; et le membre ne tarda pas à reprendre sa longueur et sa direction normales.

Déjà la malade pouvait se lever et marcher à l'aide d'une canne, lorsque, vers la fin de septembre, elle fut prise d'eczéma.

Nous avions espéré que l'apparition de cet exanthème aurait peut-être une influence hâtive sur la marche de la guérison.

Il en fut tout autrement. Les accidents articulaires se manifestèrent de nouveau avec leur énergie initiale ; et jusqu'au printemps de 1861, ils coïncidèrent pour leurs rémittences et leurs exacerbations avec les rémittences et les exacerbations de l'affection cutanée.

Ce ne fut que lorsque l'eczéma fut entré dans une voie de guérison définitive, que les désordres articulaires s'amendèrent assez pour permèttre à l'enfant de marcher.

La malade fut envoyée à la campagne. Plusieurs récidives d'eczéma se présentèrent ; elles furent toujours accompagnées du retour des douleurs dans l'articulation coxale.

En 1862 seulement, toute trace d'eczéma ayant disparu, la malade recouvra la liberté de la marche, et put reprendre les habitudes de la vie.

DEUXIÈME GROUPE. — COXALGIES PASSÉES DE LA FORME CAPSULAIRE A LA FORME OSSEUSE.

OBSERVATION XXXIII.

Coxalgie traumatique passée de la forme capsulaire à la forme osseuse. — Allongement notable, puis raccourcissement de 10 centimètres. — Tuméfaction de la hanche, imminence d'abcès. — Application de l'appareil. — Guérison.

Le nommé Nusb... (Henri), d'Ancy-le-Franc (Yonne), âgé de quatorze ans, d'une constitution vigoureuse, parvenu à un développement physique au-dessus de son âge, ayant toujours joui d'une parfaite santé, fut, le 10 juin 1860, victime d'un accident qui se produisit dans les circonstances suivantes. Étant occupé avec ses condisciples à soulever une pièce de bois d'un poids considérable, la charge tout entière retomba sur le levier dont il se servait. Dans l'effort qu'il fit pour résister à la chute d'une masse aussi pesante, le bassin fut violemment dévié de gauche à droite. Or, en ce moment, le membre pelvien droit était vigoureusement fixé dans l'extension ; par conséquent, les fibres du ligament capsulaire dans un état de tension complète, étaient enroulées autour du col fémoral (1). La violence subie par le bassin a porté le centre articulaire en dehors, et a déterminé l'adduction forcée du membre : position incompatible avec les conditions physiologiques de l'articulation. Il en est résulté une distension, peut-être même une déchirure de la partie antéro-postérieure de la capsule, et particulièrement du ligament de Bertin. Si l'effort avait été plus considérable, il

(1) Voy. *Considérations anatomiques*, pages 39 et 43.

est probable qu'il se serait produit une luxation de la tête fémorale dans la fosse iliaque externe. Toujours est-il que le jeune homme ressentit une douleur tellement vive, qu'il put à peine regagner la maison paternelle.

Dans les temps qui suivirent, le membre malade présenta un excès de longueur relativement à son congénère. Durant l'espace de plusieurs mois, malgré l'usage de bains prolongés et l'observation d'une diète sévère, les douleurs persistèrent; longtemps elles furent accompagnées d'un état fébrile.

Tout à coup, étant au lit, le malade éprouva la sensation d'une secousse à la région malade, et presque aussitôt le membre malade parut notablement raccourci.

Plusieurs médecins furent appelés en consultation. Constatation d'un raccourcissement de 8 centimètres.

Diagnostic : luxation en haut et en dehors du fémur.

Prescription : cautérisation transcurrente; — onctions mercurielles belladonées; — bains. Sur le refus des parents de soumettre le malade à l'action du fer rouge, on attacha à son pied un sac rempli de pierres qu'on prit le soin de charger de nouveau de temps en temps.

Les douleurs provoquées par ce mode d'extension furent atroces. Le raccourcissement allait en augmentant.

Enfin, le 18 octobre, nous voyons le malade conjointement avec M. Michon, et nous constatons entre le niveau es deux talons, une différence de 10 centimètres. Le bassin est dévié; la crête iliaque du côté droit est beaucoup plus élevée que celle du côté gauche. Les tissus qui environnent l'articulation sont considérablement tuméfiés, et l'on perçoit une fluctuation assez évidente pour faire croire à la présence d'une collection purulente; par intervalles, les douleurs offrent encore une grande acuité.

L'appareil est appliqué. Les douleurs cessent immédiatement pour ne plus revenir. Au bout de quelques jours, la tuméfaction et la fluctuation se prennent à diminuer, et finissent par n'être plus sensibles.

Grâce à des tractions douces et appropriées aux indications de chaque jour, nous parvenons à rétablir l'horizontalité du bassin, et à ramener les deux talons au même niveau.

Le 5 avril 1864, l'appareil est levé. La progression s'accomplit à l'aide de deux béquilles, puis avec une seule et une canne. Plus tard, le malade peut faire quelques pas sans soutien et sans claudication.

Il est permis d'espérer qu'il ne tardera pas à recouvrer la liberté complète de ses mouvements.

OBSERVATION XXXIV.

Coxalgie capsulaire. — Six récidives. — Passage à la forme osseuse. Raccourcissement apparent porté à 14 centimètres. — Adduction forcée. — Guérison.

Mademoiselle Blanche de C..., âgée de cinq ans, d'une constitution lymphatique, appartenant à une famille aisée, et entourée de toutes les conditions hygiéniques que le confortable permet, commença au printemps de l'année 1851 à marcher avec difficulté. Le membre pelvien droit n'était pas le siége de douleurs; mais sa mobilité était lente et ses mouvements incomplets. Le pied raclait le sol à chaque pas; il occupe un plan plus bas que le pied du côté opposé. Il y a apparence d'élongation. Aucune cause appréciable ne peut rendre compte de l'apparition de ces désordres.

M. le docteur Tavernier (d'Amiens) est consulté.

Diagnostic : coxalgie.

Traitement : repos absolu, application d'une série de vésicatoires volants.

Au bout d'un mois, le membre a recouvré sa longueur normale.

Saison de bains de mer.

Retour dans un état très-satisfaisant au mois de septembre 1851.

En décembre, l'allongement du membre apparaît de nouveau.

M. le docteur J. Guérin, consulté, prescrit l'application de deux cautères qui devront être entretenus à la racine de la cuisse. De plus, tous les deux jours, on pratique avec un stylet rougi une cautérisation ponctuée.

Au bout de quelques mois, le membre recouvre sa longueur normale. La progression est possible, pourvu qu'elle s'accomplisse avec ménagements.

Au printemps de 1852, troisième atteinte : apparence d'allongement du membre, claudication, douleurs aiguës au niveau du genou.

Application de deux nouveaux cautères et cautérisations ponctuées comme en 1851.

Au bout de peu de jours : amendement des douleurs.

Persistance de l'allongement et de la claudication.

Au mois de juin, la malade est conduite aux bains de mer.

Au mois de septembre, le membre a recouvré sa longueur normale et la souplesse de ses mouvements.

Au printemps de 1853, quatrième atteinte. Douleurs très-vives au genou et à la hanche ; allongement apparent.

Claudication.

Même traitement que l'année précédente; cautères potentiels et actuels; saison balnéaire.

Même résultat qu'en 1852. Cependant cette année, le jeu de l'articulation reste moins libre, ses mouvements sont moins étendus.

Consultation de M. le professeur Velpeau.

Diagnostic : coxalgie au déclin.

Prescription : eaux sulfureuses ; onctions résolutives sur la région malade; huile de foie de morue.

En 1854, au printemps, cinquième atteinte. Douleurs plus tenaces qu'à l'année précédente.

Même traitement.

La douleur cède plus lentement sous l'influence des cautérisations. Les mouvements articulaires restent plus étroitement limités.

En 1855, (février) sixième atteinte.

Douleurs d'une violence extrême au genou; élancements au niveau de l'articulation coxale; obstacle absolu aux mouvements les plus limités; contractions spasmodiques nocturnes des muscles; insomnies prolongées.

M. le docteur J. Guérin prescrit l'usage de potions opiacées, et des onctions *loco dolenti*, avec une pommade stibiée.

La santé générale commence à s'altérer; application de deux larges cautères ayant chacun environ 20 centimètres de diamètre aux environs du grand trochanter.

La position du membre offre quelque modification. L'allongement qu'il a toujours paru présenter depuis le commencement de la maladie persiste, mais la pointe du pied tend à se porter en dedans.

Elle est maintenue au moyen d'un appareil et d'attelles. Mais au bout de peu de jours, à l'allongement offert par le membre succède un raccourcissement assez notable.

La malade est conduite à la campagne jusqu'au mois d'avril 1856; état stationnaire.

A cette époque, les douleurs du genou sont moins vives, mais la hanche n'a pas cessé de souffrir. Le membre malade est sensiblement plus court que son congénère.

Le pied est dévié en dedans, les muscles sont rétractés.

On propose l'extension continue et la section sous-cutanée des brides musculaires.

La malade refuse de se soumettre à ce traitement.

En 1854, le degré du raccourcissement augmenta rapidement dans des proportions notables. Cependant l'acuité des douleurs ne reparut pas. Elle avait fait place à un engourdissement et à un sentiment de pesanteur qui obligeaient le séjour prolongé au lit.

A la fin de 1858, la malade marchait à l'aide de béquilles. Elle fut placée dans une maison d'éducation où elle séjourna jusqu'en 1860, sans que son état ait présenté d'autres modifications qu'une difficulté de plus en plus grande de la marche.

C'est le 16 janvier 1860 que la malade fut soumise à l'examen de M. le docteur Michon.

En présence des déformations profondes de l'articulation coxo-fémorale, de l'immobilité presque absolue des parties articulaires, et des faibles espérances qu'offrait la guérison, le chirurgien conseilla de ne rien tenter. Ayant cru, de notre côté, reconnaître une légère mobilité dans l'articulation, nous sollicitons une réunion avec M. Michon.

Nous reconnûmes ensemble que le membre pelvien droit était porté dans une adduction forcée, et qu'il était impossible de l'écarter de son congénère. Le grand trochanter, très-saillant, était rapproché de la crête iliaque. Les mouvements dont l'articulation coxo-fémorale était susceptible, étaient tellement obscurs qu'on pouvait mettre en doute leur réalité.

La malade étant étendue sur un plan horizontal, nous constatons entre les deux talons une différence de hauteur de 14 centimètres.

La crête iliaque du côté droit est beaucoup plus élevée que celle du côté gauche.

La hanche porte la trace des nombreuses applications caustiques qui ont été pratiquées. Les cicatrices qu'il en est résulté se confondent entre elles et offrent l'aspect d'une large plaque irrégulière.

Des désordres aussi considérables, remontant à une date aussi reculée, obligeaient à une grande réserve dans le pronostic du traitement que nous résolûmes d'instituer.

Toujours est-il que le 19 janvier 1860, à titre de tentative seulement, l'appareil fut appliqué.

Graduellement, le membre recouvra sa longueur normale. Les douleurs qui revenaient encore de temps à autre cessèrent complétement.

La santé générale s'améliora sensiblement.

Le 21 juin, l'appareil est levé. La malade marche quelques jours à l'aide de béquilles, puis à l'aide d'une petite canne, et retourne dans sa famille le 7 août de la même année.

Au total, la durée d'application de l'appareil a été de 154 jours; celle du séjour à Paris de 201 jours.

Il a persisté un léger degré de claudication; mais d'assez longues courses peuvent être faites sans fatigue.

Au mois de février 1863, quelques nouvelles douleurs sont survenues. — La malade s'est soumise spontanément pendant un mois à l'action de l'appareil.

Depuis, elle n'a éprouvé aucun symptôme de l'affection qui l'a si longtemps tourmentée.

OBSERVATION XXXV.

Coxalgie passée de la forme capsulaire à la forme osseuse. — Raccourcissement apparent de 24 centimètres réduit à 2 centimètres au bout de six mois d'application de l'appareil. — Pas de récidive. — Locomotion possible.

En 1854, nous avons été appelé à Saint-Germain en Laye, par M. le docteur Lamarre, pour y donner nos soins à une jeune fille de douze ans, dont la maladie remontait à huit années.

Nous reconnaissons que le membre gauche paraissait raccourci de 24 centimètres. — Adduction, rotation interne.

On nous rapporta qu'à l'âge de quatre ans, la malade avait accusé des douleurs violentes à la hanche et au genou, et que pendant deux ans au moins le membre du côté malade avait présenté un excès de longueur sur celui du côté sain, puis qu'à cet allongement avait succédé le raccourcissement dont nous venions de constater le degré extrême.

Diagnostic. — Coxalgie passée de la forme capsulaire à la forme osseuse. Participation de la totalité des parties articulaires aux désordres, imminence de la suppuration.

Traitement. — Application de l'appareil. Reconstituants. Régime analeptique.

Au bout d'un temps fort court, les douleurs disparurent, l'appétit se réveilla, le sommeil reprit sa régularité.

Au sixième mois du traitement, la différence de niveau entre les deux talons se réduisait à 2 centimètres.

Le malade a conservé une claudication dont le degré est resté stationnaire jusqu'à ce jour; mais elle est capable de courses assez longues et n'en éprouve qu'une fatigue modérée.

OBSERVATION XXXVI.

Coxalgie passée de la forme capsulaire à la forme osseuse. — Déviations extrêmes. — Douleurs violentes. — Application de l'appareil. Apaisement remarquablement rapide des douleurs. — Guérison avec un raccourcissement définitif de 35 millimètres.

Le nommé Ch. T..., âgé de douze ans, n'ayant jamais fait de maladie sérieuse, jouissant d'une constitution assez vigoureuse, fut pris, au mois de mars 1853, de scarlatine. La fièvre éruptive suivit un cours irrégulier et se compliqua de pneumonie.

Le 18 mai de la même année, l'enfant, complétement guéri de sa récente maladie, prit un bain froid par un temps pluvieux.

Dès les premiers moments de l'immersion, il ressentit à la racine de la cuisse gauche une douleur profonde et aiguë qui ne lui permit qu'à grand'peine de regagner le rivage.

Les jours suivants, la douleur était localisée à l'articulation coxo-fémorale, où elle était très-modérée, et à l'articulation du genou où elle était très-violente.

Un médecin est consulté. Il constate un allongement de 3 centimètres.

Diagnostic. — Coxalgie au début.

Traitement. — Repos au lit. Application au niveau du grand trochanter d'un vésicatoire, puis de quatre plaques de cautère.

Amélioration passagère : recrudescences soudaines.

Cet état persiste jusqu'au mois de mai 1854. Le malade passe ce laps de temps, tantôt au lit, tantôt debout.

A partir du 1er mai 1854, les douleurs présentent une remarquable exacerbation. La station debout ou assise est impossible. Le séjour constant au lit est indispensable. L'acuité des douleurs localisées au genou et à la hanche excite dans les muscles pelvi-fémoraux de fréquentes contractions spasmodiques, trouble le sommeil, enlève l'appétit.

Le membre est fléchi et déjeté légèrement au dehors. Il paraît allongé.

Bientôt (au bout d'un mois et demi) les douleurs du genou s'amendent, celles de la hanche s'exaspèrent, le membre qui jusque-là avait paru allongé de 3 centimètres, se raccourcit de 8 centimètres. Puis, le degré de la flexion de la cuisse sur le bassin, et de la jambe sur la cuisse s'accentua fortement. Bref, le membre pelvien gauche arriva à un degré d'adduction tellement prononcé qu'il reposait sur son congénère.

C'est dans cette situation que nous trouvâmes le malade lors de notre premier examen.

Le 1er juillet 1854, l'appareil est appliqué. Deux heures s'étaient à peine écoulées que le malade accusait un apaisement notable dans ses douleurs. Peu de jours après, elles avaient disparu intégralement pour ne plus revenir.

Graduellement, le membre fut ramené à une position

plus régulière. Le raccourcissement considérable qu'il avait présenté et qui, à cause de l'excès même de la position vicieuse, n'avait pu être mesuré avec exactitude, devenait de moins en moins sensible. Les fonctions de l'articulation malade recouvraient quelque liberté. Le 4 février 1855, l'appareil fut levé.

La locomotion fut d'abord possible à l'aide de béquilles, puis à l'aide d'une canne, qui ne tarda pas elle-même à cesser d'être indispensable.

Le degré du raccourcissement, conservé par le membre mesuré avec exactitude, est évalué à 35 millimètres.

OBSERVATION XXXVII.

Rougeole. — Chute sur la hanche. — Coxalgie passée de la forme capsulaire à la forme osseuse. — Application de l'appareil : guérison avec claudication.

En 1858, la nommée Romaine Luc..., âgée de six ans, douée d'une constitution vigoureuse et d'une activité extrême, était convalescente de rougeole, lorsqu'elle fit sur la hanche une chute, après laquelle elle éprouva de vives douleurs au genou et à l'articulation coxale du côté droit.

Le médecin de la famille crut d'abord avoir affaire à une sciatique et dirigea le traitement en conséquence.

Le mal continua à faire des progrès, le membre finit par présenter une élongation apparente, et par se porter dans la demi-flexion, dans l'abduction, et dans la rotation externe; puis tout à coup, vers la fin du mois d'août 1860, il affecta l'adduction et la rotation interne et offrit un notable raccourcissement.

Vers cette époque, M. le professeur Velpeau appelé en consultation, reconnut l'existence d'une coxalgie, et conseilla l'application de notre appareil. La différence de niveau entre les deux talons était de 4 centimètres. Le membre était rivé dans l'adduction forcée, et dans la rotation interne.

Les douleurs, extrêmement vives, arrachaient des cris continuels à l'enfant.

L'appareil fut appliqué le 18 octobre 1860.

Les douleurs disparurent dans un bref délai; mais deux mois s'écoulèrent avant que le parallélisme se rétablît entre les deux talons.

Le traitement fut prolongé jusqu'au mois de mars 1861.

A cette époque l'enfant put commencer à marcher à l'aide de béquilles, qu'elle abandonna bientôt pour y revenir plus tard, puis les abandonner définitivement.

Aujourd'hui (8 août 1854), elle marche sans le secours d'aucun appui; mais elle a conservé une légère claudication.

TROISIÈME GROUPE : COXALGIES OSSEUSES.

OBSERVATION XXXVIII.

Coxalgie osseuse : abcès ossifluent, trajet fistuleux. — Déviations extrêmes. — Affaiblissement profond. — Fièvre continue. — Application de l'appareil. — Durée de l'application : quatre mois. — Guérison.

Mademoiselle Jeanne Ch..., âgée de trois ans, d'une constitution lymphatique, appartenant à une famille aisée, vivant à Saint-Germain en Laye dans des conditions hygiéniques excellentes, commença au mois de juin 1858, à éprouver dans le jeu de l'articulation coxale gauche une roideur qui, sans s'opposer à la marche, détermina dès l'abord une légère claudication.

M. le docteur Lamarre, médecin de la maison impériale des Loges, fut consulté.

Diagnostic : coxalgie au début. La malade fut ramenée à Paris.

MM. les docteurs Lesson, Davasse, Gabalda furent appelés en consultation.

Prescription : applications iodées;

Exercice modéré;

Régime tonique;

Bains de mer.

Après une améiloration notable, la saison d'hiver amène une recrudescence des troubles déjà observés : roideur articulaire, douleurs, claudication.

L'été suivant : retour aux bains de mer. Leur résultat paraît très-satisfaisant.

Puis, brusquement, sans cause appréciable, les douleurs deviennent très-vives, tout mouvement est impossible, un abcès vient poindre au-dessous du pli de l'aine. La poche atteint en peu de temps un volume considérable, sans altérer toutefois la coloration des téguments.

État stationnaire jusqu'à la saison d'été 1861 ; nouvelle saison balnéaire.

C'est alors que les téguments en rapport avec la paroi du foyer purulent se prirent à s'enflammer, et que l'évacuation du pus devint indispensable.

L'opération fut pratiquée par M. le docteur Vauthier; elle fut suivie d'une réaction fébrile qui persista plusieurs jours.

De retour à Paris, les parents de la malade appelèrent

en consultation MM. Faivre et Richet, qui diagnostiquèrent une luxation spontanée et conseillèrent l'application de notre appareil.

A l'examen de la malade, nous pûmes constater l'état suivant :

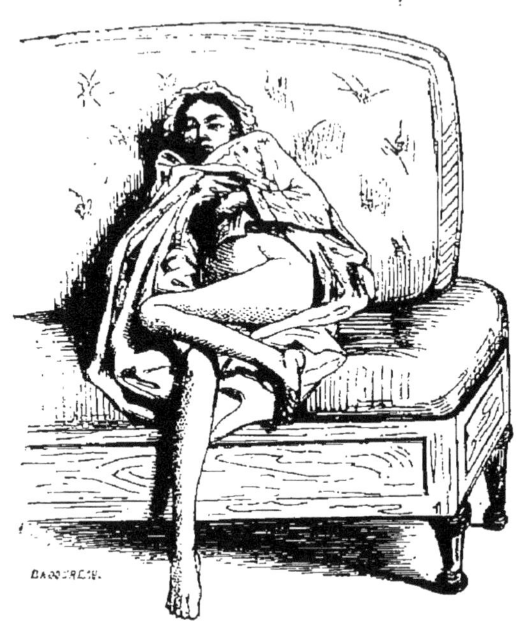

Fig. 29.

Amaigrissement profond ; décubitus forcé.

Le membre malade, fortement fléchi, est dans une déviation portée à un degré extrême. L'adduction et la rotation en dedans sont tellement prononcées, que le côté interne du genou gauche repose sur la face antérieure de la racine de la cuisse droite. Le degré extrême de la déviation rend toute mensuration impossible. Le bassin est tordu sur ses axes. L'épine iliaque antéro-supérieure est portée en avant et en haut. Le grand trochanter est abaissé et fait saillie sous les téguments.

Contraction permanente des muscles pelvi-fémoraux; atrophie commençante; trajet fistuleux par l'orifice duquel s'écoule une sanie purulente fétide.

Douleurs vives; insomnies, affaiblissement profond, fièvre.

Le 19 mars 1862, l'appareil est appliqué : au bout de trois jours les douleurs cessent, l'appétit se réveille, le sommeil revient, la fièvre tombe. Cette amélioration rapide persista, sans se démentir, tant que les conditions du repos furent réalisées pour l'articulation malade. Or, leur continuité fut l'objet de la surveillance la plus active.

Le 24 juillet, quatre mois après le début du traitement, l'état de la malade est jugé assez satisfaisant pour que l'appareil soit levé sans plus de retard.

La progression s'accomplit d'abord à l'aide de béquilles élastiques, puis à l'aide d'une canne jusqu'à ce que la cuisse ait recouvré la liberté complète de la flexion et de l'extension.

Peu de temps après, la malade peut marcher, monter et descendre les escaliers sans aucun appui.

Elle ne conserve qu'une légère claudication. Le 15 février 1864, la claudication est presque insensible; la marche est assurée, l'enfant s'appuie sur le membre autrefois malade, avec une parfaite sécurité.

OBSERVATION XXXIX.

Coxalgie double. — Déviations extrêmes. — Complication de carie vertébrale. — Guérison après une année de traitement.

Au mois de novembre 1856, nous avons commencé à donner nos soins à une petite fille, âgée de douze ans;

d'une constitution scrofuleuse et débilitée par la misère.

Depuis six ans, cette enfant est atteinte d'une coxalgie qui a présenté tout d'abord les caractères de la forme capsulaire; et qui, passée à la forme osseuse depuis cinq ans, condamne la malade au décubitus sur le côté sain, et à la position la plus vicieuse.

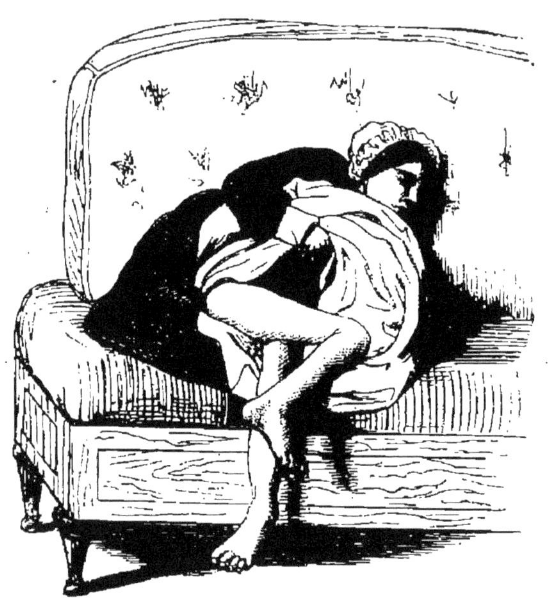

Fig. 30.

Demi-flexion forcée de la jambe sur la cuisse, et de la cuisse sur le bassin ; adduction et rotation portées au point que la cuisse droite (côté malade) est ramenée au delà de la ligne médiane, et repose par la face interne sur la face antérieure de la cuisse du côté opposé.

L'acuïté des douleurs nous obligea de surseoir à un examen plus approfondi. Nos premiers efforts furent consacrés à ramener le membre malade vers une direction normale. Dans l'espace de quinze jours, ce résultat fut obtenu ; la malade, dont les souffrances étaient beaucoup moins vives, put alors se tenir couchée sur le dos, et se prêter à une investigation plus complète.

Nous reconnûmes que l'articulation coxo-fémorale gauche était elle-même le siége d'une coxalgie commençante; que la malade était affectée de carie vertébrale, et que les os du tarse du côté droit étaient atteints d'ostéite.

Un appareil double fut appliqué, et la malade fut maintenue couchée sur un lit plat et dur dans l'immobilité.

Ce traitement fut continué pendant une année, au bout de laquelle l'état de la colonne vertébrale, celui des deux articulations coxales, et celui du pied furent jugés assez satisfaisants pour qu'on pût permettre à la malade de se lever.

Elle s'exerça à la marche, soutenue par des béquillles élastiques, et fut capable, quelques mois plus tard, d'aller et de venir sans le secours d'aucun appui.

OBSERVATION XL.

Coxalgie osseuse datant de trois ans. — Douleurs violentes. — Application de l'appareil. — Sédation immédiate et définitive des douleurs. — Possibilité de la marche au bout de dix mois.

Le 12 juillet 1860, M. le professeur Velpeau voulut bien nous appeler pour appliquer un appareil au fils de madame Dur..., rue Léonie, à Montmartre.

Cet enfant, âgé de dix ans, d'une constitution lymphatique, est affecté d'une coxalgie osseuse remontant à trois ans.

Le membre pelvien droit est fixé dans la rotation interne et paraît moins long que son congénère d'environ cinq centimètres. Les douleurs sont atroces : aucun mouvement, volontaire ou communiqué, ne s'aurait s'effectuer sans provoquer les souffrances les plus violentes. Pas d'imminence d'abcès ; pas de traces de suppurations antérieures. Immédiatement après l'application de l'appareil, tout sentiment douloureux cessa de se manifester; et depuis lors, ce calme ne s'est pas démenti un seul instant.

Le traitement dut être prolongé jusqu'au printemps suivant. A cette époque on put lever l'appareil et permettre à l'enfant de s'exercer à la marche.

OBSERVATION XLI.

Carie vertébrale : abcès migrateur communiquant avec le centre de l'articulation coxo-fémorale droite. — Coxalgie osseuse suppurée. — Mort.

En 1854, à l'âge de neuf ans, mademoiselle Marie Car... commença à éprouver des douleurs lombaires qui persistèrent jusqu'en 1855. On s'aperçut alors que la deuxième vertèbre lombaire était proéminente. Vers la même époque, l'enfant se mit à boiter, et le membre inférieur droit parut plus court que son congénère.

En 1856, la gibbosité vertébrale reste dans un état à peu près stationnaire, la marche a recouvré plus de liberté; mais vers la fin de l'été, il se déclare une fièvre typhoïde. Cette affection, qui se porta à une gravité extrême, fut suivie d'une convalescence des plus pénibles, et lorsque la malade essaya de se remuer dans son lit, on reconnut que les deux membres inférieurs et le bras droit étaient paralysés.

En 1857, le bras recouvra en partie sa sensibilité et sa

motilité. Peu après, l'état du membre pelvien offrit une semblable amélioration; mais celui du côté droit ne tarda pas à se fixer dans la demi-flexion, dans l'adduction et dans la rotation interne.

A la fin de l'hiver de 1857-1858, un abcès volumineux vint faire saillie en arrière du grand trochanter. Il s'ouvrit spontanément. La suppuration fut très-abondante, et on remarqua au milieu du pus la présence de plusieurs esquilles.

C'est à cette époque que M. le docteur Regnault, inspecteur des eaux de Bourbon l'Archambault, médecin traitant de l'enfant, nous fit appeler à Moulins pour appliquer notre appareil.

Le 17 avril 1858, à notre arrivée à Moulins, nous trouvons la malade, âgée alors de 12 ans, dans l'état suivant :

Décubitus dorsal forcé; jambe droite fléchie sur la cuisse, et cuisse du même côté fortement fléchie sur le bassin, ramenée dans un tel degré d'adduction et de rotation en dedans, qu'elle dépasse la ligne médiane et repose par sa face interne sur la face antérieure de la cuisse du côté opposé.

En un mot, l'enfant est comme pelotonnée sur elle-même.

Il existe à la partie supérieure de la région lombaire une gibbosité très-prononcée. Deux larges fistules sont situées en arrière du grand trochanter. Il s'en échappe un flot de pus lorsqu'on exerce une assez forte pression sur la région épigastrique. Réduite à une immobilité absolue, l'enfant est en proie à des douleurs assez vives pour lui arracher des cris.

L'application de l'appareil fut longue et laborieuse; mais les manœuvres qu'elle nécessita ne parurent pas augmenter les souffrances de la malade.

Cette application de l'appareil fut suivie d'une sédation remarquable dans les douleurs complétement abolies trois semaines plus tard (1). Des injections iodées furent, sur notre avis, pratiquées dans les trajets fistuleux.

Les médecins traitants furent d'avis que l'enfant fût changée de lit matin et soir, et que chaque jour elle fût promenée plusieurs heures dans une petite voiture. Malgré les mouvements imprimés à tout le corps par ces exercices, au milieu du mois de juin la jambe avait repris une position convenable.

Redoutant alors (avec excès, croyons-nous) les conséquences du décubitus dorsal sur l'état général de la malade, on jugea à propos de la conduire aux eaux de Bourbon l'Archambault. L'influence d'une vingtaine de bains parut de prime abord favorable; mais, vers la fin de juillet, le pourtour de l'articulation coxale devint le siége d'une tuméfaction notable que MM. les docteurs Regnault et Souhault attribuèrent aux injections d'iode.

Le 10 août, l'œdème inflammatoire de la racine du membre devient considérable.

Les fonctions des intestins et de la vessie sont bientôt troublées par le voisinage du pus qui se collectionne à la partie interne de la cuisse, et laisse les anciens trajets fistuleux se tarir presque complétement.

(1) « Nous vivons depuis six jours (écrivait le père de la malade à la date du » 12 mai) dans le repos le plus complet. Retour de l'appétit et du sommeil; » cessation des douleurs. »

Le 12 août : ouverture de l'abcès; abstention d'injections iodées.

Au bout d'un temps assez court, l'orifice d'ouverture du récent abcès laisse échapper une sanie purulente extrêmement abondante et d'une fétidité insupportable.

Cette suppuration de mauvais aloi persista sans être modifiée jusqu'à la fin de décembre.

Le 20 décembre : Mort.

Nous n'avons pas cru devoir rapporter un plus grand nombre d'exemples. Parmi les faits dont nous avons été témoins, nous avons choisi ceux qui nous ont paru comporter les plus fructueux enseignements.

Leur lecture a permis de s'en convaincre : les indications que nous avons posées étaient de premier ordre, et le moyen que nous avons employé pour y satisfaire les a remplies.

La coxalgie revêt-elle sa forme capsulaire, l'abolition des douleurs est un premier phénomène dont l'apparition suit de quelques heures le retour du membre à une position rationnelle, et dont la persistance égale la durée d'application des moyens propres à maintenir le membre dans cette position. Ce soulagement immédiat, et bien souvent définitif, est un fait digne de remarque. A l'indolence de la jointure malade sont liés l'apaisement des contractions spasmodiques, et la tendance de l'état phlegmasique vers la régression.

Un commencement de résolution dans l'état phlegmasique affaiblit la sensibilité pathologique du tissu fibreux dans les faisceaux ligamenteux; la rétraction dépendante de leur état inflammatoire fait place à la souplesse. L'extension de la cuisse perd ses dangers. Elle peut être obtenue graduellement.

L'allongement apparent n'a plus de raison d'être : il cesse, et l'on constate en même temps que la disparition de l'encellure, le retour des deux membres au parallélisme.

Les abcès circonvoisins, s'il s'en est présenté, ont pu être ouverts en temps opportun ; et la prompte évacuation de leur foyer n'exerce pas peu d'influence sur les progrès de la résolution. Aussi, la tuméfaction de la hanche ne tarde-t-elle pas à disparaître, et le moment vient-il bientôt où la principale préoccupation du chirurgien consiste à prévenir les exacerbations inattendues, desquelles la coxalgie est coutumière.

On ne saurait trop le répéter : tant que dure l'application de l'appareil, l'articulation est au repos, et dans les meilleures conditions pour que les dernières traces de la lésion puissent s'effacer. Rendre hâtivement le membre à sa liberté, expose à des retours soudains autant que redoutables, et fait que des efforts jusque-là fructueux demeurent superflus.

Est-ce à une coxalgie osseuse qu'on a affaire, la flexion de la cuisse maintient le ligament fibreux dans le relâchement, et le garantit contre des tractions qui développeraient rapidement en lui l'état phlegmasique, si déjà il en a ressenti quelques atteintes. L'extension et la contre-extension exercées sur l'articulation coxale délivrent la voûte cotyloïdienne des pressions que le contact immédiat de la tête fémorale lui fait subir. L'abolition de cette action excitatrice incessante favorise la régression de l'ostéite dont le rebord du cotyle est affecté ; et la cause physique de sa dépression graduelle cesse d'exister. Il y a plus : en attirant en bas la tête fémorale, le crochet cotyloïdien ne trouvant plus au-dessous de lui le plan résistant qui le refoulait en haut, s'abaisse et reprend la forme incurvée qui fait dans l'état sain son utilité.

Si déjà la maladie offre quelqu'une des complications redoutables qui ont été décrites, l'appareil permet de lutter contre ces complications. Tout en maintenant la jointure malade dans les conditions favorables à sa guérison, les soins peuvent être donnés aux abcès circonvoisins ou ossifluents. Les déviations extrêmes et la luxation trouvent dans l'appareil un agent qui remplit leur indication spéciale.

Ici, pour triompher des difficultés inhérentes à la nature complexe des circonstances pathologiques, certains préceptes de pratique doivent être tracés avec précision.

A la condition, avons-nous dit, que les efforts de réduction resteront modérés, et qu'ils n'exposeront pas par leur énergie les parties constituantes de l'article aux recrudescences inflammatoires contre lesquelles il faut se tenir en garde, il n'est pas de luxation qui s'oppose d'une manière absolue à des tentatives de réduction.

Pour ne pas perdre en puissance ce qu'elles gagnent en modération, les tentatives de réduction doivent s'opérer avec une force dont l'action soit continue. L'appareil en fournit l'agent.

Pour éviter les conséquences des frottements réciproques, et soustraire les organes lésés à cette cause funeste d'excitation, il faut agir avec une attentive gradation. Il faut décomposer en quelque sorte l'action de l'instrument dont on se sert.

Le but à obtenir est l'abaissement de la tête fémorale, l'élévation du cotyle, le retour de la tête dans sa cavité. Eh bien, soit une luxation iliaque : telle est la variété ordinaire dans l'affection qui nous occupe. On devra d'abord s'évertuer à abaisser le niveau de la tête fémorale, sans encore s'occuper de l'inclinaison du bassin qu'il faudra laisser telle quelle. Pour cela, les efforts de la contre-extension reposeront principalement sur le côté du bassin correspondant au membre malade. Ensuite, il s'agira d'élever la hanche du côté opposé, de faire disparaître la déviation latérale du bassin, et même, si cela est possible, de porter la cuisse dans une légère abduction, pour lui permettre de reprendre ses rapports normaux avec le cotyle.

Grâce à l'appareil que nous proposons, rien n'est facile comme de scinder ainsi les manœuvres de la réduction en plusieurs temps bien définis, et de prolonger chacun de ces temps selon les exigences de la clinique.

Il suffit, pendant le premier temps consacré à l'abaissement de la tête fémorale, de ne placer que le sous-cuisse du côté malade, et de ne pas se préoccuper de la déviation du bassin. Pendant le second temps, lorsque la tête fémorale sera descendue au niveau de la cavité cotyloïde, l'extension sera maintenue à un degré stationnaire ; et on commencera, en plaçant le sous-cuisse du côté sain et en le serrant successivement de plus en plus, à redresser l'axe horizontal du bassin.

Les raisons qui nous ont conduit à instituer ces manœuvres successives, sont les suivantes : le fémur étant porté dans une adduction très-prononcée, si on cherchait à rétablir l'horizontalité du bassin en même temps qu'on s'occupe de produire l'extension du membre, la résistance des muscles pelvi-fémoraux ferait basculer le fémur de manière à appliquer fortement la tête de cet os sur la paroi latérale du bassin. Les aspérités des deux surfaces osseuses pénétreraient en quelque sorte les unes dans les autres; et il se produirait une espèce d'engrenure qui s'opposerait invinciblement à la réduction.

Si au contraire, ne plaçant que le sous-cuisse du côté malade, on laisse le bassin dans l'inclinaison et les muscles dans le relâchement, il devient facile d'abaisser le fémur dans sa totalité, jusqu'à ce que sa tête soit arrivée à se placer centre pour centre avec la cavité cotyloïde. On appliquera alors le second sous-cuisse qui sera d'abord serré modérément, puis progressivement de plus en plus.

A mesure que, serrant le second sous-cuisse, on rendra l'extension plus énergique de ce côté, la hanche du côté sain remontera jusqu'à atteindre le niveau auquel il convient de l'élever pour rétablir l'horizontalité du bassin.

Le mouvement d'élévation de la hanche et d'abduction du fémur fera rentrer naturellement, sans violence et presque sans efforts, la tête fémorale dans sa cavité.

C'est en procédant avec de tels ménagements qu'on garantira des tissus déjà profondément contaminés, contre les dangers inhérents à des tractions exercées en sens différent, et aux frottements qu'elles entraînent.

Des manœuvres analogues offrent à l'égard du redressement dans les déviations extrêmes, la même efficacité, la même innocuité, et une facilité plus grande, puisque ici la tête du fémur n'a pas encore quitté la cavité cotyloïde.

Elles s'adressent enfin à l'ankylose, lorsque celle-ci est fibreuse, et que l'action modérée d'une force continue peut avoir quelque prise sur ce que les adhérences offrent de vicieux.

Mais, dans les conditions pathologiques générales qui nous occupent, lorsque surtout la lésion osseuse est le principe de l'affection, il importe au premier chef d'apporter dans l'emploi des moyens contentifs une persévérance inébranlable.

Il faut se garder de s'en laisser imposer par une rémission même très-notable dans les accidents, et savoir compter toujours avec leurs fallacieuses recrudescences. Les lésions de la coxalgie sont très-généralement dépendantes de causes constitutionnelles prédisposantes. Régressive ou progressive, l'évolution des lésions de cet ordre est particulièrement lente ; incessamment, les influences préexistantes dans l'organisme, qui ont présidé à leurs débuts, les portent à s'accroître et à persister.

Lorsque les efforts entrepris pour faire rétrocéder ces lésions sont couronnés de succès, on doit s'estimer trop heureux pour précipiter en rien le dénoûment. Il faut longtemps encore savoir s'en tenir à ses premiers errements chirurgicaux, et mettre à profit l'opportunité du moment, pour dispenser avec largesse les modificateurs généraux de l'économie.

FIN.

TABLE ANALYTIQUE

DES MATIÈRES.

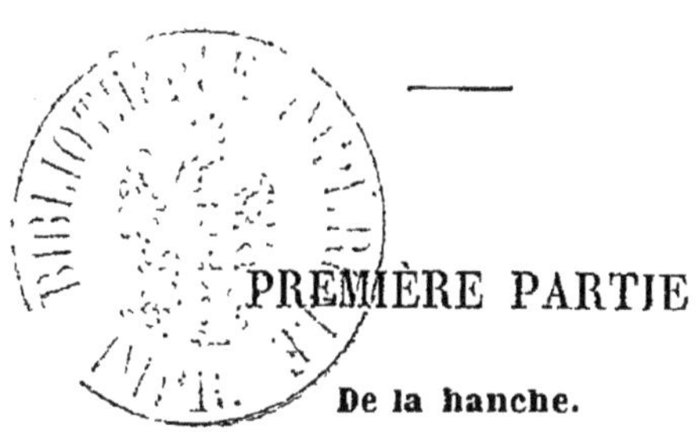

PREMIÈRE PARTIE

De la hanche.

DEUXIÈME PARTIE

De la coxalgie.

CHAPITRE I. — DÉFINITIONS.

CHAPITRE II. — SYMPTOMATOLOGIE.

ARTICLE Ier. — *Période initiale.*

CHAPITRE VI. — DIAGNOSTIC.

PARIS. — IMPRIMERIE DE E. MARTINET, RUE MIGNON, 2.

ERRATA.

Page 30, *au lieu de* quant à leur insertion ; *lisez* quant à son insertion.

Page 89, *au lieu de* dans un certain cas ; *lisez* dans un certain nombre de cas.

Page 234, *au lieu de* envanit ; *lisez* envahit.

Pages 157 et 180, *au lieu de* Albern de Bremen ; *lisez* Albers de Bremen.

Page 243, *au lieu de* Guyot ; *lisez* Guillot.

Page 243, *au lieu de* Marche, durée ; *lisez* § III. — Marche, durée.

Page 246, *au lieu de* Terminaisons ; *lisez* § IV. — Terminaisons.

Page 318, *au lieu de* G. Dégénérescence cancéreuse ; *lisez* C. Dégénérescence cancéreuse.

Page 362, *au lieu de* des réflexions d'ordres divers ; *lisez* des influences d'ordres divers.

Page 438, *au lieu de* l'état conjectif ; *lisez* l'état congestif.

www.ingramcontent.com/pod-product-compliance
Ingram Content Group UK Ltd.
Pitfield, Milton Keynes, MK11 3LW, UK
UKHW020307200726
13857UKWH00001B/109